全国高职高专院校护理类专业核心教材

护理药理

（供护理、助产专业用）

主　编　田　杰　刘　丹
副主编　陈达林　蒋　琳
编　者　（以姓氏笔画为序）
　　　　于宜平（山东中医药高等专科学校）
　　　　田　杰（长春医学高等专科学校）
　　　　刘　丹（重庆三峡医药高等专科学校）
　　　　刘泱泱（长春医学高等专科学校）
　　　　吴小玲（南昌职业大学）
　　　　何秀贞（重庆三峡医药高等专科学校）
　　　　张旻璐（长春医学高等专科学校）
　　　　陈达林（赣南卫生健康职业学院）
　　　　高　垚（楚雄医药高等专科学校）
　　　　徐静钰（山东药品食品职业学院）
　　　　黄晓珊（长沙卫生职业学院）
　　　　蒋　琳（红河卫生职业学院）

中国健康传媒集团
中国医药科技出版社

内 容 提 要

本教材为"全国高职高专院校护理类专业核心教材"之一。全书根据高等职业教育护理及护理类相关专业对护理药理的基本要求进行编写，突出护理教育特点。书中包括 42 章内容，系统介绍护理工作中的常用药物，并设计了"学习目标""导学情景""看一看""想一想""练一练""重点回顾""目标检测"等模块，利于学生建立合理的护理药理知识结构。本教材为书网融合教材，即纸质教材有机融合数字化教学资源包括 PPT、微课、题库等，使教学资源，更加立体化、多样化。

本教材适用于高职高专护理、助产及相关专业教学使用，也可以作为国家护士执业资格考试及在职护理人员学习护理用药知识的参考书。

图书在版编目（CIP）数据

护理药理/田杰，刘丹主编 . —北京：中国医药科技出版社，2021.12

全国高职高专院校护理类专业核心教材

ISBN 978 - 7 - 5214 - 2931 - 2

Ⅰ. ①护…　Ⅱ. ①田…　②刘…　Ⅲ. ①护理学－药理学－高等职业教育－教材　Ⅳ. ①R96

中国版本图书馆 CIP 数据核字（2021）第 260377 号

美术编辑　陈君杞

版式设计　友全图文

出版　**中国健康传媒集团** | 中国医药科技出版社

地址　北京市海淀区文慧园北路甲 22 号

邮编　100082

电话　发行：010 - 62227427　邮购：010 - 62236938

网址　www. cmstp. com

规格　889mm × 1194mm $\frac{1}{16}$

印张　19 $\frac{3}{4}$

字数　581 千字

版次　2021 年 12 月第 1 版

印次　2022 年 7 月第 2 次印刷

印刷　三河市万龙印装有限公司

经销　全国各地新华书店

书号　ISBN 978 - 7 - 5214 - 2931 - 2

定价　**58. 00 元**

获取新书信息、投稿、为图书纠错，请扫码联系我们。

为了贯彻党的十九大精神，落实国务院《国家职业教育改革实施方案》文件精神，将"落实立德树人根本任务，发展素质教育"的战略部署要求贯穿教材编写全过程，充分体现教材育人功能，深入推动教学教材改革，中国医药科技出版社在院校调研的基础上，于2020年启动"全国高职高专院校护理类、药学类专业核心教材"的编写工作。在教育部、国家药品监督管理局的领导和指导下，在本套教材建设指导委员会和评审委员会等专家的指导和顶层设计下，根据教育部《职业教育专业目录（2021年）》要求，中国医药科技出版社组织全国高职高专院校及其附属机构历时1年精心编撰，现该套教材即将付梓出版。

本套教材包括护理类专业教材共计32门，主要供全国高职高专院校护理、助产专业教学使用；药学类专业教材33门，主要供药学类、中药学类、药品与医疗器械类专业师生教学使用。其中，为适应教学改革需要，部分教材建设为活页式教材。本套教材定位清晰、特色鲜明，主要体现在以下几个方面。

1. 体现职业核心能力培养，落实立德树人

教材应将价值塑造、知识传授和能力培养三者融为一体，融入思想道德教育、文化知识教育、社会实践教育，落实思想政治工作贯穿教育教学全过程。通过优化模块，精选内容，着力培养学生职业核心能力，同时融入企业忠诚度、责任心、执行力、积极适应、主动学习、创新能力、沟通交流、团队合作能力等方面的理念，培养具有职业核心能力的高素质技能型人才。

2. 体现高职教育核心特点，明确教材定位

坚持"以就业为导向，以全面素质为基础，以能力为本位"的现代职业教育教学改革方向，体现高职教育的核心特点，根据《高等职业学校专业教学标准》要求，培养满足岗位需求、教学需求和社会需求的高素质技术技能型人才，同时做到有序衔接中职、高职、高职本科，对接产业体系，服务产业基础高级化、产业链现代化。

3. 体现核心课程核心内容，突出必需够用

教材编写应能促进职业教育教学的科学化、标准化、规范化，以满足经济社会发展、产业升级对职业人才培养的需求，做到科学规划教材标准体系、准确定位教材核心内容，精炼基础理论知识，内容适度；突出技术应用能力，体现岗位需求；紧密结合各类职业资格认证要求。

4. 体现数字资源核心价值，丰富教学资源

提倡校企"双元"合作开发教材，积极吸纳企业、行业人员加入编写团队，引入一些岗位微课或者视频，实现岗位情景再现；提升知识性内容数字资源的含金量，激发学生学习兴趣。免费配套的"医药大学堂"数字平台，可展现数字教材、教学课件、视频、动画及习题库等丰富多样、立体化的教学资源，帮助老师提升教学手段，促进师生互动，满足教学管理需要，为提高教育教学水平和质量提供支撑。

编写出版本套高质量教材，得到了全国知名专家的精心指导和各有关院校领导与编者的大力支持，在此一并表示衷心感谢。出版发行本套教材，希望得到广大师生的欢迎，对促进我国高等职业教育护理类和药学类相关专业教学改革和人才培养做出积极贡献。希望广大师生在教学中积极使用本套教材并提出宝贵意见，以便修订完善，共同打造精品教材。

姚腊初　益阳医学高等专科学校

贾　强　山东药品食品职业学院

高璀乡　江苏医药职业学院

葛淑兰　山东医学高等专科学校

韩忠培　浙江药科职业大学

覃晓龙　遵义医药高等专科学校

委　　员（以姓氏笔画为序）

王庭之　江苏医药职业学院

兰作平　重庆医药高等专科学校

司　毅　山东医学高等专科学校

朱扶蓉　福建卫生职业技术学院

刘　亮　遵义医药高等专科学校

刘林凤　山西药科职业学院

李　明　济南护理职业学院

李　媛　江苏食品药品职业技术学院

孙　萍　重庆三峡医药高等专科学校

何　雄　浙江药科职业大学

何文胜　福建生物工程职业技术学院

沈　伟　山东中医药高等专科学校

沈必成　楚雄医药高等专科学校

张　虹　长春医学高等专科学校

张奎升　山东药品食品职业学院

张钱友　长沙卫生职业学院

张雷红　广东食品药品职业学院

陈　亚　邢台医学高等专科学校

陈　刚　赣南卫生健康职业学院

罗　翀　湖南食品药品职业学院

郝晶晶　北京卫生职业学院

胡莉娟　杨凌职业技术学院

徐贤淑　辽宁医药职业学院

高立霞　山东医药技师学院

康　伟　天津生物工程职业技术学院

傅学红　益阳医学高等专科学校

全国高职高专院校护理类专业核心教材

评审委员会

数字化教材编委会

主　编　田　杰　刘　丹
副主编　陈达林　蒋　琳
编　者　（以姓氏笔画为序）
　　　　于宜平（山东中医药高等专科学校）
　　　　田　杰（长春医学高等专科学校）
　　　　刘　丹（重庆三峡医药高等专科学校）
　　　　刘泱泱（长春医学高等专科学校）
　　　　吴小玲（南昌职业大学）
　　　　何秀贞（重庆三峡医药高等专科学校）
　　　　张旻璐（长春医学高等专科学校）
　　　　陈达林（赣南卫生健康职业学院）
　　　　高　垚（楚雄医药高等专科学校）
　　　　徐静钰（山东药品食品职业学院）
　　　　黄晓珊（长沙卫生职业学院）
　　　　蒋　琳（红河卫生职业学院）

前 言

为了落实国务院《国家职业教育改革实施方案》文件精神，将"落实立德树人根本任务，发展素质教育"的战略部署要求贯穿教材编写全过程，本教材按照国家高等教育课程改革和教材建设的指示精神，以护理、助产及护理相关专业高职高专教育基本要求为目标编写而成。本教材突出了高职高专院校护理教育特点，注重教材的思想性、科学性、先进性、启发性和适用性，将情境案例与护理岗位所需的用药服务技能相结合，对教学内容和形式进行改革创新，同时将课程思政内容融入编写内容之中。

本教材为"全国高职高专院校护理类专业核心教材"之一。全书共分42章，内容充分体现了护理药理作为护理教育桥梁课程的特点。教材内容根据护理专业培养目标进行了整合，并结合护士执业资格考试精选教材内容，系统介绍了护理工作中常用药物的分类、药理作用、临床应用、不良反应与用药护理注意，而各类药物的作用机制和体内过程仅简单进行介绍。为了更好地指导学生学习，编写了"学习目标"，内容对接课程标准和岗位要求。应用临床案例引入"导学情景"内容，培养学生理论联系护理用药实践的能力。正文中的"看一看"模块，拓展前沿药物知识，体现教材的先进性；渗透课程思政元素，融入药物发现史及我国科研人员对药物研发的贡献，增强民族自信、激发行业兴趣。"想一想""练一练""目标检测"内容中的各型试题与护士执业资格考试紧密对接，为学生学习和后续参加护士执业资格考试奠定基础，其答案解析可通过扫描书中的二维码进行查看与学习。"重点回顾"以思维导图的形式呈现，便于学生对知识的总结和巩固，提高学习效率。"护爱生命"内容体现护理职业素质、护理人文关怀素养的养成和敬畏生命的主题。

本教材内容利于学生建立合理的护理药理知识结构，为提高学生今后实际工作中用药护理水平奠定基础。本教材为书网融合教材，即纸质版教材有机融合数字化教学资源，包括PPT课件、微课、题库系统等，通过配套的网络平台或扫描对应二维码，方便学生学习并获得优质的教学资源。本教材适用于高职高专护理、助产及相关专业教学使用，也可以作为国家护士执业资格考试、在职护理人员及临床医学和药学人员学习护理用药知识的参考书。

本教材在编写过程中，借鉴参考了部分国内外教材和论文，特向各教材的编写专家和论文作者表示崇高的敬意。本次编写教材得到了所有编者及其所在院校领导的大力支持，在此一并表示衷心感谢。

由于受编者学识水平所限，教材中存在不足和不妥之处在所难免，诚恳希望广大师生及读者给予批评指正。

编 者
2021 年 9 月

目 录

第一章 概 述

PPT

学习目标

知识目标:
1. **掌握** 药理学、药效学、药动学、药物、处方药与非处方药等概念。
2. **熟悉** 药物的一般知识。
3. **了解** 用药护理职业岗位对护理人员的基本要求。

技能目标:
学会分辨处方药和非处方药标识、解释药品说明书和包装上的标识等,能正确开展合理用药宣教工作。

素质目标:
具有全心全意为患者进行用药护理服务的良好医德医风。

第一节 药理学与护理药理

一、概念 e 微课

药理学(pharmacology)是研究药物与机体(或病原体)间相互作用规律和作用机制的科学;是连接基础医学与临床医学之间的桥梁学科,是医学与药学之间的交叉学科。药理学主要研究两方面内容,即药物效应动力学(pharmacodynamics)和药物代谢动力学(pharmacokinetics)。药物效应动力学是研究药物对机体的作用及其作用机制的科学,简称为药效学;药物代谢动力学是研究机体对药物的处置过程(包括吸收、分布、代谢和排泄)及血药浓度随时间变化规律的科学,简称为药动学。药效学和药动学在体内同时进行且相互联系,构成药理学学科的两大结构体系。

药物(drug)是作用于机体,能调节影响机体生理功能、生化代谢水平及病理过程,具有诊断、防治疾病及计划生育等用途的化学物质。药物在体内发生药理效应需经过药剂学过程、药动学过程和药效学过程。药物按其来源分为天然药物(如植物药、动物药和矿物药)、化学合成药物(包括完全合成和半合成药物)及生物技术药物(如基因重组药、单克隆抗体等)。

👁 看一看

药物剂型及创新型剂型种类

为适应治疗或预防疾病的需要,充分发挥药物疗效、减少不良反应、方便运输、保存和使用药物,将药物制备成可以应用的形式(如片剂、胶囊剂、注射剂等),简称为药物剂型。创新型剂型种类包括:微丸、微囊栓、微球栓、微乳化软胶囊、纳米粒、纳米晶、缓释微球植入片、微孔膜包衣片、植入剂、靶向注射剂、储库型贴剂、漂浮片、漂浮控释片、缓释片、控释片、膜控释小片、控释小丸、控释胶囊、渗透泵片、缓释双层片、缓释栓、缓释贴剂、微乳透皮吸收剂、透皮贴剂、脂质体、包合物片剂脂质体、微丸胶囊、纳米乳等。

护理药理是护理学与药理学交叉融合形成的应用型学科。其任务是在药理学基本理论的指导下，使在临床护理、预防保健等工作岗位中的护理人员能正确、合理地应用药物，充分发挥药物疗效，减少或避免不良反应发生。护理药理是在药理学的基础上注重医药护的全方位结合，突出护理工作者在药物治疗过程中的重要作用，通过药理学知识指导患者用药，提高患者正确用药能力，进而提升护理质量。

二、用药护理职业岗位对护理人员的基本要求

1. 了解医生开具的处方内容、医生下医嘱时及目前患者的机体状态。

2. 认真核对处方上的药物类型、使用剂量、给药时间、给药次数及给药方法，若有疑问，及时报告医生。

3. 了解患者的用药史、过敏史及患者对所用药物的理解程度，能够为患者提供基本用药指导。

4. 护士在执行医嘱时，应严格执行"三查八对一注意六准确"。"三查"即操作前、操作中、操作后查；"八对"即对床号、姓名、药名、浓度、剂量、方法、时间、药品有效期；"一注意"即注意观察用药后的疗效和不良反应；"六准确"即要求药名、给药对象、药物剂量、药物浓度、给药途径、给药方法准确。

5. 观察给药前后患者机体的状况，为医生及药剂人员提供必要的临床信息，做好患者与医生、药剂人员之间沟通的桥梁，做好护患沟通和合理用药宣教。

第二节　药品的一般知识

药品是指用于预防、治疗、诊断人的疾病，有目的地调节人的生理机能并规定有适应证或者功能主治、用法和用量的物质，包括中药、化学药和生物制品等。

一、药品管理常识

（一）处方药与非处方药

处方药与非处方药标识见图 1 - 1。

1. 处方药（prescription drugs）　是指必须凭执业医师或执业助理医师的处方才可调配、购买和使用的药品。

2. 非处方药（nonprescription drugs，OTC）　是指不需凭执业医师或执业助理医师处方就可自行判断、购买和使用的药品。根据药品的安全性，非处方药又划分为甲、乙两类。甲类非处方药仅限在医疗机构和社会药

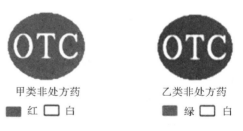

图 1 - 1　处方药与非处方药的标识

房，需在药师指导下购买使用。乙类非处方药可以在经药品监督管理部门批准的普通商业企业进行零售。

（二）需特殊管理的药品

根据《中华人民共和国药品管理法》的相关规定，对麻醉药品、精神药品、医疗用毒性药品和放射性药品要实行特殊管理，以保证药品合法、安全、合理使用，防止药物滥用造成危害。特殊管理药品的标识见图 1 - 2。

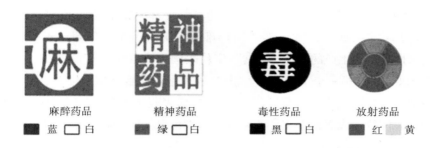

图 1-2 特殊管理药品的标识

1. 麻醉药品 指连续使用后易产生生理依赖性，能引起瘾癖的药品，如可卡因类、阿片类、大麻类、化学合成麻醉药品及国家药品监督管理部门制定的其他易引起瘾癖的药品、药用植物原料及其制剂。

2. 精神药品 指直接作用于中枢神经系统，发挥兴奋或抑制作用，连续使用可产生依赖性的药品。依据其致依赖性及危害程度，将其分为两类，第一类精神药品（如丁丙诺啡、氯胺酮等）和第二类精神药品（如苯巴比妥、地西泮等）。第一类精神药品更易产生依赖性且毒性和成瘾性更强。

3. 医疗用毒性药品（简称毒性药品） 指毒性剧烈、治疗量与中毒量相近，应用不当可致人中毒或死亡的药品（如阿托品、砒霜等）。

4. 放射性药品 指用于临床诊断或治疗的放射性核素制剂或者其标记药物。如放射免疫测定盒、^{131}I 等。

❤ **护爱生命**

在护理工作中经常用到的法律法规包括：《药品管理法》《麻醉药品和精神药品管理条例》《医疗用毒性药品管理办法》《处方管理办法》《药品不良反应报告和监测管理办法》等。护士在实施药物治疗时，应具备相应的法制观念，并担负起相应的法律责任。如对于有成瘾性的吗啡、哌替啶及可待因等药物必须严格保管，不能让他人倒卖和窃取。凡是利用工作之便，盗取此类药物贩卖或自行使用，就会构成犯罪行为。针对处方权问题，要明确在我国护士只负责执行医嘱，没有处方权。若发现医生所开处方不够清楚或有错误的地方，可向医生询问，绝对不可自行修改或更换。如果明知医嘱有错误，仍执行错误的医嘱，一旦发生不良后果，也要承担法律责任。

（三）药品标识规定

1. 药品命名原则

（1）通用名 是指中国药品通用名称，依据为《中国药品通用名称命名原则》，具有强制性和约束性。凡上市流通的药品标签、说明书或包装上必须使用通用名，且不可用作商标注册。

（2）商品名 在一个通用名下，不同药品生产企业可以申请自己独有的、注册商标的商品名称，其特点是专有性。在学术刊物和著作中不能使用商品名。

（3）化学名 依据药物化学结构命名法命名。因为过于繁琐，很少被大众和医护人员使用，多在药典和药品说明书中出现，作为通用名的补充。

（4）别名 某些药品有约定俗成的名称，称为别名，其不具有约束性和法律保护性。如对乙酰氨基酚别名扑热息痛。

2. 药品包装常用标识

（1）批准文号　供医疗使用的药品必须有国家药品管理部门批准的药品生产许可，即批准文号，这是药品生产、上市使用的依据。其格式为"国药准（试）字＋1位字母＋8位数字"，其含义是：①"准"字代表国家批准正式生产的药品；"试"字代表国家批准试生产的药品；②"字母"代表药品种类，用药品种类汉语拼音第一个字母表示。"H"代表化学药品、"Z"代表中药、"B"代表保健药品、"S"代表生物制品、"J"代表进口分装药品、"F"代表药用辅料、"T"代表体外化学诊断试剂；③8位数字中的第1、2位数字代表批准文号的来源，即省市自治区行政代码的前两位；第3、4位数字是文号批准年份，系公元年号后两位；5～8位数字代表顺序号。

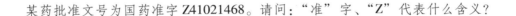

？ 想一想

某药批准文号为国药准字Z41021468。请问："准"字、"Z"代表什么含义？

答案解析

（2）批号　是用于识别"批"的一组数字或字母加数字，用之可以追溯和审查该批药品的生产历史。一般采用8位数字表示，前4位表示年份，第5～6位表示月份，最后两位表示日期，格式为"年份＋月份＋日期"。如20210401表示2021年4月1日生产。

（3）有效期　是指在规定的贮存条件下，能保证药品质量的期限。其表示方法有两种：①直接标明有效期，如某药品有效期为2020年7月31日，表明药品可使用到此日期，从2020年8月1日起就不准使用了；②标明有效年限，标明有效期几年，结合生产批号，推算其有效期，如某药品标明批号20180207，有效期2年，表示该药品可用到2020年2月6日。

（4）失效期　指药品在规定的贮存条件下，质量开始下降，达不到原药品质量标准的时间。如某药标明失效期是2021年5月，即表示该药只能用到2021年4月30日。

3. 药品说明书　是记载和说明药品重要信息的法定文件，是药品选用的法定指南。其内容包含药品名称、成分、性状、适应证、规格、用法用量、不良反应、禁忌证、注意事项、药理毒理、药物代谢动力学、贮藏、包装、有效期、批准文号、生产企业等。药品说明书是由国家药品监督管理部门核准，不得随意更改。它是指导临床正确使用药品的技术资料，是护理人员了解药品的重要途径。

二、处方常识

处方是指由注册的执业医师或执业助理医师（以下简称医师）在诊疗过程中根据患者的病情需要开具的，由药学专业技术人员审核、调配、核对，并作为医疗用药发药凭证的医疗文书。处方是患者取药的依据，且具有法律凭证作用。处方一般分三类：医疗处方、法定处方、协定处方，其中医疗处方最为常用。

（一）医疗处方的格式

由前记、正文和后记三部分组成。

1. 前记　包括处方笺编号、医疗卫生机构名称、科别或病室和床位号、门诊或住院病历号，患者姓名、性别、年龄、临床诊断、就诊日期等，可添列专科要求的项目。

2. 正文　以Rp或R（拉丁文Recipe"请取"的缩写）或者汉字"取"标示，分列药品名称、剂型、规格、数量及用法用量等。

3. 后记　医师签名或加盖专用签章以示负责，并标有药品划价的金额及审核、调配、核对、发药的药学专业技术人员签名。

（二）处方中常用的外文缩写

为方便书写处方，常用拉丁语或英文缩写词代替汉字。常用缩写词见表 1 - 1。

表 1 - 1 处方中的外文缩写词

缩写词	中文	缩写词	中文
a. c.	饭前	p. o.	口服
p. c.	饭后	a. m.	上午
h. s.	临睡前	p. m.	下午
q. n.	每晚	i. h.	皮下注射
Stat！	立即	i. m.	肌内注射
p. r. n	需要时（长期）	i. v.	静脉注射
s. o. s.	必要时（限用1次，12小时内有效）	i. v. gtt	静脉滴注
		Sig. 或 S.	用法、指示
q. h.	每小时1次	R. ，Rp	取，取药
q. 2h	每2小时1次	Tab.	片剂
q. d.	1日1次	Caps.	胶囊剂
b. i. d.	1日2次	Inj.	注射剂
t. i. d.	1日3次	Syr.	糖浆剂
q. i. d.	1日4次	Tinct.	酊剂
q. m.	每日晨1次	Ung 或 Oint	软膏剂
q. n.	每晚1次	Sol. 或 Liq.	溶液剂
q. w.	每周1次	Mist 或 M.	合剂
A. S. T.	皮试后	Amp.	安瓿

练一练

患者，女，42岁，因糖尿病住院治疗。医生开医嘱："普通胰岛素8U，a. c.，i. h"。护士应为其执行的时间是

A. 上午　　　　　B. 下午　　　　　C. 饭前
D. 饭后　　　　　E. 临睡前

答案解析

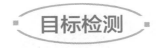目标检测

答案解析

一、选择题

【A1／A2 型题】

1. 研究药物与机体（或病原体）间相互作用规律和作用机制的科学称为

A. 药物学　　　　B. 药剂学　　　　C. 药理学　　　　D. 药效学　　　　E. 药动学

2. 能调节影响机体生理功能、生化代谢水平及病理过程，具有诊断、防治疾病及计划生育等用途的化学物质称为

A. 药物　　　　　B. 剂型　　　　　C. 制剂　　　　　D. 药品　　　　　E. 药剂

3. 不需凭执业医师或执业助理医师处方就可自行判断、购买和使用的药品称为

    A. 处方药   B. 非处方药   C. 精神药品   D. 放射性药品   E. 麻醉药品

4. 以下不需特殊管理的药品是

    A. 麻醉药品   B. 精神药品   C. 毒性药品   D. 放射性药品   E. 血液制品

5. 王某，女，36岁，因患失眠症，每晚睡前服用地西泮5mg即可入睡。此患者服用的药物属于

    A. 非处方药   B. 解毒药   C. 毒性药品   D. 麻醉药品   E. 精神药品

6. 不可用做商标注册，在上市流通的药品标签、说明书或包装上必须使用的药物名称是

    A. 通用名   B. 化学名   C. 专有名   D. 商品名   E. 别名

7. 某药说明书标明此药的批准文号是"国药准字H10980002"，判断此药为

    A. 中药   B. 保健药品   C. 生物制品   D. 化学药品   E. 进口分装药品

8. 某药批号是20190801，有效期2年，该药可用至

    A. 2020年8月30日   B. 2021年8月1日

    C. 2021年7月31日   D. 2020年7月31日

    E. 2021年8月30日

9. 医嘱"地西泮（安定）5mg，s.o.s."，护士正确执行该医嘱的方法是

    A. 需立即执行   B. 可执行多次

    C. 必要时（限用1次，12小时内有效）   D. 24小时以内都视为有效

    E. 在医生未注明失效时可随时执行

10. 患者，女，35岁。患胃炎多年，现胃痛难忍，9：00a.m. 医生开医嘱"克洛曲，1#，s.o.s."，此医嘱失效的时间是

    A. 当日5：00p.m.   B. 当日7：00p.m.

    C. 当日9：00p.m.   D. 次日9：00a.m.

    E. 以医生注明时间为准

二、简答题

简述药物、药理学、药效学、药动学、处方药和非处方药的概念。

（田 杰）

书网融合……

  重点回顾   微课   习题

第二章　药物对机体的作用——药效学

<table>
<tr><td rowspan="3">学习目标</td><td>
知识目标：
1. 掌握　药物作用的两重性及相关概念。
2. 熟悉　药物的基本作用和作用类型；药物量效关系。
3. 了解　药物作用机制。
技能目标：
学会解释药物作用方式、判断药物疗效和药物不良反应类型，正确开展合理用药宣教工作。
素质目标：
具有全心全意为患者进行用药护理服务的良好医德医风。
</td></tr>
</table>

第一节　药物作用与药物效应

药物作用是指药物与机体组织间的初始作用，是始发于药物与机体细胞之间的分子反应，是引起药理效应的动因。药物效应是指继发于药物初始作用之后所引发的机体生理、生化功能或形态的改变，是机体反应的表现。两者之间有因果关系，这种区分有助于分析药物作用机制，但在通常情况下不严加区分，当二者同用时，应体现先后顺序。

一、药物的基本作用

1. 兴奋作用（excitation）　药物使机体原有功能活动增强的作用，如新斯的明使骨骼肌收缩力增强、乙酰胆碱增加腺体分泌等。

2. 抑制作用（inhibition）　药物使机体原有功能活动减弱的作用，如筒箭毒碱使骨骼肌松弛、阿托品使汗腺分泌减少等。

在一定条件下，药物的兴奋和抑制作用可以相互转化。如中枢神经过度兴奋时会引起惊厥，长时间惊厥又会转变成衰竭性抑制（即超限抑制）甚至死亡。药物进入机体内，对于不同组织、器官可以产生不同作用，如阿托品对心脏产生兴奋作用，但对腺体则发挥抑制作用。

二、药物作用的主要方式

（一）局部作用和吸收作用

1. 局部作用（local action）　是指药物被吸收入血之前，在用药局部直接发挥的作用。如口服硫酸镁用于导泻、局麻药丁卡因涂于黏膜表面可麻醉黏膜下神经。

2. 吸收作用（absorption action）　是指药物从给药部位进入血液循环后，随血流分布到机体各组织、器官所产生的作用。如利多卡因的抗心律失常作用、地高辛的强心作用、地西泮的催眠作用、乙醚吸入麻醉作用等。

（二）直接作用和间接作用

1. 直接作用（direct action） 是指药物对其直接接触的组织、器官产生的作用。如强心苷类药物直接作用于心肌，使心肌收缩力增强，增加衰竭心脏的心输出量。

2. 间接作用（indirect action） 是指由药物直接作用引发的其他作用，又称为继发作用。如强心苷类药物引起心肌收缩力增强、衰竭心脏心输出量增加的同时，可反射性引起心率减慢，此作用为强心苷类药物的间接作用。

（三）药物作用的选择性

多数药物在治疗剂量时，只对某种组织或器官发生明显作用，而对其他组织或器官作用很小或无明显作用，称为药物作用的选择性（selectivity）。如^{131}I作用于甲状腺，强心苷类药物作用于心肌。药物作用的选择性可作为药物分类的理论基础，是临床选择药物治疗疾病的依据，有助于确定新药研究方向。

通常情况下，选择性高的药物针对性强，应用时副作用少，但作用范围窄；而选择性低的药物针对性差，作用范围扩大，但副作用多。如抗慢性心功能不全药地高辛对心肌有很强的选择性，很小剂量就产生正性肌力作用，但对骨骼肌即使应用很大剂量也无影响。选择性的高低一般是相对的，随着药物剂量增加，其作用范围逐渐扩大，选择性逐渐降低。所以在临床用药时，不但要考虑到药物的选择性，还要考虑药物剂量，注意用药安全，以保证药物治疗效果。

👁 **看一看**

靶向药物的理想与现实

如果只让药物进入需要治病的部位，将是避免药物副作用的好办法，但目前仍处于研究阶段，应用成果少。因为进入体内的药物会借助血液循环分布到身体多个部位，遇到药物作用靶点结合并产生作用。当然，科学没有止境，人们已提出了多种方法来研究只到或更多地到身体指定部位的药物，通常称为靶向药物。但现阶段还不能依靠靶向药物来避免副作用。治疗癌症的靶向药物则是另一个概念，是指药物通过对癌细胞的基因识别选择性地杀灭癌细胞，而不影响正常细胞。现在已有少数商品上市，对特定的癌症患者治疗有一定的疗效。

三、药物作用的两重性

药物作用具有两重性，即药物对机体产生预防或治疗疾病作用的同时，也会对机体产生不良反应。

（一）防治作用

1. 预防作用（preventive action） 是指提前应用药物，以防止疾病或症状发生的作用。如儿童服用维生素 D 预防佝偻病，新生儿接种卡介苗预防结核病的发生。

2. 治疗作用（therapeutic effect） 凡符合用药目的、有利于防病治病的作用称为治疗作用。一般分为对因治疗和对症治疗。

（1）对因治疗（etiological treatment） 是指针对病因用药治疗，也称为治本。其目的在于消除原发致病因素，彻底治愈疾病。如应用青霉素杀灭破伤风杆菌以控制感染。

（2）对症治疗（symptomatic treatment） 是指用来消除或减轻疾病症状的治疗，也称治标。其目的在于减轻患者痛苦。如肺炎患者应用镇咳药镇咳、解热镇痛抗炎药降低发热患者的体温。

临床用药治疗中，应根据患者机体的具体状态，遵循中医学提倡的"急则治标，缓则治本，标本兼治"的原则。对因治疗固然重要，但对某些严重危及患者生命的症状，对症治疗应更为迫切。如当患者出现休克、心力衰竭、脑水肿、惊厥等状态时，应及时采取对症治疗，以防病情恶化，为对因治疗争取时间，进而降低死亡率。

（二）不良反应 🅔 微课

❤ **护爱生命**

对上市的新药，必须密切监测不良反应的发生，及时地发现新的不良反应，同时通过各种方式将信息反馈给医生、药师、其他有关的医务工作者及患者等，并运用各种手段（如及时学习更新的药品说明书，参加定期培训等）降低风险。药物安全与警戒的工作应贯穿于药物生命周期的全过程，只要药物用于患者，就必须要保证患者服用后的效益大于风险，以达到保护公众生命安全的目的。

不良反应（adverse reaction）是指不符合用药目的并给患者带来不适或痛苦的反应。多数不良反应是药物固有的效应，通常是可以预知的，用药期间可采取有效措施减少不良反应的发生。少数药物产生的不良反应严重且难以恢复，由此造成的疾病称为药源性疾病。如氯霉素引起的再生障碍性贫血、链霉素引起的中毒性耳聋等。药物不良反应主要包括以下几种类型。

1. 副作用（side reaction）　是指药物在治疗量时出现的、与治疗目的无关的作用。副作用是药物固有的作用，一般危害性不大，是可以预知的；决定药物副作用多少的主要因素是药物的选择性，二者呈负相关性。药物的副作用和治疗作用不是固定不变的，可随着用药目的的不同而相互转化。如阿托品具有松弛内脏平滑肌、抑制腺体分泌、调节麻痹（视远物清楚、视近物不清）的作用，其治疗胃肠绞痛时，引起口干、视物模糊等则成为其副作用；而阿托品用于麻醉前给药时，其减少呼吸道腺体分泌的作用为治疗作用，而松弛内脏平滑肌引起的腹气胀和尿潴留等则成为其副作用。在用药护理过程中，对于不适症状较明显的副作用，可采取相应的措施避免或减轻。在护理用药过程中，还应注意患者病史，如对胃肠道痉挛并有青光眼的患者，若忽视其青光眼病史而应用阿托品，将引起不良后果。

✎ **练一练**

药物产生副作用的药理基础是

A. 药物的剂量太大　　　　　　B. 药物代谢慢
C. 用药时间过久　　　　　　　D. 药物作用的选择性低
E. 机体对药物过于敏感

答案解析

2. 毒性反应（toxic reaction）　指用药剂量过大、使用时间过长或机体对药物敏感性过高时对机体产生的损害性反应。毒性反应分为急性毒性和慢性毒性。用药后立即出现的毒性反应称为急性毒性，多引起中枢神经系统、呼吸系统及循环系统的损害；长期用药导致药物蓄积而缓慢发生的毒性反应称为慢性毒性，多引起肝、肾及内分泌系统功能的损害。如洋地黄、依米丁等是排泄较慢而毒性较大的药物，为了防止蓄积中毒，用到一定量后即应停药或用维持量；肝肾功能不全的患者尽量避免应用。链霉素可引起耳毒性，一旦发生耳鸣、听力减退，需立即停药。

致癌、致畸、致突变作用也属于慢性毒性反应范畴，统称为"三致"反应，都是药物影响细胞遗传物质所致。

3. 后遗效应（residual effect）　是指停药后血药浓度已下降至最低有效浓度（即阈浓度）以下时仍残留的药理效应。如应用巴比妥类镇静催眠药后，次日早晨仍出现乏力、头晕、嗜睡等现象。

4. 变态反应（allergic reaction）　又称过敏反应，是指少数过敏体质的患者对某些药物产生的病理性免疫反应。其发生与用药剂量大小无关，与药物原有效应无关，不易预知，再用药时可再发生。

常表现为皮疹、药物热、血管神经性水肿等，严重者可发生哮喘、过敏性休克等，如抢救不及时，可致死亡。凡有过敏史或过敏试验阳性者应禁止使用有关药物。如患者应用青霉素前必须做试敏试验。

5. 停药反应（withdrawal reaction） 是指长期连续应用某种药物后，突然停药使原有疾病加剧或复发的现象，又称反跳现象。如长期服用 β 受体阻断药普萘洛尔治疗高血压，骤然停药会出现血压明显回升。为了避免停药反应发生，停药时应逐渐减少药量、缓慢停药。

6. 继发反应（secondary reaction） 是指药物发挥治疗作用后引发的不良后果，也称为治疗矛盾。如长期应用广谱抗生素后，敏感菌被抑制或杀灭，而不敏感菌（如念珠菌或耐药菌）则大量繁殖生长，导致菌群失调引发新的感染，被称为二重感染。

7. 特异质反应（idiosyncratic reaction） 少数患者由于先天遗传异常，对某些药物产生高度敏感性，低剂量药物即可产生强烈的反应。例如先天性葡萄糖 - 6 - 磷酸脱氢酶缺乏者服用伯氨喹、磺胺类、呋喃妥因等药物，易引起急性溶血反应。

8. 药物依赖性（drug dependence） 分为精神依赖性和生理依赖性。①精神依赖性又称习惯性或心理依赖性，指连续用药突然停药，患者产生主观的不适但无其他生理功能的紊乱。患者有继续用药的欲望，产生强迫性用药行为，以获得满足或避免不适感。②生理依赖性又称成瘾性或身体依赖性，指患者反复用药后，一旦中断用药就会产生一种强烈的身体方面的损害，即戒断综合征。其表现为精神和身体一系列特有的症状，如吗啡成瘾表现为烦躁不安、流泪、疼痛、恶心、呕吐、惊厥等，严重时甚至有生命危险。生理依赖者力求继续用药，常不择手段获取药物，会对家庭、社会造成极大危害。

❓ 想一想

什么是副作用、毒性反应、后遗效应、变态反应、停药反应、继发反应、特异质反应？

答案解析

第二节 药物的量效关系

药物的量效关系是指在一定范围内，药物剂量（或浓度）与效应之间的规律性变化。对量效关系的研究有助于定量分析和阐明药物剂量与效应之间的规律，了解药物作用的性质，为临床合理用药提供参考。

一、药物的剂量与效应

剂量，即用药的分量。药物剂量大小决定血药浓度的高低，而血药浓度决定药物效应的强弱。在一定剂量范围内，药物剂量增大，效应随之增强。剂量与效应之间的关系见图 2 - 1。

1. 无效量（ineffective dose） 指用药剂量过小，在体内达不到有效浓度，尚未出现药物效应的剂量。

2. 最小有效量（minimal effective dose） 是指随着用药剂量增加，开始出现药物效应的剂量，亦称阈剂量。

3. 极量（maximum dose） 是指能够产生最大治疗效果但未出现中毒反应的剂量，又称最大治疗量。

4. 最小中毒量（minimal toxic dose） 超过极量继续给药，血药浓度继续增加，引起机体出现毒性反应的最小剂量。

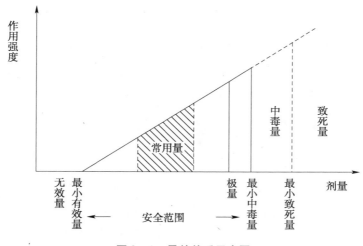

图 2-1 量效关系示意图

5. **最小致死量**（minimal lethal dose） 是指药物引起死亡的最小剂量。

6. **治疗量**（therapeutic dose，常用量） 是指介于最小有效量与极量之间的剂量。临床用药时，采用常用量给药，疗效可靠且安全。

二、量效曲线及其意义

以药物剂量或药物浓度为横坐标，以药理效应强度为纵坐标，绘制得到长尾 S 形曲线，简称量效曲线（图 2-2），以此反映量效关系。量效关系中表达的效应有两类：量反应和质反应。

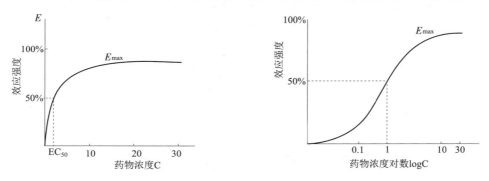

图 2-2 量效关系曲线示意图

（一）量反应型量效曲线及意义

药物效应增减呈连续性量的变化，可用测量的具体数值或最大效应的百分率表示者，称为量反应，如心率的快慢、血压的升降、血糖浓度的高低等，其研究对象一般是单一的生物单位。

以药物的对数剂量或对数浓度为横坐标，以效应强度为纵坐标，绘制出的量效曲线呈典型的对称 S 型。可测定药物的最大效应（E_{max}）、50% 最大效应（$0.5E_{max}$）和最小效应，便于对同类药物的性能进行比较（图 2-3）。

1. **效能**（efficacy） 药物的药理效应在一定剂量（或血药浓度）范围内，随着剂量（或血药浓度）的增加而增强，增加到一定程度时，效应就不再继续增强，这一药理效应的极限称为最大效应或效能。其反映药物内在活性的大小。

2. **效价强度**（potency） 简称效价，是指能引起等效反应的剂量，其反映药物与受体亲和力大小。所需剂量越小，说明效价强度越大。

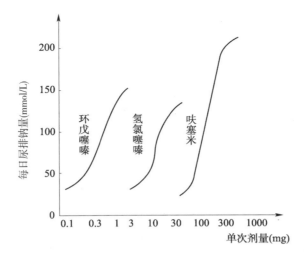

图2-3 3种利尿药的效价强度及效能的比较

效能和效价反映药物不同的性质，两者之间没有相关性。如利尿药呋塞米效能高，而氢氯噻嗪在达到最大效应前，其利尿效价强度高于呋塞米（图2-3）。所以评价药物优劣时应兼顾效能和效价强度，在临床用药时，两者均可作为选择药物和确定剂量的重要依据。

（二）质反应型量效曲线及意义

有些药物的药理效应不能用具体数量来表示，只能以阳性或阴性表示，如动物生存与死亡、惊厥与不惊厥、有效与无效、有毒与无毒等反应，称为质反应。其研究对象是一个群体。

若以药物剂量（或浓度）为横坐标，以反应出现的频数为纵坐标作图，质反应量效曲线呈正态分布曲线。若以药物对数剂量（或对数浓度）为横坐标、以累加阳性率为纵坐标作图，质反应量效曲线呈对称S型（图2-4）。

1. 半数有效量（50% effective dose，ED_{50}） 在质反应中是指能引起50%实验动物出现阳性反应的药物剂量或浓度，是反映药效强弱的重要参数。

2. 半数致死量（50% lethal dose，LD_{50}） 在质反应中是指能引起50%实验动物死亡的药物剂量，是反映药物毒性大小的重要参数。

（三）药物安全性评价

量效关系可用于分析药物安全性，常用评价药物安全性指标有3种。

1. 治疗指数（therapeutic index，TI） 指半数致死量（LD_{50}）与半数有效量（ED_{50}）的比值，是评价药物安全性的重要指标。一般情况下，此数值越大，说明药物安全性越大，反之则安全性差。但单独以TI评价药物的安全性并不完全可靠，如某些药物的LD_{50}与ED_{50}两条曲线首

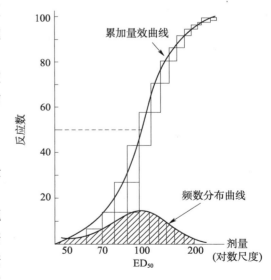

图2-4 质反应量效曲线

尾重叠，还需适当考虑1%致死量（LD_1）与99%有效量（ED_{99}）的比值，或5%致死量（LD_5）与95%有效量（ED_{95}）之间的距离来衡量药物安全性大小。

2. 安全范围（margin of safety） 指ED_{95}与LD_5之间的距离，其距离越大药物越安全。

3. 可靠安全系数（certain safety factor） 指1%致死量（LD_1）与99%有效量（ED_{99}）的比值。

此系数 >1，用药才安全；若系数 <1，说明有效量与致死量仍有重叠，用药是不安全的。

第三节　药物作用机制

一、药物作用机制分类

1. 改变细胞周围的理化环境　如抗酸药通过中和胃酸治疗消化性溃疡；脱水药甘露醇利用其高渗透压脱水降低颅内压。

2. 影响酶的活性　如奥美拉唑抑制胃黏膜 $H^+ - K^+ - ATP$ 酶，抑制胃酸分泌，治疗消化性溃疡；卡托普利抑制血管紧张素转化酶，减少血管紧张素 II 生成，降低血压。

3. 影响物质的转运　如利尿药通过抑制肾小管 Na^+ 的重吸收而发挥排钠利尿作用；硝苯地平通过阻滞 Ca^{2+} 通道，抑制 Ca^{2+} 内流，发挥降压、扩张血管等作用。

4. 参与或干扰代谢过程　补充机体缺乏的生命代谢物质如铁制剂、维生素 D、胰岛素等。

5. 影响免疫功能　除免疫血清及疫苗外，免疫增强药（如左旋咪唑）、免疫抑制药（如环孢素）可通过影响机体免疫功能而发挥作用。

6. 受体学说　某些药物通过与受体结合后产生效应。

二、药物与受体理论

1. 受体与配体　受体（receptor）是位于细胞膜或细胞内的一些大分子物质（如糖蛋白、脂蛋白或核酸的一部分），能识别、结合某种微量化学物质（如神经递质、自体活性物质、激素和药物等），产生特定生理反应或药理效应。具有灵敏性、特异性、饱和性、可逆性、多样性、可调节性等。能与受体发生特异性结合的物质均称为配体。

2. 药物与受体

（1）药物与受体结合　药物与受体结合后，能否引起效应取决于两个条件：即亲和力和内在活性。亲和力是指药物与受体结合的能力；内在活性是指药物与受体结合后能激动受体的能力。

（2）作用于受体的药物分类　根据药物与受体结合后产生的作用不同，把与受体结合的药物分为以下类型。① 受体激动药（agonist）：又称为受体兴奋药，是指与受体既有亲和力又有内在活性的药物。依据内在活性的不同，可分为完全激动药和部分激动药。前者有较强亲和力和内在活性，激动受体后产生明显兴奋效应，如吗啡是阿片受体的完全激动药，能发挥镇痛作用；后者虽与受体有亲和力，但内在活性较弱，即使增加药量也不能达到完全激动药所能达到的最大效应；若与完全激动药合用，会减弱完全激动药的效应，如喷他佐辛为阿片受体部分激动药，与吗啡合用会减弱吗啡的镇痛作用。② 受体阻断药（antagonist）：又称为受体拮抗药，是指与受体具有亲和力但缺乏内在活性的药物。因药物占据受体而阻碍激动药与受体的结合，呈现出对抗激动药的作用。如纳洛酮是阿片受体阻断药，吗啡中毒时，可用纳洛酮解救。

（3）受体的调节　受体的数量、亲和力及效应力不是固定不变的，易受到机体生理状态、病理状态及药物等因素的影响而发生变化，称为受体的调节。其调节方式有以下两种。① 向上调节：是指长期应用受体拮抗药后，受体数目增多、亲和力增加或效应力增强的现象。向上调节的受体对再次用药反应敏感，故向上调节又称为受体增敏。如长期应用 β 受体阻断药后，由于受体向上调节，突然停药会出现反跳现象。② 向下调节：是指长期应用受体激动药后，受体数目减少、亲和力减低或效应力减弱的现象。向下调节的受体对激动药反应敏感性下降，又称为受体脱敏，是某些药物产生耐受性的原因之一。

如异丙肾上腺素治疗哮喘，长期使用后出现耐受性。

目标检测

答案解析

一、选择题

【A1/A2 型题】

1. 某患者欲做肠道镜检，医生嘱其镜检之前口服硫酸镁用来导泻。此药物作用方式属于
       A. 预防作用   B. 选择作用   C. 局部作用   D. 吸收作用   E. 间接作用

2. 药物作用的两重性是
       A. 既有对因治疗作用，又有对症治疗作用   B. 既有副作用，又有毒性作用
       C. 既有防治作用，又有不良反应   D. 既有局部作用，又有全身作用
       E. 既有副作用，又有全身作用

3. 肺炎患者应用镇咳药治疗是
       A. 对因治疗   B. 对症治疗   C. 补充治疗   D. 安慰治疗   E. 预防治疗

4. 不符合用药目的并给患者带来不适或痛苦的反应称为
       A. 治疗作用   B. 预防作用   C. 不良反应   D. 毒性反应   E. 过敏反应

5. 关于药物副作用的描述，哪项是正确的
       A. 并非药物效应   B. 一般危害性不大
       C. 是可以避免的   D. 与药物选择性高有关
       E. 常在较大剂量时发生

6. 患者，女，36 岁，患肺结核，医嘱给予抗结核药链霉素治疗，用药一个月后，患者出现了耳鸣、听力减退。这是患者出现了
       A. 副作用   B. 毒性反应   C. 后遗作用   D. 变态反应   E. 继发反应

7. 用苯巴比妥治疗失眠症，醒后嗜睡、乏力，这是药物的
       A. 副作用   B. 后遗效应
       C. 继发反应   D. 治疗作用的延续
       E. 反跳现象

8. 长期应用降压药普萘洛尔，停药后血压激烈回升，这种反应为
       A. 后遗效应   B. 毒性反应   C. 特异质反应   D. 停药反应   E. 副作用

9. 有关变态反应的叙述错误的是
       A. 与药物原有效应无关   B. 又称过敏反应
       C. 与剂量有关   D. 与剂量无关
       E. 再用药时可再发生

10. 患者，女，35 岁，葡萄糖 - 6 - 磷酸脱氢酶缺乏，使用抗菌药磺胺甲噁唑后发生急性溶血反应，此反应与下列哪项因素有关
        A. 年龄   B. 性别   C. 遗传   D. 病理因素   E. 毒性反应

11. 关于效价强度的描述，哪项是正确的
        A. 其值越小则强度越小   B. 其值越大则疗效越好
        C. 指能引起等效反应的剂量   D. 反映药物与受体的解离

E. 与药物的最大效能相平行

12. 药物与受体结合后，可能激动受体，也可能阻断受体，取决于

A. 效价强度
B. 效能高低
C. 剂量大小
D. 是否有内在活性
E. 机能功能状态

13. 受体激动剂的特点是

A. 对受体既有亲和力，又有内在活性
B. 对受体有亲和力，但无内在活性
C. 对受体无亲和力，但有内在活性
D. 对受体既无亲和力，也无内在活性
E. 促进传出神经末梢释放递质

【A3/A4 型题】

(14～15 题共用题干)

患者，35 岁，因破伤风入院，全身肌肉阵发性痉挛，意识清醒，医嘱给予青霉素＋破伤风抗毒素进行治疗。

14. 用青霉素治疗可发挥其

A. 局部作用　　B. 预防作用　　C. 对症治疗作用　　D. 对因治疗作用　　E. 以上均不是

15. 患者用青霉素前须做试敏试验，采取此措施是避免

A. 发生后遗效应　　B. 发生毒性反应　　C. 发生变态反应　　D. 发生依赖性　　E. 发生副作用

二、简答题

患者，22 岁，胃肠绞痛发作，医嘱口服阿托品治疗。用药后患者出现口干、视物模糊等症状。护士需要对此患者进行用药护理指导，请解析患者出现用药后症状的原因。

(田　杰)

书网融合……

重点回顾　　　　　微课　　　　　习题

第三章 机体对药物的作用——药动学

PPT

学习目标

知识目标：

1. **掌握** 药物体内过程概念及其影响因素。
2. **熟悉** 血药浓度的动态变化规律和主要药动学参数。
3. **了解** 药物跨膜转运的方式。

技能目标：

学会解释药物体内过程对药物疗效的影响，能正确开展合理用药宣教工作。

素质目标：

具有全心全意为患者进行用药护理服务的良好医德医风。

药物代谢动力学（简称药动学）是研究机体对药物的处置过程（包括吸收、分布、代谢和排泄）及血药浓度随时间变化规律的科学。

第一节 药物的跨膜转运

药物跨膜转运是指药物在体内的吸收、分布和排泄过程中，多次进行跨越各种生物膜的过程。药物跨膜转运方式主要有被动转运和主动转运两种。

一、被动转运

被动转运（passive transport）是药物顺浓度差进行跨膜转运，不需消耗能量，主要包括简单扩散、易化扩散。

1. 简单扩散（simple diffusion） 指脂溶性药物可溶解于细胞膜的脂质双分子层而透过细胞膜的扩散方式，又称脂溶性扩散。大多数药物分子以这种方式进行转运。

药物简单扩散的速率受以下因素影响。①膜两侧药物浓度差：差值越大，转运越快。②药物性质：分子量小（200D 以下者）、脂溶性高、极性小、非解离型（即分子型）的药物易跨膜转运。③体液 pH 值：弱酸性药物在酸性环境中难以解离，非解离型药物多，容易跨膜转运；弱碱性药物则相反。临床上在抢救弱酸性药物苯巴比妥、阿司匹林中毒时，可用碳酸氢钠碱化体液，以加速药物从尿排出。而弱碱性药物中毒时，可用氯化铵酸化体液，增加排泄。

2. 易化扩散（facilitated diffusion） 是指非脂溶性或脂溶性很小的药物借助细胞膜特殊蛋白质的帮助，顺浓度差转运的过程。主要包括载体转运和通道转运。

易化扩散有以下特点。① 竞争性抑制现象：当两种药物由同一载体转运时，药物之间会出现竞争性抑制。② 饱和现象：载体蛋白或离子通道（如 Na^+、K^+、Ca^{2+} 等通道）的转运能力有限，如药物浓度过高，可出现限速现象。

二、主动转运

主动转运（active transport）是指药物分子逆浓度差进行转运。其特点是：需要消耗能量，需要载体蛋白协助，具有饱和性，存在竞争性抑制现象。这类转运方式存在于神经元、肾小管和肝细胞内，如近曲小管主动分泌青霉素和丙磺舒属于主动转运，两者竞争肾小管的分泌通道，临床上可用丙磺舒增加青霉素的疗效。

👁 看一看

纳米药物和纳米药物载体

纳米药物是指可以在疾病防治、诊断等领域起作用的各类纳米材料，是纳米科技与医学相结合所生成的新兴产物。纳米药物载体中常见的载体有胶束、脂质体和微乳等。纳米载体具有生物易降解的特性且能携带不止一种药物。载体内包含的通常是药理作用已经明确的药物。纳米药物载体可以明显改变药物在体内的输送和分布特性，尤其是具有靶向作用的纳米载体可以提高病灶部位及靶点位置的药物浓度，达到在提高药效的同时减小药物的毒副作用的目的。

第二节　药物的体内过程

药物由给药部位到达作用部位并产生生物效应，最终从机体排出体外，一般要经历吸收（absorption）、分布（distribution）、代谢（metabolism）和排泄（excretion）过程，称为药物的体内过程，简称 ADME 过程（图 3 – 1）。

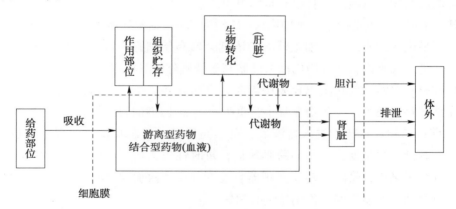

图 3 – 1　药物的体内过程

一、药物的吸收

药物的吸收是指药物由给药部位进入血液循环的过程。除血管内给药没有吸收过程，其他给药途径均需经过吸收过程进入机体血液循环。药物吸收的速度和程度直接影响药物作用的快慢和强弱。许多因素会影响药物的吸收过程。

1. 药物的理化性质和剂型特点　分子量小、脂溶性高、极性小、非解离型（即分子型）的药物易被吸收；反之则难以吸收。药物可制成多种剂型，其中油剂和混悬剂注射液因在注射部位滞留，吸收速率缓慢而持久；缓释制剂和控释制剂在体内缓慢释放，维持疗效的持久性。

2. 给药途径

（1）口服给药　是最安全、最简单和最常用的给药途径。小肠是主要的吸收部位。影响药物吸收的因素较多，如药物的理化性质、胃排空速率、胃液 pH 值和胃肠道中的食物等。药物口服从胃肠黏膜吸收后，先经门静脉到达肝脏，最后进入体循环。药物在吸收过程中，部分被肝脏和胃肠道中的某些酶灭活代谢后，进入体循环的药量减少，药效减弱，这种现象称为首关消除。首关消除明显的药物不宜口服给药，如口服硝酸甘油首关消除约90%，可采用舌下给药及直肠给药（如栓剂推入肛门2～4cm）避开首关消除，但这两种给药方式的给药量有限，吸收面积较小，且有时吸收也不完全。

（2）注射给药　静脉注射使药物直接进入血液循环，无吸收过程，起效迅速。肌内注射及皮下注射药物可经毛细血管壁迅速吸收。注射液中加入少量缩血管药则延缓药物吸收。动脉注射可将药物输送至该动脉分布部位发挥局部疗效，如将溶栓药直接用导管注入冠状动脉以治疗心肌梗死。

（3）吸入给药　肺泡表面积较大，血流丰富，一些气体及挥发性药物（如吸入麻醉药）等易经呼吸道直接进入肺泡，由肺泡表面迅速吸收，产生全身作用。吸入给药也可用于鼻咽部的局部治疗，如抗菌、抗炎、通鼻塞等。

（4）皮肤和黏膜给药　药物可经皮肤、黏膜吸收到达局部或全身发挥疗效。如外用药经皮肤给药主要发挥局部作用；但脂溶性高的贴剂也可经皮肤、黏膜吸收。如硝酸甘油缓释贴剂经皮肤吸收可预防心绞痛发作。

二、药物的分布

药物的分布是指药物吸收后，经过血液循环到达机体组织器官的过程。分布过程主要受以下因素的影响。

1. 药物理化性质　脂溶性高或水溶性小分子的药物易通过毛细血管壁经血液分布到组织；亲水性大分子药物或解离型药物难以透过血管壁分布到组织。

2. 体液 pH　在正常生理情况下，细胞内液 pH 约为7.0，细胞外液 pH 约为7.4，故弱酸性药物在细胞外解离多，不易进入细胞内，在细胞外液的浓度会略高于细胞内液；而弱碱性药物则相反，因在细胞外解离少，易进入细胞内，在细胞内液浓度略高于细胞外液。根据这一原理，改变体液 pH 可影响药物的分布，如在抢救弱酸性药物苯巴比妥中毒时，可用碳酸氢钠碱化血液和尿液，目的是促使药物由组织细胞向血液转移，还可减少药物在肾小管重吸收，加速药物自尿排出，是重要救治措施之一。

3. 药物与血浆蛋白结合　药物进入血液后，可不同程度地与血浆蛋白（多为白蛋白）发生结合，**形成结合型药物**，其分子总量变大，不易跨膜转运，暂时性失去药理活性。未与血浆蛋白结合的药物**为游离型药物**，其分子量小，易跨膜转运到靶器官发挥作用。故血浆蛋白结合率高的药物显效慢，作用持续时间长；反之则药物显效快，作用持续时间短。

药物与血浆蛋白结合特点表现为：①可逆性，结合型与游离型药物处于动态平衡变化中，当血液中游离型药物浓度减少时，结合型药物可逐渐转化为游离型药物，恢复药理活性；②饱和性，血浆蛋白与药物结合是有限的，结合达到饱和后，若继续增加药量，游离型药物浓度可迅速升高，药效增强或毒性增大；③竞争性置换现象，若同时应用两种都与同一血浆蛋白结合的药物，可发生竞争血浆蛋白结合部位并相互置换现象。例如磺胺类药物置换胆红素与血浆蛋白结合，使新生儿可能发生核黄疸症。血浆蛋白含量降低（如慢性肾炎、肝硬化）或变质（如尿毒症）时，药物与血浆蛋白结合率下降，也易发生毒性反应。

? 想一想

患有慢性肾炎、肝硬化或尿毒症的患者，给药时应如何调整给药剂量？为什么？

答案解析

4. 药物与组织的亲和力　某些药物对有些组织具有较高特殊亲和力，则药物在这些组织中的浓度较高。如碘主要分布于甲状腺组织，钙主要沉积于骨骼组织。

5. 体内屏障

（1）血－脑屏障 是血－脑、血－脑脊液及脑脊液－脑三种屏障的总称。大多数药物较难穿透，故药物在脑组织的浓度一般低于血浆浓度，这是大脑自我保护机制。只有脂溶性高、分子量小、游离型药物可以透过血－脑屏障进入脑组织。但脑膜炎患者的血－脑屏障通透性增加，药物较易透过血－脑屏障，在脑脊液中可达到有效治疗浓度。

（2）胎盘屏障 是指胎盘绒毛与子宫血窦之间的屏障，其通透性与一般生物膜无明显差异。几乎所有能通过生物膜的药物均可透过胎盘屏障进入胎儿体内，因此妊娠期妇女应禁用可能致畸胎或引起胎儿中毒的药物。

（3）其他 还有血眼屏障、血关节囊液屏障等，药物吸收入血后，在眼和关节囊中难以达到有效治疗浓度，往往采用局部直接给药的方法，以达到治疗目的。

三、药物的代谢

药物的代谢是指药物在体内经过某些酶的作用，其化学结构发生变化的现象称为药物的生物转化或药物的代谢。肝脏是药物代谢的主要器官，其次是肠、肾、肺和血浆等。

1. 代谢的方式 药物在体内代谢分两个时相进行。

（1）Ⅰ相反应 包括氧化、还原或水解反应。通过该反应，大多数药物失去药理活性，称为灭活，如普鲁卡因被水解灭活。少数药物（如可的松）被激活后才具有药理活性，称为活化。少数药物由无毒或毒性小变成有毒性的代谢产物，如对乙酰氨基酚的代谢产物对肝脏有毒性作用。

（2）Ⅱ相反应 即结合反应。通过该反应，药物及Ⅰ相代谢产物极性增强，利于药物彻底排出体外。

2. 药物代谢酶 大多数药物的代谢需要酶的催化，主要有两类酶。

（1）特异性酶 能催化特定底物的代谢，如胆碱酯酶（AchE）水解乙酰胆碱（Ach）、单胺氧化酶（MAO）转化单胺类药物等。

（2）非特异性酶 主要指肝微粒体混合功能酶系统，能够转化数百种化合物，是药物代谢的重要酶系，又称为肝药酶。其专一性差，能催化多种药物代谢；存在个体差异；活性易受到外界的影响而出现增强或减弱。

3. 影响代谢的因素 📱微课

（1）肝药酶的诱导作用和抑制作用 有些药物可以改变肝药酶活性，影响药物代谢速度，从而改变药物作用强度和作用维持时间。①肝药酶诱导剂（enzyme inducer）：是指能够增强肝药酶活性或增加肝药酶合成的药物，如苯巴比妥、苯妥英钠、利福平等。肝药酶诱导剂能加速药物生物转化，是其自身耐受性及与其他药物交叉耐受性产生的原因。②肝药酶抑制剂（enzyme inhibiter）：是指能够减弱肝药酶活性或减少肝药酶合成的药物，如异烟肼、西咪替丁、氯霉素和奎尼丁等。通过抑制肝药酶活性，可使其他药物效应发生敏化。

（2）影响肝药酶的其他因素 肝药酶活性和数量具有个体差异，受遗传、年龄、性别、病理状态和环境因素等影响。

四、药物的排泄

药物的排泄是指药物及其代谢产物经机体排泄器官或分泌器官排出体外的过程。肾脏是最重要的排泄器官，乳腺、汗腺、唾液腺、泪腺、胆道、肠道、呼吸道等也有一定排泄功能。

1. 肾脏排泄 绝大多数药物及其代谢产物可经肾小球滤过和（或）肾小管主动分泌进入肾小管内。影响药物经肾脏排泄的因素主要包括以下几种。① 肾小管重吸收：极性低、脂溶性高的药物和代谢产物易被重吸收，排泄减少也较慢；而经过生物转化的极性高、水溶性的代谢产物不被重吸收，排泄快。② 尿量：增加尿量可降低尿液中药物浓度，减少药物重吸收，加快药物排泄。③ 尿液 pH 值：药物在尿液中的被动转运受尿液 pH 值的影响，通过改变尿液 pH 值，可以影响弱酸性或弱碱性药物的解离度，从而调节药物的重吸收程度。如弱酸性药物苯巴比妥中毒时，碱化尿液使其解离度增加，减少重吸收，加速其排泄以解毒。④ 竞争性抑制：有些药物经肾小管主动分泌排出。当分泌机制相同的两类药物合用时，经同一载体转运可能有竞争性抑制现象，例如丙磺舒抑制肾小管主动分泌青霉素，使后者排泄减慢而延长作用时间。⑤ 肾功能状况：肾功能不全时，主要经肾排泄的药物消除速度减慢，易发生药物蓄积中毒。为避免加重肾脏损害，应禁用或慎用对肾脏有害的药物。

2. 胆汁排泄 部分药物及其代谢物以主动转运的方式从胆汁排泄，但不是药物的主要排泄途径。有些药物在肝细胞与葡萄糖醛酸等结合后排入胆汁中，经胆汁排泄到达小肠后被水解为游离型药物，并被小肠上皮细胞重吸收进入门静脉，称为肝肠循环。肝肠循环使药物在体内潴留时间和作用时间延长，如洋地黄毒苷。胆道引流或阻断肝肠循环时可加速药物排泄。

3. 肠道排泄 肠道排泄的药物主要是口服未被肠道吸收的药物及吸收后由肠黏膜分泌到肠道的药物。

4. 其他排泄途径 有些药物可由乳汁、唾液、泪液、汗液、皮肤、头发、呼吸道等途径进行排泄。如吗啡、阿托品等弱碱性药物易通过乳汁排出，使哺乳婴儿受到影响，故哺乳期妇女用药应予以注意。肺是挥发性药物的主要排泄途径。

第三节　药动学的基本概念

体内药量随时间而不断变化的过程是药动学研究的中心问题。体内不同组织器官和体液的药物浓度会随时间的改变而不断变化，此过程称为药物的速率过程或动力学过程。

一、血药浓度 – 时间曲线

给药后，机体中血浆药物浓度随时间的变化而变化。以时间为横坐标，血药浓度为纵坐标，可以绘制得到血药浓度 – 时间曲线图，简称为药时曲线。通过药时曲线可定量分析药物在体内的动态变化规律。以单次血管外给药为例，药时曲线的时间段经历以下 3 个阶段（图 3 – 2）。

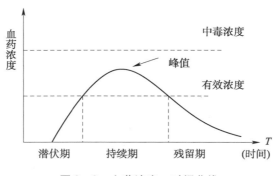

图 3 – 2　血药浓度 – 时间曲线

1. 潜伏期 指给药后到开始出现作用的时间，潜伏期越短，说明药物起效越快；主要反映药物吸收、分布过程。

2. 持续期 指药物维持基本疗效即维持有效治疗浓度的时间。从给药开始到达最高血药浓度（即峰浓度）的时间称为达峰时间；血药峰浓度与给药剂量成正比。

3. 残留期 是指药物浓度已降到最低有效浓度以下但尚未从体内完全消除的时间，其长短反映药物消除的快慢。

临床用药时，可通过测定患者血药浓度制定调整给药剂量和给药间隔时间。

二、药物的消除和蓄积

1. 药物的消除 是指血药浓度不断衰减的过程，包括药物的代谢和排泄过程。药物在体内消除方式主要有以下两种类型。

（1）**恒比消除** 指在单位时间内体内药物按照恒定比例进行消除，又称为一级动力学消除。当机体消除能力正常，体内药量未能超过机体的最大消除能力时，治疗剂量的大多数药物消除方式属于恒比消除。

（2）**恒量消除** 指单位时间内体内药物以恒定的数量进行消除，又称为零级动力学消除。药物的消除速率与血药浓度高低无关。当机体清除能力低下或血药浓度过高，超过机体最大消除能力时，机体消除能力达到饱和，此时药物进行恒量消除。当血药浓度下降时，则可转为恒比消除。

2. 药物的蓄积 是指反复多次用药后，当药物进入体内的速度大于消除速度时，血药浓度会逐渐增高，称为药物的蓄积。临床用药时，为了维持药物有效的治疗浓度，就必须反复给药；但也应注意药物蓄积过多可能造成蓄积中毒的问题。

❤ **护爱生命**

服药是疾病治疗的重要方法，重视药物管理是保证患者用药有效性与安全性的关键。护士作为临床用药的主要人员，其用药安全行为可影响到临床用药安全。在危重患者照护过程中，会出现多种不安全性，一旦发生用药不良事件（如超程用药、服药时间错误、重复用药和用药剂量错误等）将会对患者造成生理及心理伤害，降低对医疗系统的信任度。护士应增强自身技能，减少因疏漏等导致的不良情况，避免用药不良事件的发生，保证临床用药安全。

三、常用的药动学基本参数

1. 生物利用度（bioavailaility） 是指非血管给药后，药物被吸收利用的速度和程度，即药物制剂实际吸收进入血液循环的药量占所给总药量的百分率，用 F 表示：

$$F = A/D \times 100\%$$（式中，A 为吸收入血的药量，D 为实际给药总量）

生物利用度是评价药物吸收利用的程度、药物制剂质量或生物等效性的重要指标。不同厂家同一制剂因生产药物工艺不同，或同一厂家不同批号生产的药品，生物利用度会有较大差异。另外，年龄、性别、生理及病理状态等机体因素也会影响药物生物利用度，进而影响药物疗效。

2. 表观分布容积（apparent volume of distribution，V_d） 是假定药物在体内均匀分布所需要的理论容积，即药物在体内分布达到动态平衡时体内药量（D）与血药浓度（C）的比值。其计算公式为：$V_d = D/C$。根据 V_d 数值的大小可以推测药物在体内的分布情况、药物排泄的快慢、药物在体内的总量及达到某一有效血药浓度时相应的药物剂量。

3. 清除率（clearance，CL） 是指单位时间内机体清除药物的表观分布容积数，即单位时间内有多少体液容积内的药物被全部清除干净，单位是 L/h。其计算公式为：$CL = k \times V_d$（k 是药物清除速率常数，药物进行恒比消除时，$k = 0.693/t_{1/2}$）。清除率是药物自体内清除的一个重要指标，受多个器官功能的影响，主要反映肝、肾功能状态。当肝、肾功能下降时，CL 值会下降，从而影响机体的血浆清除率，故应适当调整用药剂量或延长给药间隔时间，以防药物蓄积中毒。

4. 血浆半衰期（half - life time，$t_{1/2}$） 是指血浆中药物浓度下降一半所需要的时间。其反映药物在体内消除的速度。按恒比消除的药物，其 $t_{1/2}$ 是一个固定值，不因血药浓度高低发生变化；肝、肾功能不良的患者，机体对药物的清除能力会下降，药物 $t_{1/2}$ 明显延长，易发生蓄积中毒。

$t_{1/2}$ 的临床意义包括：① 药物分类的依据，根据 $t_{1/2}$ 长短，将药物分为短效类、中效类和长效类等；② 确定给药间隔时间，除少数 $t_{1/2}$ 很短或很长的药物及按恒量消除的药物外，按照 $t_{1/2}$ 并结合患者病情确定给药间隔及给药次数，是安全、有效的给药方法，既可维持有效血药浓度、保证药效，又不会产生蓄积中毒现象；③ 预测停药后体内药物基本消除的时间，按恒比消除的药物，一次给药后约 5 个 $t_{1/2}$，体内药物消除的所剩无几，可认为药物基本消除；④预测多次用药后达到稳态血药浓度的时间，以 $t_{1/2}$ 为给药间隔时间，分次恒量给药，一般需要 5 个 $t_{1/2}$ 可达到稳态水平。

5. 稳态血药浓度 稳态血药浓度（steady state concentration，C_{ss}，坪值）是指连续恒速给药或分次恒量给药，血药浓度逐渐升高，约经 4 ~ 5 个 $t_{1/2}$，药物的吸收速度与消除速度基本相等，血药浓度基本达到稳定水平，称为稳态血药浓度，又称坪值（图 3 - 3）。

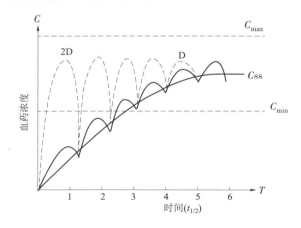

图 3 - 3　连续多次给药和恒速给药的药时曲线

C_{ss} 数值高低取决于恒量给药时每次给药的剂量，剂量大则 C_{ss} 高，剂量小则相反。C_{ss} 的波动幅度与给药间隔时间呈正比，单位时间给药总量不变时，用药次数越多，每次用药量越小，血药浓度波动就越小。故对于安全范围较小的药物，常采用每日总药量多次分服给药的治疗方案，以减少血药浓度波动。

稳态血药浓度的临床意义包括：① 是调整给药剂量的依据，② 确定给药负荷剂量，如对于病情危重患者需要立即达到 C_{ss}，首次给药可采用剂量加倍的方法，经一个 $t_{1/2}$ 即达到 C_{ss}，之后按常用量维持。一般口服药物的负荷量为常规剂量加倍；静脉滴注，可采用第一个 $t_{1/2}$ 滴注正常剂量的 1.44 倍。负荷剂量给药方法只适于少数治疗指数大的药物；③制定理想的给药方案，能将 C_{ss} 的波动控制在有效治疗血药浓度范围内，对疾病治疗是最理想的状态。

练一练

若使血药浓度迅速达到坪值，需

A. 每隔 0.5 $t_{1/2}$ 给一次剂量　　　　B. 每隔一个 $t_{1/2}$ 给一次剂量

C. 每隔两个 $t_{1/2}$ 给一次剂量　　　　D. 增加每次给药剂量

E. 首剂加倍

答案解析

答案解析

目标检测

一、选择题

【A1/A2 型题】

1. 下列不属于药物体内过程的是
    A. 吸收 　　　　B. 分布 　　　　C. 过敏 　　　　D. 排泄 　　　　E. 代谢

2. 机体对药物处理的四个过程中，首关消除显著影响的是
    A. 吸收 　　　　B. 分布 　　　　C. 代谢 　　　　D. 排泄 　　　　E. 体内过程

3. 药物最常用的给药方法是
    A. 口服给药 　　B. 静脉给药 　　C. 肌内注射 　　D. 皮下注射 　　E. 直肠给药

4. 无吸收过程的给药途径是
    A. 口服 　　　　B. 静脉注射 　　C. 肌内注射 　　D. 舌下给药 　　E. 皮肤和黏膜给药

5. 弱酸性药物在碱性环境中
    A. 脂溶性增加
    B. 解离度降低
    C. 易被肾小管吸收
    D. 经肾排泄加快
    E. 易透过血 – 脑屏障

6. 硝酸甘油舌下含服的目的在于
    A. 避免药物刺激胃肠道
    B. 避免药物被胃肠道破坏
    C. 增加药物吸收
    D. 减慢药物代谢
    E. 避免首关消除

7. 药物与血浆蛋白结合后，不具有哪项特点
    A. 药物之间具有竞争蛋白结合的置换现象
    B. 暂时失去药理活性
    C. 血浆蛋白与药物结合是有限的
    D. 结合是可逆的
    E. 使药物毒性增加

8. 药物在体内进行生物转化的主要场所是
    A. 脾脏 　　　　B. 肾脏 　　　　C. 肝脏 　　　　D. 胃 　　　　E. 小肠

9. 下列哪项不是肝药酶特点
    A. 专一性强
    B. 存在个体差异
    C. 活性易受到外界的影响而增强
    D. 活性易受到外界的影响而减弱
    E. 受遗传因素的影响

10. 药物肝肠循环影响药物的
    A. 吸收快慢 　　B. 分布快慢 　　C. 代谢快慢 　　D. 作用持续时间 　　E. 血浆蛋白结合率

11. 药物主要的排泄途径是
    A. 胆汁排泄 　　B. 肠道排泄 　　C. 肺排泄 　　D. 肾排泄 　　E. 乳汁排泄

12. 下列有关药物的叙述，错误的是
    A. 几乎所有药物均能穿透胎盘屏障
    B. 游离型药物易跨膜转运到靶器官发挥作用
    C. 当肾功能不全时，应禁用或慎用有肾毒性的药物

D. 具有肝肠循环的药物在体内潴留时间和作用时间延长

E. 药物的蓄积均对机体有害

13. 血浆半衰期的重要意义没有包含

A. 药物分类的依据　　　　　　　　B. 预测多次用药后达到稳态血药浓度的时间

C. 可增强药物作用　　　　　　　　D. 预测停药后体内药物基本消除的时间

E. 设计最佳给药间隔时间

14. 某药消除属于恒比消除，血浆半衰期（$t_{1/2}$）为12小时，按 $t_{1/2}$ 恒量反复给药，达到稳态血药浓度（C_{ss}）的时间应为

A. 0.5 天　　　　　B. 1 天　　　　　C. 1.5 天　　　　　D. 2.5 天　　　　　E. 5 天

15. 患者，男，28 岁，因患流行性脑脊髓膜炎入院。医嘱给予"磺胺嘧啶 + 甲氧苄啶"等药物治疗，且磺胺嘧啶首剂用量需加倍，此目的是

A. 减少副作用　　　　　　　　　　B. 在一个半衰期内即能达到有效稳态血药浓度

C. 缩短半衰期　　　　　　　　　　D. 延长半衰期

E. 降低毒性反应

【A3／A4 型题】

(16～17 题共用题干)

患者误服大量弱酸性药物苯巴比妥后，出现呼吸抑制、昏迷，家属送来急诊就医。抢救此患者时，医生给予碳酸氢钠静脉滴注。

16. 此用药目的是

A. 预防过敏反应　　　　　　　　　B. 避免出现后遗效应

C. 发挥协同作用　　　　　　　　　D. 促进巴比妥类药代谢

E. 加速巴比妥类药排泄

17. 此用药的理论依据是

A. 提高酶活性　　　　　　　　　　B. 影响物质转运离子通道

C. 参与或干扰代谢过程　　　　　　D. 碱化尿液和血液可减少毒物吸收，促进排泄

E. 抑制免疫功能

二、简答题

患者，女，45 岁，患有消化性溃疡，长期服用西咪替丁。最近因患快速型室上性心律失常，用正常量的抗心律失常药物普萘洛尔进行治疗，结果患者出现心动过缓。护士需要对此患者进行用药护理指导，请回答以下问题：

1. 患者为何出现心动过缓？

2. 两药合用时，如何通过用药剂量调整，减少不良反应的发生？

（田　杰）

书网融合……

📄 重点回顾　　　　　📱 微课　　　　　⏱ 习题

第四章　影响药物作用的因素

药物的作用受到诸多因素的影响，导致药物作用增强或者减弱，甚至发生质的变化。影响药物作用的因素主要有药物方面的因素和机体方面的因素。

第一节　药物方面的因素

PPT

一、药物的化学结构

具有相似化学结构的药物一般具有相似的药理作用。如糖皮质激素类药物均具有抗炎、抗毒、抗免疫、抗休克等药理作用。但也有些结构相似的药物具有相反的作用，如具有相似结构的促凝血药维生素 K 和抗凝药华法林。

二、药物的剂型

同种药物的不同剂型生物利用度往往不同，导致药物疗效存在差异。如普通片剂、缓释剂、分散剂等，其崩解速度不同，药物吸收速度产生差异，用药后一定时间内血药浓度也有所差异，还可带来不良反应的差异。

三、给药途径

给药途径可明显影响药物生物利用度、起效速度、药物作用性质和作用强度等。给药途径的区别甚至可以使药物的药理作用及临床应用产生区别，如口服碳酸氢钠可中和胃酸，静脉注射则为常见的碱化血液手段。首关消除明显的药物则不适合口服给药。

四、给药时间与给药次数

给药时间不同可影响药物的疗效，故需结合人体生理周期，根据患者病情设计合理的给药时间。

如使用镇静催眠药治疗失眠症应睡前服药，使用磺酰脲类药物控制血糖宜饭前服用。

临床上需要根据药物血浆半衰期和用药目的设计给药次数。如长期用药时，为了维持合理的血药浓度，一般按照血浆半衰期给药。抗菌药物则根据治疗目的设计给药次数，如替硝唑治疗厌氧菌感染、预防术后感染和治疗原虫感染时，采用的给药方案均有区别。

👁 **看一看**

时间药理学

时间药理学又称为时辰药理学，其主要研究对象包括时间药动学和时间药效学。前者主要研究昼夜节律变化对药物血药浓度、生物利用度、代谢与排泄过程的影响；后者主要研究药物的效应及不良反应的周期性变化。时间药理学为寻找给药的最佳时间和给药方案，提高药物疗效，降低不良反应等提供指导。如糖皮质激素应在早8点服用，可顺应机体分泌糖皮质激素的生理节律，减轻停药反应；尼群地平宜早9点服用，可有效降低血压、减慢心率，若晚间服药则效果不明显。

五、联合用药和药物的相互作用

在临床上，一个患者在治疗期间可能连续或先后使用两种或两种以上的药物，称为联合用药或配伍用药。除治疗不同疾病外，联合用药的目的是为了增加疗效、减少不良反应或减少耐受性、耐药性的发生。如庆大霉素在碱性环境中作用强，故可与碳酸氢钠联用；磺胺类药物易在肾脏析出结晶，联合使用碳酸氢钠碱化尿液可进行预防。但不合理的联合用药可能增大不良反应、降低疗效。

第二节　机体方面的因素

PPT

一、年龄 🅴 微课

1. 小儿用药　医学上一般认为14岁以下为小儿。小儿特别是早产儿和新生儿的生理功能和调节机制尚未完善，与成年人差异较大，对药物的代谢和排泄能力较差，易产生毒性反应和其他不良反应。小儿对中枢兴奋药和中枢抑制药敏感性高于成人，因此小儿和婴幼儿用药，应特别注意其生理特点，严格遵守相关规定。

2. 老人用药　医学上一般认为65岁以上为老人。老人器官功能随着年龄增长而减退，特别是肝、肾功能减退，使老人对药物的代谢和排泄能力减弱，对药物的耐受性较差，故用药剂量需要根据药物的药代动力学特点进行调整，一般约为成人的3/4。老年人对中枢抑制药、心血管系统药物、胰岛素等药物较为敏感，用药时应高度重视。

❓ **想一想**

患者，男，75岁。自述近日来常感困倦、无力，经检查后确诊为心力衰竭，医嘱口服正性肌力药地高辛治疗。

请问：医生是否应该确认药物剂量？为什么？

答案解析

💗 **护爱生命**

老年人因生理功能逐渐减退，用药时需要特别予以注意。除告知老年患者应从正确渠道获取用药信息，从正规渠道购买药物之外，还需要对药物的用法用量给予明确的解释。如目前阿司匹林片的规格有 50mg、75mg、100mg、300mg 和 500mg，需根据患者用药目的和个体情况进行选择。帮助患者明确正确的用药方法，对用药的安全性和有效性有积极意义。也有助于建立医护工作者与患者间的信任，构建良好的医、护、患关系。

二、性别

性别通常对药物的药效和不良反应无明显影响。但妇女用药应考虑"四期"，即月经期、妊娠期、分娩期及哺乳期。月经期应避免使用泻药和抗凝血药，以免月经过多。妊娠期特别是妊娠早期应慎重使用药物，以免引起胎儿畸形或者流产。使用激素类药物或影响激素分泌的药物应考虑性别因素。

三、遗传因素

1. 种属差异 人与动物之间的差异称为种属差异。如 H_1 受体阻断药对豚鼠过敏性哮喘具有明显缓解作用，对人类则不明显。吗啡对人、犬、大鼠和小鼠的行为表现为抑制，对猫、马表现为兴奋。

2. 种族差异 不同种族的人群对药物的反应有一定差异。东亚人种中多数人的乙酰转移酶水平较高，对需乙酰转移酶转化的磺胺类、异烟肼等药物代谢快，白种人多数代谢较慢，故主要不良反应表现有所差异。

3. 个体差异 在同种族的人群中，即使其他各方面条件相同，还有少数人对药物反应与大多数人存在差异，称为个体差异。有些个体需要量低于常用量，称为高敏性。反之个体需要使用高于常用药量方能出现常规的药物效应，称为低敏性。某些人对特定药物可产生过敏反应。有些患者对某些药物的敏感性较低，必须使用较大剂量才能产生应有的效应，这称为耐受性。长期使用某种药物后，机体对药物敏感度下降，需加大用药剂量才能获得原有的效应，如停药一段时间机体对药物的敏感度即可恢复，这称为后天耐受性。有些药物短期应用即产生耐受性，如连续使用硝酸甘油48~72小时则会产生耐受性，称为快速耐受性。如长期使用化疗药物，某些病原微生物或肿瘤细胞对药物的敏感性也会降低，这称为耐药性。

四、病理状态

病理状态可影响机体对药物的敏感程度，进而影响药效。如阿司匹林可降低发热患者体温，对正常人体温无影响；病理状态也可改变机体对药物的吸收、分布、代谢和排泄，影响药效和不良反应。

五、心理因素

心理因素主要指心理活动对药物治疗效果的影响。影响患者心理状态的自身因素包括患者的文化素养、疾病性质、人格特征等，外界因素包括患者家庭环境、医护人员的语言、表情、态度、操作熟练程度及工作经验等。患者对医护信任度低、治疗信心不足或对治疗存在抵触，均会影响药物治疗。

六、饮食

饮食和药物之间存在着相互作用，可影响药物效应。酸性饮食可增加铁的溶解度，促进铁的吸收；高脂饮食可增加脂溶性维生素 A、D、E 的吸收；热水可杀灭乳酸菌；服用降压药稳定血压时宜低盐饮食。

练一练

患者，女，67岁，常年使用降压药稳定血压，她应该注意如何调节饮食？

A. 高铁饮食　　　　　　B. 高蛋白饮食　　　　　　C. 高盐饮食

D. 低盐饮食　　　　　　E. 补充脂溶性维生素

答案解析

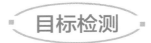 目标检测

答案解析

一、选择题

【A1/A2 型题】

1. 口服碳酸氢钠可以

　　A. 镇痛　　　　　B. 酸化尿液　　　　　C. 碱化尿液　　　　　D. 抗菌　　　　　E. 中和胃酸

2. 患者用药3个月后，感觉疗效减弱，希望加大用药剂量，这种情况被称为

　　A. 耐受性　　　　　B. 耐药性　　　　　C. 副反应　　　　　D. 毒性反应　　　　　E. 后遗效应

3. 在长期使用抗生素青霉素后，部分金黄色葡萄球菌对青霉素的敏感性下降，这种情况被称为

　　A. 耐受性　　　　　B. 耐药性　　　　　C. 副反应　　　　　D. 毒性反应　　　　　E. 后遗效应

4. 连续使用硝酸甘油后，用药效果明显减弱，其原因是

　　A. 耐药性　　　　　B. 快速耐受性　　　　　C. 致畸性　　　　　D. 致突变　　　　　E. 致癌性

5. 患者，男，75岁，入睡困难，诊断为失眠症。使用地西泮进行治疗，服药时间应为

　　A. 饭前服用　　　　　B. 饭后服用　　　　　C. 晨起服用　　　　　D. 每日三次　　　　　E. 睡前服用

6. 医学上的小儿指

　　A. 10岁以下　　　　　B. 12岁以下　　　　　C. 14岁以下　　　　　D. 18岁以下　　　　　E. 22岁以下

7. 从药物本身来说，影响药物吸收的因素有

　　A. 药品包装　　　　　B. 生产厂家　　　　　C. 价格　　　　　D. 商标　　　　　E. 给药途径

8. 患者，女，37岁。因近日出现尿急、尿痛、尿频而就诊，医生诊断为泌尿道感染，给予"庆大霉素 + 碳酸氢钠"静脉滴注，两药联合应用的目的是

　　A. 产生拮抗作用　　　　　　　　　　　　　　B. 减少不良反应

　　C. 增强抗菌作用　　　　　　　　　　　　　　D. 延缓耐药性产生

　　E. 减轻肾毒性

9. 老年人用药剂量一般为

　　A. 成人剂量的1/2　　　　　　　　　　　　　B. 成人剂量的3/4

　　C. 与成人剂量相同　　　　　　　　　　　　　D. 成人剂量的1/4

　　E. 稍大于成人剂量

10. 女性用药应注意

　　A. 月经期　　　　　B. 妊娠期　　　　　C. 分娩期　　　　　D. 哺乳期　　　　　E. 以上均正确

【A3/A4 型题】

（11～12 题共用题干）

患者，男，52岁，脑膜炎奈瑟菌所致脑膜炎。医嘱给予磺胺嘧啶治疗。

11. 为避免患者出现严重肾损害，应给予以下哪个药物进行预防

　　A. 碳酸氢钠　　　　　　　　　B. 羧甲基纤维素钠

　　C. 氯化钾　　　　　　　　　　D. 葡萄糖

　　E. 氯化钠

12. 该药物可

　　A. 碱化尿液　　　B. 酸化尿液　　　C. 降低血压　　　D. 减轻症状　　　E. 增强患者耐受性

二、简答题

　　患者，男，4 岁，近 3 天因腹部不适，轻微腹泻入院。医嘱给予乳酸菌素片进行治疗。患儿母亲将药片碾碎开水冲服。

　　请问此种给药方式是否正确？如果不正确，应如何正确给药？

（张旻璐）

书网融合……

 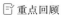 　　 　　

　　　重点回顾　　　　　　微课　　　　　　习题

第五章 传出神经系统药物概论

PPT

第一节 传出神经系统的分类

根据解剖学分类，传出神经系统可分为自主神经系统和运动神经系统。自主神经系统（又称植物神经系统）分为交感神经和副交感神经。自主神经系统分节前纤维和节后纤维，从中枢发出节前纤维，在神经节更换神经元，然后发出节后纤维到达所支配的效应器。运动神经系统不分节前纤维和节后纤维，从中枢发出后直接到达骨骼肌，不在神经节更换神经元。

传出神经系统的递质主要有乙酰胆碱（ACh）和去甲肾上腺素（NA）。根据传出神经末梢释放的递质分类，传出神经系统分为胆碱能神经和去甲肾上腺素能神经。胆碱能神经主要包括：①交感神经的节前纤维；②极少数交感神经的节后纤维，如支配汗腺分泌和骨骼肌血管舒张的神经；③副交感神经的节前纤维和节后纤维；④运动神经。绝大部分的交感神经节后纤维是去甲肾上腺素能神经。

除了胆碱能神经和去甲肾上腺素能神经外，传出神经系统还有多巴胺能神经、嘌呤能神经、肽能神经等其他神经的分布。传出神经系统分类见图5-1。

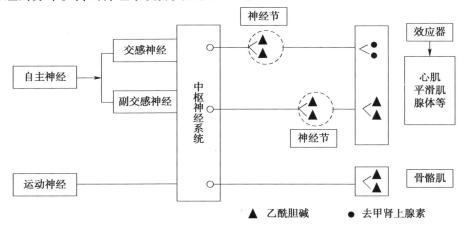

图5-1 传出神经系统分类示意图

第二节　传出神经系统的递质与受体

一、传出神经系统的递质

递质（transmitter）是神经末梢兴奋时释放的能传递信息的化学物质。传出神经系统的递质主要有乙酰胆碱（ACh）和去甲肾上腺素（NA）。

👁 看一看

乙酰胆碱的发现

1921 年，德国科学家 Loewi 将两个离体蛙心用导管连接进行灌流试验。当刺激甲蛙心的迷走神经时，出现心脏抑制。将甲蛙心的灌注液注入乙蛙心，则乙蛙心也出现抑制。1926 年，实验证明迷走神经兴奋时释放的抑制性化学物质是乙酰胆碱。1936 年，Loewi 荣获诺贝尔生理学或医学奖。

乙酰胆碱（acetylcholine，ACh）

乙酰胆碱合成场所主要在胆碱能神经末梢。合成的乙酰胆碱贮存到囊泡中，当胆碱能神经兴奋时，Ca^{2+} 内流，促使囊泡中的乙酰胆碱以胞裂外排的方式释放到突触间隙，与突触后膜上的 M、N 受体结合并激动这些受体产生生理效应。突触间隙中的乙酰胆碱在数毫秒内被胆碱酯酶（AChE）分解为胆碱和乙酸。

❓ 想一想

ACh 释放后，在数毫秒内即被突触间隙中的胆碱酯酶（AChE）水解为乙酸和胆碱。请问：如果抑制了胆碱酯酶的活性，ACh 不能被水解，会出现什么效应？

答案解析

去甲肾上腺素（noradrenaline，NA 或 NE）

去甲肾上腺素合成场所主要在去甲肾上腺素能神经末梢。合成的去甲肾上腺素贮存到囊泡中，当去甲肾上腺素能神经兴奋时，促使囊泡内的去甲肾上腺素以胞裂外排的方式释放到突触间隙，与突触后膜上的 α、β 受体结合并激动这些受体产生生理效应。大多数去甲肾上腺素被突触前膜再摄取，少数去甲肾上腺素被儿茶酚氧位甲基转移酶（COMT）和单胺氧化酶（MAO）破坏。

二、传出神经系统受体的分类、分布及效应 📱微课

传出神经系统受体主要分为胆碱受体和肾上腺素受体。前者是能选择性地与乙酰胆碱结合的受体。后者是能选择性地与去甲肾上腺素（NA）或肾上腺素（AD）结合的受体。传出神经系统受体的分类、分布及效应如下。

（一）胆碱受体分类、分布及效应

胆碱受体分为毒蕈碱型胆碱受体和烟碱型胆碱受体两类。

1. 毒蕈碱型胆碱受体（M 受体）　M 受体分布于副交感神经节后纤维所支配的效应器上。分为 M_1、M_2 和 M_3 三种亚型，M_1 受体主要分布于胃壁细胞、中枢神经系统。M_2 受体主要分布于心脏。M_3 受体主要分布于血管、胃肠道及支气管平滑肌、腺体、瞳孔括约肌。M 受体激动时，引起胃壁细胞分泌

胃酸增加、中枢兴奋、心脏抑制、血管扩张、胃肠道及支气管平滑肌收缩、腺体分泌增加和瞳孔缩小等效应，称为 M 样作用。

❤ 护爱生命

　　毒蘑菇又称毒蕈、毒菌等，引起中毒的物质主要是其含有的毒蕈碱，毒蕈碱是一种非选择性的毒蕈碱型乙酰胆碱受体的激动剂，食用丝盖伞菌属和杯伞菌属后，在 30 ~ 60 分钟内就可出现毒蕈碱样中毒症状。多数毒蘑菇的毒性较低，但有些蘑菇毒素的毒性极高，严重患者会很快昏迷、抽搐、呼吸衰竭，短时间内死亡。如果误食了毒蘑菇，首先拨打 120 呼叫救护车赶往现场，尽快清除体内毒物。大家最好不要采摘不认识的蘑菇，更不要在路边摊购买蘑菇食用。珍惜生命，远离毒蘑菇。

✎ 练一练

M 受体激动不会引起

A. 血压升高　　　　　　　B. 心率减慢　　　　　　　C. 血压下降

D. 瞳孔括约肌收缩　　　　E. 腺体分泌增加

答案解析

　　2. 烟碱型胆碱受体（N 受体）　　N 受体有 N_N 和 N_M 两种亚型，N_N 受体主要分布于自主神经节和肾上腺髓质，激动时引起神经节兴奋和肾上腺髓质分泌增加。N_M 受体分布于骨骼肌，激动时引起骨骼肌收缩。N_N 和 N_M 受体激动产生的上述效应称为 N 样作用。

　　（二）肾上腺素受体分类、分布及效应

　　肾上腺素受体分为 α 肾上腺素受体和 β 肾上腺素受体两类。

　　1. α 肾上腺素受体（α 受体）　　α 受体分为 α_1 和 α_2 两种亚型。α_1 受体主要分布于瞳孔开大肌、全身皮肤黏膜及内脏血管平滑肌，激动时引起瞳孔扩大、全身皮肤黏膜及内脏血管平滑肌收缩。α_2 受体分布于去甲肾上腺素能神经突触前膜，负反馈调节去甲肾上腺素释放。

　　2. β 肾上腺素受体（β 受体）　　β 受体分为 β_1、β_2 和 β_3 三种亚型。β_1 受体主要分布于心脏，β_2 受体主要分布在冠状血管、骨骼肌血管和支气管平滑肌等效应器，β_3 受体主要分布在脂肪组织。β 受体激动时，引起心脏兴奋、冠状血管和骨骼肌血管扩张、支气管平滑肌舒张、促进糖原和脂肪分解，正反馈调节去甲肾上腺素释放。

　　（三）多巴胺受体分类、分布及效应

　　多巴胺受体（DA 受体）是能选择性地与多巴胺（DA）结合的受体。包括中枢 DA 受体和外周 DA 受体，外周 DA 受体又分为 D_1 和 D_2 两种亚型。D_1 受体主要分布于肾血管、肠系膜血管、冠状血管及脑血管等处，D_2 受体主要分布在去甲肾上腺素能神经末梢和胃肠平滑肌细胞上。外周 DA 受体激动时可引起肾血管、肠系膜血管、冠状血管及脑血管扩张、NA 分泌减少、胃肠平滑肌舒张。

第三节　传出神经系统药物的基本作用及其分类

一、传出神经系统药物的基本作用

　　1. 直接作用于受体　　很多传出神经系统药物可直接与胆碱受体或肾上腺素受体结合并产生效应。如胆碱受体激动药、阻断药和肾上腺素受体激动药、阻断药。

　　2. 影响递质的生物过程　　有些药物能通过影响递质的生物转化、转运、贮存及释放发挥作用。如胆碱酯酶抑制药新斯的明通过抑制胆碱酯酶使乙酰胆碱水解减少，通过 Ach 激动 M 受体和 N 受体发挥拟乙酰胆碱的作用。

二、传出神经系统药物的分类

传出神经系统药物可依据其作用性质及对受体的选择性不同进行分类见表 5 – 1。

表 5 – 1 传出神经系统药物的分类及其代表药

激动药		阻断药	
（一）胆碱受体激动药		（一）胆碱受体阻断药	
1. M 受体激动药	毛果芸香碱	1. M 受体阻断药	阿托品
2. N 受体激动药	烟碱	2. N_M 受体阻断药	筒箭毒碱
（二）胆碱酯酶抑制药	新斯的明	（二）胆碱酯酶复活药	氯解磷定
（三）肾上腺素受体激动药		（三）肾上腺素受体阻断药	
1. α 受体激动药	去甲肾上腺素	1. α 受体阻断药	酚妥拉明
2. β 受体激动药	异丙肾上腺素	2. β 受体阻断药	普萘洛尔
3. α、β 受体激动药	肾上腺素		

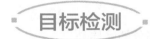

答案解析

一、选择题

【A1／A2 型题】

1. 胆碱能神经合成与释放的递质是

   A. 胆碱　　　　　　B. 乙酰胆碱　　　　C. 琥珀胆碱　　　　D. 氨酰胆碱　　　　E. 烟碱

2. 运动神经从中枢发出后直接到达

   A. 心肌　　　　　　B. 腺体　　　　　　C. 骨骼肌　　　　　D. 平滑肌　　　　　E. 血管

3. 胆碱能神经不包括下列哪一项

   A. 全部交感神经和副交感神经的节前纤维　　　　　B. 运动神经

   C. 几乎全部交感神经节后纤维　　　　　　　　　　D. 全部副交感神经的节后纤维

   E. 支配骨骼肌血管舒张的神经

4. 胆碱能神经递质乙酰胆碱释放后作用消失的主要途径是

   A. 被胆碱酯酶破坏　　　　　　　　　　　　B. 被 MAO 破坏

   C. 被 COMT 破坏　　　　　　　　　　　　D. 被神经末梢摄取

   E. 由肾排出

5. 传出神经按递质的不同，分为

   A. 运动神经与自主神经　　　　　　　　　　B. 交感神经与副交感神经

   C. 胆碱能神经与去甲肾上腺素能神经　　　　D. 中枢神经与外周神经

   E. 感觉神经与运动神经

6. M 胆碱受体主要分布于

   A. 自主神经节

   B. 副交感神经节后纤维所支配的效应器官

C. 交感神经节后纤维所支配的效应器官

D. 骨骼肌

E. 以上都不是

7. 位于心肌细胞上的肾上腺素受体主要是

    A. α 受体   B. β₂受体   C. M 受体   D. β₁受体   E. N 受体

8. N_M受体位于

    A. 骨骼肌   B. 心肌细胞

    C. 神经节细胞   D. 血管平滑肌

    E. 以上都不是

9. β₂受体主要分布于

    A. 心脏   B. 骨骼肌运动终板

    C. 支气管和血管平滑肌   D. 瞳孔开大肌

    E. 以上都不是

10. 中途不换神经元的传出神经是

    A. 交感神经   B. 副交感神经

    C. 运动神经   D. 自主神经

    E. 以上都不是

11. 引起负反馈调节去甲肾上腺素释放的受体是

    A. M 受体   B. α₁受体   C. α₂受体   D. β₁受体   E. DA 受体

12. 下列受体兴奋后可引起支气管平滑肌松弛的是

    A. M 受体   B. α₁受体   C. α₂受体   D. β₁受体   E. β₂受体

13. α₁受体兴奋可引起

    A. 瞳孔缩小   B. 胃肠平滑肌收缩

    C. 支气管平滑肌松弛   D. 腺体分泌增加

    E. 皮肤黏膜血管收缩

14. 属于去甲肾上腺素能神经的是

    A. 绝大部分交感神经节后纤维   B. 交感神经节前纤维

    C. 副交感神经节后纤维   D. 副交感神经节前纤维

    E. 运动神经

15. N_N受体兴奋可引起

    A. 神经节兴奋   B. 骨骼肌收缩

    C. 支气管平滑肌收缩   D. 心脏抑制

    E. 胃肠平滑肌收缩

【A3/A4 型题】

去甲肾上腺素能神经释放的神经递质是去甲肾上腺素（NA）

16. 去甲肾上腺素释放后的主要消除途径是

    A. 被胆碱酯酶破坏   B. 被 MAO 破坏

    C. 被 COMT 破坏   D. 被突触前膜再摄取

    E. 由肾排出

17. 去甲肾上腺素能神经兴奋引起的效应不包括

    A. 心脏兴奋

    B. 胃肠平滑肌收缩

    C. 支气管平滑肌松弛

    D. 部分内脏血管收缩

    E. 皮肤血管收缩

【X 型题】

18. M 受体激动会引起

    A. 血压升高

    B. 心脏抑制

    C. 支气管平滑肌舒张

    D. 瞳孔缩小

    E. 腺体分泌增加

19. 能选择性的与乙酰胆碱结合的胆碱受体有

    A. M 受体   B. N 受体   C. α 受体   D. β 受体   E. DA 受体

二、简答题

简述肾上腺素受体与效应。

（刘　丹）

书网融合……

     重点回顾   微课   习题

第六章　胆碱能神经系统药物

<table>
<tr><td rowspan="1">学习目标</td><td>

知识目标：

1. 掌握　毛果芸香碱、阿托品、新斯的明的药理作用、临床应用及不良反应。

2. 熟悉　东莨菪碱、山莨菪碱、琥珀胆碱、筒箭毒碱的药理作用、临床应用及不良反应。

3. 了解　其他胆碱酯酶抑制药及阿托品合成代用品的特点。

技能目标：

学会分辨药物类型、解释药物作用、观察药物疗效、判断药物不良反应，能采用相应用药护理措施，正确开展合理用药宣教工作。

素质目标：

具有高度的责任心、严谨的工作态度、敏锐的观察力。
</td></tr>
</table>

导学情景

情景描述：患者，男，56 岁。近 2 天左侧头部剧烈疼痛，左眼剧烈胀痛，视物模糊，伴恶心、呕吐、出汗等。检查：左眼混合充血，角膜水肿呈雾状浑浊，前房显著变浅，前房角变窄，瞳孔对光反射消失，眼球指压坚硬如石。右眼无充血，角膜清，前房浅，瞳孔对光反射灵敏，眼压：左眼 59.02 mmHg，右眼 20.36 mmHg，其他无显著异常。诊断为急性闭角型青光眼。医嘱给予 1% ~2% 硝酸毛果芸香碱滴眼液治疗。

情景分析：结合检查，患者诊断为：急性闭角型青光眼。给予 1% ~2% 硝酸毛果芸香碱滴眼液进行治疗。

讨论：请问毛果芸香碱如何治疗急性闭角型青光眼？如何进行用药护理？

学前导语：毛果芸香碱为 M 受体激动药，通过降低眼内压来治疗急性闭角型青光眼。护理工作者需要知晓药物疗效和不良反应等，进行合理用药护理服务与宣教工作。

第一节　胆碱受体激动药和胆碱酯酶抑制药

PPT

一、胆碱受体激动药

胆碱受体激动药与胆碱受体特异性结合，并激动该受体产生类似于乙酰胆碱的作用。胆碱受体激动药分为三类：M、N 受体激动药、M 受体激动药、N 受体激动药。

（一）M、N 受体激动药

M、N 受体激动药见表 6－1。

表 6 - 1　M、N 受体激动药作用特点及临床应用比较

药物	作用特点	临床应用
乙酰胆碱	直接激动 M、N 受体，表现 M 样和 N 样作用，作用广泛，但性质不稳定，持续时间短	为实验用药，临床无药用价值
卡巴胆碱	作用与乙酰胆碱相似，但维持时间较长	用于青光眼
醋甲胆碱	对心血管系统的选择性较强，对胃肠道及膀胱平滑肌的作用较弱，也可收缩支气管平滑肌。其性质稳定，口服吸收少而不规则，作用时间长	用于房性心动过速、口腔黏膜干燥症、外周血管痉挛性疾病（如雷诺病及血栓闭塞性脉管炎等）
贝胆碱	对胃肠道和膀胱平滑肌的作用强，化学性质稳定，不易被胆碱酯酶水解，可口服及注射给药	用于术后腹气胀、尿潴留、胃潴留及胃张力缺乏症等

（二）M 受体激动药

毛果芸香碱（pilocarpine）

【药理作用】

作用于效应器上的 M 受体，对眼和腺体的作用较显著，主要用于眼科疾病的治疗。

1. 对眼的作用

（1）缩瞳　毛果芸香碱激动瞳孔括约肌上的 M 受体，引起瞳孔括约肌收缩，瞳孔缩小。

（2）降低眼内压　房水具有维持眼内压的作用。房水由睫状体上皮细胞分泌及血管渗出而产生，从后房经瞳孔流入前房，到达前房角间隙，经滤帘流入巩膜静脉窦，最后进入血液循环。毛果芸香碱通过缩瞳，使虹膜向瞳孔中心方向拉近，虹膜根部变薄，前房角间隙扩大，房水易于通过滤帘流入巩膜静脉窦而进入血液循环，从而降低眼内压见图 6 - 1。

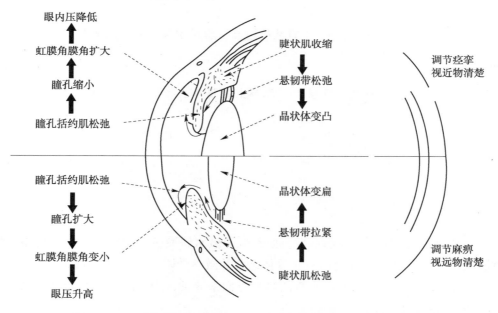

图 6 - 1　M 受体激动药（上）和 M 受体阻断药（下）对眼的作用

（3）调节痉挛　毛果芸香碱激动睫状肌上的 M 受体，使睫状肌向瞳孔中心方向收缩，悬韧带松弛，晶状体靠自身弹性变凸，屈光度增加，表现视近物清晰，视远物模糊不清，这种作用称为调节痉挛见图 6 - 1。

2. 对腺体的作用　较大剂量毛果芸香碱激动腺体上的 M 受体，使腺体分泌增加，尤其是汗腺和唾液腺。

【临床应用】

1. 青光眼 青光眼一般分为闭角型和开角型两种。闭角型青光眼为各种原因所致前房角狭窄引起眼压升高，开角型青光眼是前房角开放的情况下，小梁网及巩膜静脉窦硬化导致房水循环障碍引起眼压升高。持续高眼压可导致视神经萎缩、视野缺损，严重者可致失明。2% 以下的毛果芸香碱用于闭角型青光眼，可降低眼内压。对开角型青光眼早期也有一定疗效。

♥ 护爱生命

青光眼是世界上首要的致盲性眼病，逆转这种致盲性眼病的主要措施是早期发现、合理治疗和长期随诊。专家建议，40 岁以上人群每年宜测量一次眼压。白内障、虹膜炎等患者要尽早治疗，以免引起继发性青光眼。得了青光眼，可以用毛果芸香碱治疗，但不能用升高眼内压的阿托品。日常生活中请注意不要在昏暗的环境下长时间用眼，应保持光线柔和；避免过度劳累，可适当参加有氧运动，比如散步、慢跑等；保持稳定的情绪，切忌过分的忧虑、生气等。青光眼为终身性眼病，必须规范、合理遵医嘱用药，定期复查。让我们行动起来，呵护好眼睛的健康，拥有一个光明的未来。

2. 虹膜炎 临床上常与扩瞳药交替使用，防止虹膜与晶状体粘连。

3. 其他 用于颈部放射治疗所致口腔干燥。还可用于 M 受体阻断药阿托品中毒的解救。

【不良反应与用药注意】

（1）滴眼时要教会病人压迫内眦，避免药物经鼻泪管吸收入血产生各种 M 受体激动的症状。毛果芸香碱一旦吸收过量中毒，可用阿托品对抗 M 受体激动的中毒症状。

（2）用药前，护士应提前告知病人用药后可能会引起视远物模糊不清，在症状消失前不做用眼的精细工作。

（3）滴眼液浓度以 1% ~ 2% 为宜，不宜浓度过高，容易引起头痛、眼痛等症状。

✎ 练一练

患者，男性，51 岁。入院诊断：虹膜炎。为防止虹膜与晶状体粘连，与扩瞳药交替使用的药物是

答案解析

A. 新斯的明   B. 毒扁豆碱   C. 生理盐水

D. 毛果芸香碱   E. 加兰他敏

二、胆碱酯酶抑制药

胆碱酯酶抑制药通过抑制胆碱酯酶活性，使乙酰胆碱水解减少，导致大量的乙酰胆碱堆积在突触间隙，乙酰胆碱与突触后膜上的 M 受体和 N 受体结合并激动受体，产生 M 样和 N 样作用。根据胆碱酯酶抑制药与胆碱酯酶结合形成复合物后水解的难易方面来分类，胆碱酯酶抑制药分为易逆性胆碱酯酶抑制药和难逆性胆碱酯酶抑制药。

（一）易逆性胆碱酯酶抑制药

新斯的明（neostigmine）

新斯的明口服吸收少而不规则，本药脂溶性低，不易通过血-脑屏障和角膜，故对中枢和眼的作用弱。

【药理作用】

新斯的明通过抑制胆碱酯酶活性，导致乙酰胆碱水解减少。大量堆积在突触间隙的乙酰胆碱与突

触后膜的 M 受体和 N 受体结合并激动受体产生 M 样作用和 N 样作用。本药对不同的组织器官具有选择性。对骨骼肌兴奋作用最强，对胃肠道、膀胱平滑肌作用较强，对心血管、腺体、眼、支气管等作用较弱。

1. 骨骼肌　新斯的明引起骨骼肌收缩的机制是：①抑制胆碱酯酶，导致乙酰胆碱大量堆积，激动 N_M 受体；②直接激动 N_M 受体；③促进运动神经末梢释放乙酰胆碱，进而激动 N_M 受体。

2. 平滑肌　新斯的明通过抑制胃肠道和膀胱平滑肌部位的胆碱酯酶，使突触间隙中的乙酰胆碱增加，进而激动 M 受体，胃肠道及膀胱平滑肌收缩。

3. 其他　新斯的明通过抑制心血管、腺体、眼、支气管部位的胆碱酯酶，使乙酰胆碱水解减少，进而激动 M 受体。新斯的明对心血管、腺体、眼、支气管等作用均较弱。

【临床应用】

1. 重症肌无力　重症肌无力是一种自身免疫性疾病，本药可控制疾病症状。

2. 术后腹气胀和尿潴留　皮下或肌内注射新斯的明 10～30 分钟后，患者肠蠕动增加，减轻患者术后腹气胀和尿潴留症状。

3. 阵发性室上性心动过速　新斯的明能减慢房室传导，减慢心率。

4. 肌松药及阿托品中毒解救　新斯的明对非除极化型肌松药（如筒箭毒碱）中毒的解救有效，但对除极化型肌松药（如琥珀胆碱）作用增强，故除极化型肌松药中毒时禁用新斯的明解救。因本药能间接激动 M 受体，故可用于阿托品中毒解救。

【不良反应与用药注意】

（1）治疗量时副作用较少，过量可引起恶心、呕吐、腹痛、心动过缓、呼吸困难、肌束震颤等明显症状，中毒时可引起"胆碱能危象"，表现为加重肌无力症状、大汗淋漓、心动过速等，严重者可引起呼吸肌麻痹。用药过程中要注意鉴别疾病与药物过量引起的肌无力症状。解救筒箭毒碱中毒时，要给患者吸氧，并保持良好通气，备好阿托品。

（2）用药过程中监测患者心率，如果心动过缓，宜先用阿托品使心率增至 80 次/分钟后再用新斯的明。一般不作静脉注射，以免引起严重的心动过缓甚至心搏骤停。重症病人宜皮下或肌内注射给药。

（3）机械性肠梗阻、尿路梗阻和支气管哮喘禁用。心动过缓慎用。

毒扁豆碱（physostigmine）

【药理作用与临床应用】　毒扁豆碱作用与新斯的明相似，可逆性抑制胆碱酯酶，产生 M 样和 N 样作用。毒扁豆碱脂溶性高、口服及注射给药途径都易吸收，可穿透血 – 脑屏障，小剂量引起中枢兴奋，大剂量引起中枢抑制。但因毒扁豆碱选择性差，不良反应较多，故全身用药很少。因易透过角膜进入前房，外周作用类似毛果芸香碱，缩瞳、降低眼压、调节痉挛作用较强且持久，故可用于治疗青光眼。毒扁豆碱滴眼后约 5 分钟起效，维持 1～2 天。

【不良反应与用药注意】　滴眼时应压迫内眦，用药后密切监测患者血压、心率、呼吸变化，以免药物吸收引起中毒。如果发生中毒，应停药及使用 M 受体阻断药阿托品和胆碱酯酶复活药处理。由于其对眼部睫状肌收缩作用较强，常引起眼痛、头痛、视物模糊等副作用。毒扁豆碱水溶液刺激性较强且不稳定，见光易变色、失效后刺激性增强，宜避光贮存。溶液呈深红色时则不宜使用。

吡斯的明（pyridostigmine）

吡斯的明副作用较少，与新斯的明相比其作用弱而持久，临床用于重症肌无力、术后腹气胀和尿潴留。

安贝氯铵（ambenonium）

安贝氯铵作用与新斯的明相似，维持时间较长。临床用于治疗重症肌无力，尤其适用于对新斯的明或吡斯的明不耐受者。

地美溴铵（demecarium bromide）

地美溴铵是长效易逆性胆碱酯酶抑制药。作用时间长，降低眼压作用可维持一周或更长时间。适于治疗开角型青光眼及对其他药物治疗无效的青光眼患者。

加兰他敏（galanthamine）

加兰他敏作用较新斯的明弱，主要用于脊髓前角灰白质炎（小儿麻痹症）后遗症及重症肌无力的治疗。

（二）难逆性胆碱酯酶抑制药

常见难逆性胆碱酯酶抑制药的讲述详见第四十二章解毒药的相关内容。

第二节　胆碱受体阻断药

胆碱受体阻断药是一类能竞争性阻断乙酰胆碱或胆碱受体激动药与受体结合，从而产生抗胆碱作用的药物。根据其对胆碱受体选择性不同，可分为 M 受体阻断药（如阿托品、东莨菪碱、山莨菪碱）、N 受体阻断药（如筒箭毒碱、琥珀胆碱等）。

一、M 受体阻断药

（一）阿托品类生物碱

阿托品（atropine）ⓔ微课

阿托品口服易吸收，作用 1 小时达高峰，持续 3~4 小时；眼科局部使用，作用维持数天。吸收后广泛分布于全身组织，可穿过血 - 脑屏障及胎盘屏障。$t_{1/2}$ 为 2~4 小时，50%~60% 的药物以原型经肾排泄，少量药物随乳汁及粪便排出。

【药理作用】　阿托品为非选择性 M 受体阻断药，作用广泛。各组织器官对其敏感性也不同，可出现松弛内脏平滑肌、抑制腺体分泌、扩瞳、升高眼压、调节麻痹、加快心率、加速传导、扩张血管等作用，大剂量兴奋中枢。

1. 松弛内脏平滑肌　治疗量阿托品通过阻断内脏平滑肌上的 M 受体，松弛多种内脏平滑肌，特别是对处于痉挛状态的内脏平滑肌松弛作用更为明显。其中阿托品对胃肠平滑肌作用最强，对尿道和膀胱壁平滑肌作用较强，对胆管、输尿管和支气管平滑肌松弛作用较弱，对子宫平滑肌影响较小。

2. 抑制腺体分泌　阿托品对汗腺和唾液腺作用最强，较小剂量就能抑制其分泌；对呼吸道腺体和泪腺作用较强；大剂量也能抑制胃液分泌，因胃酸分泌受多种因素调节，故对胃酸分泌影响较小。

3. 对眼的作用　阿托品对眼的作用与毛果芸香碱完全相反。

（1）扩瞳　阿托品可阻断瞳孔括约肌上的 M 受体，舒张瞳孔括约肌，使去甲肾上腺素能神经支配的瞳孔开大肌功能占优势，导致扩瞳。

（2）升高眼压　由于扩瞳，使虹膜退向四周边缘，前房角间隙变窄，阻碍房水回流进入巩膜静脉窦，导致眼压升高。

（3）调节麻痹　阿托品可阻断睫状肌上的 M 受体，睫状肌舒张而退向边缘，使悬韧带拉紧，晶状体变为扁平，屈光度降低，导致视远物清楚，视近物模糊不清，此作用称为调节麻痹。

4. 心血管

（1）加快心率　治疗量阿托品可使部分患者心率减慢，较大剂量阿托品能阻断窦房结的 M_2 受体，解除迷走神经对心脏的抑制，使心率加快。

（2）加速传导　阿托品可拮抗迷走神经过度兴奋所致的房室传导阻滞和心律失常，加快房室传导。

（3）扩张血管　大剂量阿托品可引起血管扩张，表现出皮肤潮红。扩张血管，能解除小血管痉挛，增加组织的血液灌注量，改善微循环。扩张血管作用机制不明，可能是机体对阿托品引起的体温升高后的代偿性散热反应，也可能是阿托品直接扩张血管的作用。而与阻断 M 受体无关。

5. 兴奋中枢　治疗量（0.5mg）的阿托品对中枢作用不显著；较大量（1~2mg）能兴奋延髓呼吸中枢；更大量（3~5mg）则可兴奋大脑皮层，表现出烦躁不安、多言多语、谵妄等反应；中毒量（10mg 以上）可产生幻觉、定向障碍、运动失调和惊厥，严重时中枢由兴奋转入抑制，出现昏迷、呼吸麻痹等。

【临床应用】

1. 内脏绞痛　阿托品对胃肠绞痛及膀胱刺激症状如尿频、尿急疗效较好；对胆绞痛和肾绞痛需与镇痛药哌替啶（或吗啡）合用，单用阿托品疗效较差。另外，也可用于遗尿症。

2. 抑制腺体分泌　阿托品使呼吸道腺体及唾液腺分泌减少，可防止呼吸道分泌物阻塞呼吸道及吸入性肺炎的发生，用于麻醉前给药。也可用于严重盗汗及流涎症。

3. 眼科应用

（1）虹膜睫状体炎　0.5%~1% 阿托品局部滴眼，舒张瞳孔括约肌和睫状肌，使之活动减少，充分休息，有助于炎症消退；同时还可预防虹膜与晶状体的粘连，常与缩瞳药交替点眼。

（2）验光配镜、检查眼底　阿托品滴眼液可松弛睫状肌，晶状体充分固定，可准确测定晶状体的屈光度；也可利用其扩瞳作用检查眼底，有助于观察眼底的周边部位。但由于阿托品调节麻痹作用可维持 2~3 天，扩瞳作用可持续 1~2 周，视力恢复比较缓慢，故现仅用于睫状肌调节功能较强的儿童验光配镜，不用于成人验光配镜。

4. 治疗缓慢型心律失常　用于迷走神经过度兴奋所导致的心动过缓、房室传导阻滞等缓慢型心律失常。对迷走神经张力高的青壮年，心率加快显效明显，对婴幼儿及老年人作用较小。

5. 抗休克　用于抢救暴发型流行性脑脊髓膜炎、中毒性菌痢、中毒性肺炎等所致的感染中毒性休克。阿托品有扩张血管的作用，故应用前要补足血容量。对于休克伴有高热或心率加快者不宜使用。

6. 解救有机磷酸酯类中毒　阿托品能快速有效地缓解有机磷酸酯类中毒的 M 样症状，是解救有机磷酸酯类中毒特效解毒药。

【不良反应与用药注意】

1. 常见不良反应　常见口干、皮肤干燥潮红、视近物模糊、畏光、心悸、体温升高和排尿困难等。用药过程中发生口干不适时，可取温开水口中含漱。局部滴眼使用时，应压迫内眦，以免吸收入血。本药扩瞳作用可持续 1~2 周，应告诉患者避免光线刺激，采取戴墨镜等措施保护眼睛，视近物模糊期间不要做用眼的精细工作。使用较大剂量阿托品时更应注意监测患者心率、皮肤及体温等变化，如心率高于 100 次/分、体温高于 38℃ 的患者，不宜使用。夏季用药，要注意防暑降温，尤其是婴幼儿。用药前应及时提醒患者排尿、排便，用药后多饮水和多食含粗纤维食物，减少尿潴留和便秘的发生。如有尿潴留可压迫膀胱或导尿，腹胀者可肛管排气。对血压偏低或头晕患者应嘱其缓慢改变体位，以防摔倒。

？ 想一想

患者患有胃肠绞痛，服用阿托品进行治疗，胃肠绞痛有所缓解但同时感到口干，看东西模糊不清。请问：患者出现的症状是不是因为使用药物引起的？如何进行解释说明？

答案解析

2. 严重不良反应 过量中毒时，除上述外周症状反应加重外，还可出现中枢兴奋症状，如焦虑、失眠、幻觉、谵妄甚至惊厥等；严重中毒者中枢由兴奋转为抑制，出现昏迷及呼吸麻痹。用药期间，如患者出现呼吸加快、瞳孔散大、中枢兴奋症状及猩红热样皮疹，多提示阿托品中毒，应立即报告医生，以便及时处理。

3. 其他 毛果芸香碱或新斯的明可缓解阿托品中毒时的外周症状（但有机磷酸酯类中毒使用阿托品过量时，不宜用胆碱酯酶抑制药），中枢兴奋症状可用地西泮等处理。

4. 注意事项 老年人、妊娠期及哺乳期妇女等慎用。青光眼、前列腺肥大及幽门梗阻患者禁用。

山莨菪碱（anisodamine）

从我国茄科植物唐古特莨菪中提纯的生物碱，其人工合成品是654-2。与阿托品药理作用相似，山莨菪碱对胃肠平滑肌及血管平滑肌的松弛作用较强，与阿托品相似但略低；不易透过血-脑屏障，中枢作用不显著；对眼和腺体的作用只有阿托品的1/20~1/10。主要用于感染中毒性休克及内脏平滑肌绞痛。不良反应与阿托品相似。

👁 看一看

654-2的发现

20世纪60年代初，在我国青海省有一种名为樟柳神的植物，与中药商陆的俗名樟柳相仿，曾被误作商陆使用，发生了药物中毒的情况。后经过鉴定，研究人员发现樟柳神是茄科植物唐古特山莨菪。在分离成分过程中，研究人员不小心将编号为At-2的结晶崩到眼睛里，立刻出现瞳孔放大，次日却又很快恢复。这一偶然现象引起了药理研究人员的极大兴趣，他们很快对At-2进行了全面系统地研究。实验结果表明，At-2的中枢作用比阿托品弱，外周作用与其相似。最后，根据其来源的植物学名将其命名为"山莨菪碱"，并于1965年4月进入了临床试用，这也是其商品名"654"的由来。山莨菪碱的天然制品被称为"654-1"，而人工合成的山莨菪碱被命名为"654-2"，因"654-1"提取工艺复杂，成本高，所以目前用于临床的主要是654-2，学名山莨菪碱。

东莨菪碱（scopolamine）

东莨菪碱抑制腺体分泌、扩瞳和调节麻痹作用强于阿托品，但对心血管及内脏平滑肌作用较弱；对中枢抑制作用强，随着剂量增加依次出现镇静、催眠、麻醉，但可兴奋呼吸中枢。主要用于麻醉前给药，减少腺体分泌。用于预防晕动病，可能与其抑制前庭神经内耳功能或大脑皮质功能有关。用于抗帕金森病，可缓解帕金森病患者流涎、震颤和肌肉强直，与其中枢抗胆碱作用有关。不良反应与阿托品相似。因东莨菪碱易引起老年人思维错乱，故不宜用于老年人麻醉前给药。

（二）阿托品合成代用品

后马托品（homatropine）

后马托品为阿托品扩瞳合成代用品，其扩瞳和调节麻痹作用较阿托品弱，持续1~2天。与阿托品相比，患者视力恢复较快，可用于验光配镜及检查眼底。但后马托品调节麻痹作用较弱，因此儿童验光仍然用阿托品。

托吡卡胺（tropicamide）

托吡卡胺作用与后马托品相似，但其扩瞳和调节麻痹作用起效快，持续时间更短，临床应用同后马托品。

溴丙胺太林（propantheline bromide）

溴丙胺太林口服吸收不完全，食物可妨碍其吸收，故宜在饭前0.5~1小时服用。不易透过血-脑屏障，无中枢作用。对胃肠道 M 受体选择性高，解除胃肠道平滑肌痉挛作用强而持久，并能抑制胃酸分泌。主要用于胃、十二指肠溃疡、胃肠绞痛及妊娠呕吐。不良反应与阿托品相似，中毒量阻断神经肌肉接头传递可导致呼吸麻痹。

二、N 受体阻断药

N 受体阻断药包括 N_N 受体阻断药和 N_M 受体阻断药。

N_N 受体阻断药（又称神经节阻滞药），可阻断交感神经节，使血管扩张，血压下降，故曾作为降压药，但因为其阻断副交感神经节，不良反应较多，现已少用。神经节阻滞药樟磺咪芬起效快，维持时间短，用于外科手术的控制性降压及高血压危象。

N_M 受体阻断药（又称骨骼肌松弛药），简称肌松药，是与神经肌肉接头运动终板后膜的 N_M 受体结合，阻断神经冲动传导，导致骨骼肌松弛的药物。主要作为外科麻醉的辅助用药。按其作用机制的不同，可分为除极化型肌松药和非除极化型肌松药两类。

（一）除极化型肌松药

琥珀胆碱（succinylcholine）

【药理作用】　琥珀胆碱的肌松作用快而短暂，1 分钟起效，约 2 分钟肌肉松弛作用达高峰，5~8分钟肌肉松弛作用消失。静脉注射 10~30 mg 琥珀胆碱后，可出现短暂的肌束颤动，尤以胸腹部肌肉明显。

【临床应用】

1. 气管内插管、气管镜、食管镜等检查　静脉注射作用快而短暂，且对喉肌麻痹明显，可减轻患者痛苦，有利于插管。适用于气管内插管及气管镜检查，也可用于食管镜等短时操作。

2. 麻醉辅助用药　静脉滴注可维持较长时间的肌肉松弛作用，便于在较浅的全身麻醉状况下手术，可减少麻醉药的用药量，提高手术的安全性。适用于较长时间的外科手术需要。

【不良反应与用药注意】

1. 术后肌痛　在肌肉松弛前出现短暂的肌束颤动，部分患者出现术后肩胛部、胸腹部肌肉疼痛，一般 3~5 天能自愈。非除极化型肌松药与除极化型肌松药可相互拮抗。成人静脉注射筒箭毒碱 3~5 mg，可去除琥珀胆碱的肌束震颤。

2. 呼吸肌麻痹　过量可导致呼吸肌麻痹，严重者常见于遗传性胆碱酯酶活性低下者。用药过程中如出现呼吸抑制或停止时，要立即拉出舌头，同时进行人工呼吸、吸氧等。本药与氟烷合用时，体温可突然升高，如发现不及时或抢救不当，死亡率很高。此时需采用快速降温，吸纯氧，控制酸中毒等方法进行急救。

3. 眼压升高　琥珀胆碱使眼外骨骼肌短暂收缩，引起眼内压升高。禁用于青光眼、白内障晶状体摘除术者。

4. 血钾升高 由于肌肉的持续除极化，大量钾离子从细胞内释放出来，使血钾升高。用药时应注意血钾变化。禁用于大面积软组织损伤、大面积烧伤、偏瘫、脑血管意外等血钾升高患者，避免引起高血钾性心脏骤停。禁用于高钾血症。

5. 其他 特异质反应表现为恶性高热。

6. 配伍禁忌 与引起肌肉松弛作用的药物合用容易导致呼吸肌麻痹，故琥珀胆碱不宜与氨基糖苷类和多黏菌素类抗生素合用。胆碱酯酶抑制药（如新斯的明）、氮芥、环磷酰胺、普鲁卡因、丁卡因等可降低假性胆碱酯酶活性，使琥珀胆碱的作用增强，增加其肌松作用，要注意监测。

（二）非除极化型肌松药

筒箭毒碱（tubocurarine）

筒箭毒碱是临床应用最早的典型非除极化型肌松药。但作用时间长，不良反应多，现已少用。

口服不易吸收，静脉注射后 4 ~ 6 分钟起效，肌肉松弛顺序为眼部、四肢、颈部、躯干、肋间肌、膈肌，肌肉松弛恢复顺序与肌松时相反。主要用于外科麻醉辅助用药、气管插管及胸腹手术等。筒箭毒碱具有神经节阻断和促进组胺释放作用，可引起心率减慢、血压下降、支气管痉挛及唾液腺分泌增多等不良反应。筒箭毒碱中毒引起呼吸肌麻痹，用新斯的明解救。重症肌无力、支气管哮喘和严重休克患者禁用。

（三）其他药物

非除极化型肌松药分类、作用特点及临床应用比较见表 6 - 2。

表 6 - 2 非除极化型肌松药分类、作用特点及临床应用比较

分类	药物	作用特点	临床应用
中效竞争性肌松药	阿曲库铵	作用同筒箭毒碱，起效快、持续时间短	用于气管内插管、辅助全身麻醉
中效竞争性肌松药	维库溴铵	结构与泮库溴铵相似，持续时间为泮库溴铵的 1/3 ~ 1/2	用于外科手术麻醉的辅助用药（气管插管和肌松）
长效竞争性肌松药	哌库溴铵	肌松作用的强弱与持续时间长短在于适宜的剂量	用于横纹肌松弛、气管插管和人工呼吸时的一般麻醉等
长效竞争性肌松药	泮库溴铵	不引起组胺释放、血压下降及神经节阻断	用于全麻辅助用药、全麻时的气管插管及术中肌松

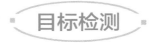

目标检测

答案解析

一、选择题

【A1／A2 型题】

1. 毛果芸香碱临床用于

    A. 腹气胀   B. 尿潴留   C. 重症肌无力   D. 青光眼   E. 心动过缓

2. 毛果芸香碱缩瞳的机制是

    A. 收缩瞳孔辐射肌   B. 收缩瞳孔括约肌

    C. 舒张瞳孔括约肌   D. 作用于脑神经

    E. 抑制瞳孔括约肌的 M 受体

3. 作用与乙酰胆碱相似，但维持时间较长，临床用于青光眼的是

    A. 烟碱　　　　　　B. 卡巴胆碱　　　　C. 新斯的明　　　　D. 毒扁豆碱　　　　E. 加兰他敏

4. 新斯的明最强的作用是

    A. 增加腺体分泌　　　　　　B. 兴奋膀胱平滑肌　　　　C. 缩小瞳孔

    D. 兴奋骨骼肌　　　　　　　E. 兴奋胃肠道平滑肌

5. 新斯的明过量可导致

    A. 窦性心动过速　　B. 中枢抑制　　　　C. 胆碱能危象　　　D. 中枢兴奋　　　　E. 青光眼加重

6. 重症肌无力患者应选用

    A. 毒扁豆碱　　　　B. 氯解磷定　　　　C. 阿托品　　　　　D. 新斯的明　　　　E. 毛果芸香碱

7. 滴入毛果芸香碱后会产生

    A. 扩瞳　　　　　　　　　　　　　　　　　B. 缩瞳

    C. 先扩瞳后缩瞳　　　　　　　　　　　　　D. 先缩瞳后扩瞳

    E. 无明显影响

8. 治疗术后尿潴留应选用

    A. 乙酰胆碱　　　　B. 新斯的明　　　　C. 毛果芸香碱　　　D. 毒扁豆碱　　　　E. 阿托品

9. 阿托品对以下哪种平滑肌作用最强

    A. 胃肠道平滑肌　　B. 胆管　　　　　　C. 输尿管　　　　　D. 支气管　　　　　E. 幽门括约肌

10. 阿托品禁用于

    A. 胃痉挛　　　　　B. 虹膜睫状体炎　　C. 青光眼　　　　　D. 胆绞痛　　　　　E. 缓慢性心律失常

11. 阿托品中毒时可用下列何药治疗

    A. 毛果芸香碱　　　B. 酚妥拉明　　　　C. 东莨菪碱　　　　D. 后马托品　　　　E. 山莨菪碱

12. 阿托品用作全身麻醉前给药的目的是

    A. 增强麻醉效果　　　　　　　　　　　　　B. 减少呼吸道腺体分泌

    C. 预防心动过速　　　　　　　　　　　　　D. 中枢镇静作用

    E. 解除微血管痉挛

13. 治疗胆绞痛宜选用

    A. 阿托品　　　　　　　　　B. 哌替啶　　　　　　　C. 阿托品＋哌替啶

    D. 阿司匹林　　　　　　　　E. 溴丙胺太林

14. 东莨菪碱与阿托品的作用相比较，前者最显著的差异是

    A. 抑制腺体分泌　　　　　　　　　　　　　B. 松弛胃肠平滑肌

    C. 松弛支气管平滑肌　　　　　　　　　　　D. 中枢抑制作用

    E. 扩瞳、升高眼内压

15. 阿托品治疗量能引起

    A. 中枢抑制，出现嗜睡　　　　　　　　　　B. 胃肠道平滑肌松弛

    C. 腺体分泌增加　　　　　　　　　　　　　D. 心率加快，血压升高

    E. 中枢兴奋，出现谵妄

16. 用于房室传导阻滞的药物是

    A. 琥珀胆碱　　　　B. 毒扁豆碱　　　　C. 毛果芸香碱　　　D. 阿托品　　　　　E. 泮库溴铵

17. 阿托品对下列症状无缓解作用的是

    A. 内脏绞痛　　　　B. 流涎出汗　　　　C. 骨骼肌震颤　　　D. 心动过缓　　　　E. 大小便失禁

【A3/A4 型题】

（18～19 题共用题干）

患者，近日感到头痛、视力下降，诊断为"闭角型青光眼"。

18. 治疗闭角型青光眼应选用
    A. 新斯的明　　　B. 乙酰胆碱　　　C. 琥珀胆碱　　　D. 毛果芸香碱　　　E. 筒箭毒碱

19. 所选用的药物对视力的影响是
    A. 视近物、远物均清楚　　　　　　　　B. 视近物、远物均模糊
    C. 视近物清楚、远物模糊　　　　　　　D. 视远物清楚、近物模糊
    E. 以上均不对

二、简答题

患者，男，6 岁，因高热、腹泻、四肢抽动急诊入院。检查：体温 39.4℃，呼吸 31 次/分，脉搏 110 次/分，血压 80/50 mmHg，心律齐，未闻及杂音；呼吸音正常；腹软，肝脾未触及；面色及皮肤苍白，口唇及指甲发绀。诊断：感染中毒性休克。

针对休克，除了可使用抗感染药、糖皮质激素外，还可以考虑使用阿托品。请分析应用阿托品时需注意什么？

（刘　丹）

书网融合……

重点回顾　　　　　　　微课　　　　　　　习题

第七章　去甲肾上腺素能神经系统药物

学习目标

知识目标：

1. **掌握**　肾上腺素、去甲肾上腺素、异丙肾上腺素、酚妥拉明、普萘洛尔、美托洛尔的药理作用、临床应用及不良反应。

2. **熟悉**　多巴胺、麻黄碱、间羟胺的作用特点及临床应用。

3. **了解**　其他肾上腺素受体激动药、肾上腺素受体阻断药的作用特点。

技能目标：

学会观察药物疗效、判断药物不良反应，能采用相应用药护理措施，正确开展合理用药宣教工作。

素质目标：

具有全心全意为患者进行用药护理服务的良好医德医风。

📖 **导学情景**

情景描述：患者，男，34岁。因高热、咳嗽、咽部疼痛就诊，给予青霉素静脉滴注治疗，几分钟后患者突然出现面色苍白、恶心、胸闷、憋气、出冷汗等，进而意识丧失。

情景分析：查体：脉搏细弱，血压60/40mmHg。诊断：过敏性休克。立即停止用药，皮下注射肾上腺素1mg。5分钟后症状逐渐改善，血压90/60mmHg，意识恢复。

讨论：抢救过敏性休克为什么选用肾上腺素？针对该患者，护理人员应该如何进行用药护理？

学前导语：去甲肾上腺素能神经系统药物包括肾上腺素受体激动药和肾上腺素受体阻断药。护理人员需要知晓这些药物疗效和不良反应等，进行合理用药护理服务与宣教工作。

PPT

第一节　肾上腺素受体激动药

肾上腺素受体激动药（adrenoceptor agonists）指能与肾上腺素受体结合并激动受体，产生肾上腺素样作用的药物，又称拟肾上腺素药（adrenomimetic drugs）。因它们在化学结构上多属胺类，作用与交感神经兴奋的效应相似，故又称拟交感胺类（sympathomimetic amines）药物。根据药物对肾上腺素受体的选择性不同，可将其分为三类：α、β受体激动药、α受体激动药和β受体激动药。药物分类和代表药物名称见表7-1。

表7-1　肾上腺素受体激动药分类

药物分类	代表药物
α、β受体激动药	肾上腺素、多巴胺、麻黄碱等
α受体激动药	
$α_1$、$α_2$受体激动药	去甲肾上腺素、间羟胺等

续表

药物分类	代表药物
α₁受体激动药	去氧肾上腺素等
α₂受体激动药	可乐定等
β受体激动药	
β₁、β₂受体激动药	异丙肾上腺素等
β₁受体激动药	多巴酚丁胺等
β₂受体激动药	沙丁胺醇等

一、α、β受体激动药

肾上腺素（adrenaline，AD）

肾上腺素是肾上腺髓质分泌的主要激素。药用肾上腺素是从家畜肾上腺中提取或人工合成的，其化学性质不稳定，遇光易分解，在碱性溶液中迅速氧化，变为粉红色或棕色而失效，需避光避热保存。

【体内过程】 因易被碱性肠液和肝脏灭活，故不宜口服。皮下注射因局部血管收缩，吸收速度减慢，起效较慢，作用时间可维持 1 小时左右；肌内注射吸收快，起效较快，可维持 10~30 分钟；静脉注射立即生效，作用仅维持数分钟。

【药理作用】 对 α 和 β 受体均有强大的激动作用，产生 α、β 样作用。

1. 兴奋心脏 肾上腺素通过激动心肌、传导系统和窦房结上的 β₁受体，使心肌收缩力加强，传导加快，心率加快，心排出量增加。但因兴奋心脏，提高心肌代谢，使心肌耗氧量增加，若剂量过大或静脉注射速度过快，可致心律失常，如期前收缩、心动过速，甚至室颤。

2. 舒缩血管 肾上腺素对血管的作用表现出收缩和舒张双重作用。激动内脏、皮肤及黏膜血管上的 α₁受体，可使血管收缩；激动骨骼肌血管和冠状血管上的 β₂受体，则使血管扩张。对肺和脑血管收缩作用微弱。

3. 影响血压 肾上腺素对血压的影响与剂量有关。①小剂量（皮下注射 0.5mg 或静脉滴注 10mg/min）：因心脏兴奋，心排出量增加，故收缩压升高；因骨骼肌血管的舒张作用抵消或超过了皮肤黏膜血管的收缩作用，故舒张压不变或稍有下降，脉压差加大。②较大剂量：大剂量肾上腺素除强烈兴奋心脏外，还可使血管平滑肌 α₁受体兴奋作用占优势，收缩压和舒张压均升高。肾上腺素的典型血压改变多表现为双相反应，即给药后迅速出现明显的升压作用，在恢复正常前有微弱的降压作用，且降压持续作用时间较长。③肾上腺素升压作用的翻转：如预先给予 α 受体阻断药，再注射肾上腺素，α 受体阻断药会取消肾上腺素激动 α 受体收缩血管作用，肾上腺素激动 β₂受体的扩血管作用便会得以更充分表现，可引起血压下降，即肾上腺素的升压作用被 α 受体阻断药翻转为降压作用，见图 7-1。

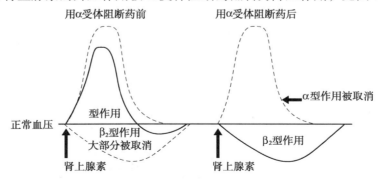

图 7-1 α受体阻断药对肾上腺素升压作用的翻转现象

4. 扩张支气管　肾上腺素激动支气管平滑肌上的 β_2 受体，使支气管平滑肌松弛，作用快且强，特别是处于收缩痉挛状态的平滑肌尤为突出；也可抑制肥大细胞释放过敏介质如组胺等；还可激动支气管黏膜血管 α_1 受体，使支气管黏膜血管收缩，毛细血管通透性降低，有利于消除黏膜水肿。

5. 促进代谢　治疗量的肾上腺素能明显提高机体的新陈代谢，使耗氧量增加 20%～30%。肾上腺素通过激动肝脏的 β_2 受体和 α 受体，促进肝糖原分解和糖原异生，升高血糖和乳酸，但极少出现糖尿；通过激动 α_2 受体抑制胰岛素的分泌，通过胰岛 A 细胞的 β 受体促进胰高血糖素的分泌，总的结果是抑制胰岛素分泌，降低外周组织摄取葡萄糖等。通过促进脂肪分解，使血中游离脂肪酸增加。

6. 兴奋中枢　肾上腺素不易透过血 - 脑屏障，治疗量时一般无明显中枢兴奋现象，大剂量才出现中枢兴奋症状，如激动、呕吐、肌强直，甚至惊厥等。

【临床应用】　📱微课

1. 心脏骤停　如溺水、麻醉或手术意外、房室传导阻滞、药物中毒和急性传染病等引起的心脏骤停，可用肾上腺素稀释后静脉注射或心室内注射使心脏重新起搏，同时作心脏按压、人工呼吸和纠正酸中毒等措施。对电击引起的心脏骤停，可配合电除颤仪或利多卡因等进行抢救。

2. 过敏性疾病

（1）**过敏性休克**　肾上腺素是抢救过敏性休克的首选药。过敏性休克时由于组胺和白三烯等过敏物质的释放，使大量小血管扩张和毛细血管通透性增高，引起全身循环血量降低，心率加快，心收缩力减弱，血压下降以及支气管平滑肌痉挛引起呼吸困难等症状。肾上腺素能兴奋心脏，抑制过敏物质的释放，明显收缩小动脉和毛细血管前括约肌，使毛细血管通透性降低，改善心脏功能和解除支气管平滑肌痉挛，从而迅速有效地缓解休克症状。一般采用皮下或肌内注射，危重患者也可用生理盐水稀释后缓慢静脉注射。

✎ 练一练

　　患者，女，20 岁，急性扁桃体炎。医生给予青霉素治疗过程中出现过敏性休克，此时首先应采取的关键性抢救措施是

A. 立即停药，皮下注射盐酸肾上腺素　　　B. 立即停药，皮下注射异丙肾上腺素

C. 立即停药，静脉注射地塞米松　　　　　D. 立即停药，注射呼吸兴奋剂

E. 立即静脉输液，给予升压药

答案解析

（2）**支气管哮喘**　肾上腺素能激动支气管平滑肌的 β_2 受体，解除支气管痉挛；抑制肥大细胞释放组胺和白三烯等过敏介质；还可激动支气管黏膜 α_1 受体，使黏膜血管收缩、通透性降低，减轻黏膜水肿。本药起效迅速但不持久，且不良反应严重，仅用于控制支气管哮喘急性发作。

（3）**血管神经性水肿及血清病**　肾上腺素能迅速缓解血管神经性水肿、血清病、荨麻疹和花粉症等变态反应性的症状。

3. 与局麻药合用　将微量肾上腺素加入局麻药液中，可使注射部位周围血管收缩，延缓局麻药的吸收，增强局麻效应，延长局麻作用时间，并减少局麻药吸收中毒的发生。一次用量不超过 0.3mg。禁用于肢端末梢局麻手术，以免引起局部组织缺血坏死。

4. 局部止血　鼻黏膜出血、牙龈出血时，可用浸有 0.1% 肾上腺素的纱布或棉球填塞局部，使微血管收缩而止血。

【不良反应与用药注意】　治疗量时可出现心悸、烦躁不安、皮肤苍白、头痛等，停药后症状可自动消失。若剂量过大或静脉注射速度过快，可出现心律失常，如期前收缩、心动过速甚至室颤，也可

引起血压骤升、搏动性头痛，甚至脑出血等，故应严格控制剂量，静脉注射须稀释后缓慢注入。禁用于高血压病、器质性心脏病、心源性哮喘、甲状腺功能亢进、糖尿病等患者。

多巴胺（dopamine，DA）

【体内过程】　多巴胺因易被胃肠道和肝脏破坏，口服无效。一般采用静脉给药，在体内经 COMT 和 MAO 转化而失效，作用时间短。因不易通过血 - 脑屏障，故外源性 DA 无明显中枢作用。

【药理作用】　多巴胺可激动 α、β 受体及外周 DA 受体。

1. 兴奋心脏　激动心脏 $β_1$ 受体，加强心肌收缩力，使心排出量增加，但对心率影响小，诱发心律失常作用弱。

2. 舒缩血管　激动多巴胺受体，扩张脑、肾、肠系膜血管和冠状动脉。激动 $α_1$ 受体，使皮肤、黏膜及骨骼肌血管收缩。

3. 影响血压　小剂量时，收缩压升高，舒张压无明显变化；大剂量时，收缩压与舒张压均升高。

4. 改善肾功能　小剂量时激动肾 DA 受体，扩张肾血管，增加肾血流量，使肾小球滤过率增加，尿量增加。大剂量时激动肾血管 α 受体，可使肾血管明显收缩，血压升高，肾血流量减少，尿量减少，用药时必须控制剂量。

【临床应用】

1. 休克　多巴胺能增强心肌收缩力、升高血压、改善肾功能，用于感染性休克、出血性休克及心源性休克，对伴有心肌收缩力减弱及尿量减少的休克患者最为适用，应用时应先补充血容量。

2. 急性肾衰竭　因多巴胺可扩张肾血管，增加肾血流量及肾小球滤过率，故可与利尿药合用，改善肾功能，增加尿量，治疗急性肾衰竭。

【不良反应与用药注意】　偶见恶心、呕吐及头痛等。剂量过大或滴速过快，可致心律失常，故心动过速者禁用。

麻黄碱（ephedrine）

麻黄碱，又名麻黄素，是从中药麻黄中提取的生物碱，现已人工合成。

【药理作用】　麻黄碱既能直接激动 α、β 受体，又可促进去甲肾上腺素能神经末梢释放去甲肾上腺素。其作用与肾上腺素相似，具有以下特点：①作用较弱，性质稳定，可以口服；②对皮肤、黏膜和内脏血管收缩作用强，对骨骼肌血管和冠状动脉血管扩张作用弱；③升压作用温和而持久；④松弛支气管平滑肌作用较弱、缓慢而持久；⑤中枢兴奋作用显著；⑥易产生快速耐受性。

【临床应用】　防治蛛网膜下隙麻醉（腰麻）或硬膜外麻醉所引起的低血压；防治鼻黏膜充血所致鼻塞，一般多用其替代品伪麻黄碱；缓解荨麻疹及血管神经性水肿等变态反应所致的皮肤黏膜症状；预防和治疗轻症支气管哮喘，对重症急性发作疗效差。

【不良反应与用药注意】　常见失眠、不安等中枢兴奋症状，睡前宜加服镇静催眠药以防失眠。大剂量可引起心率加快、血压升高。可产生快速耐受性，停药数小时后可恢复。器质性心脏病、甲亢及高血压患者禁用。

❤ 护爱生命

麻黄碱的异构体伪麻黄碱，常作为部分感冒药等成分之一，能迅速缓解鼻塞等症状。目前感冒药大多都是复方制剂，其组方成分相同或相近，药物作用大同小异。同时服用可能导致重复用药、过量用药，出现不良反应的风险可能随之增加。复方抗感冒药只选一种服用即可，联合用药应在医生指导下进行。

二、α 受体激动药

去甲肾上腺素（norepinephrine，NE；noradrenaline，NA）

去甲肾上腺素是去甲肾上腺素能神经末梢释放的主要递质，少量由肾上腺髓质分泌。药用去甲肾上腺素是人工合成品。化学性质不稳定，遇光遇热易分解，在碱性溶液中可迅速氧化变色而失效。口服易在消化道内被破坏，皮下或肌内注射因血管强烈收缩可引起组织坏死，故仅限于缓慢静脉滴注。

【药理作用】　主要激动 α 受体，对 β_1 受体作用微弱，对 β_2 受体几乎无作用。

1. 收缩血管　激动血管 α_1 受体使血管收缩，特别是小动脉和小静脉，其中皮肤、黏膜血管收缩最明显，其次是肾脏血管，对脑、肝、肠系膜，甚至骨骼肌血管都有收缩作用。但可使冠状动脉血管舒张。

2. 兴奋心脏　激动心脏 β_1 受体，使心肌收缩力加强、传导加速、心率加快。但在整体情况下，因血压升高可反射性兴奋迷走神经，使心率减慢。

3. 升高血压　小剂量滴注时，因心脏兴奋，心肌收缩力加强，心输出量增加，收缩压升高，此时血管收缩作用较弱，故舒张压升高不多，脉压差增大；大剂量时，因血管强烈收缩，使外周阻力明显增高，故收缩压和舒张压均增加，脉压差减小。

【临床应用】

1. 休克和低血压　由于去甲肾上腺素强烈收缩血管，易致组织及内脏供血减少，引起急性肾衰竭，故在休克的治疗中已不占主要地位，仅用于治疗早期神经源性休克。

2. 上消化道出血　用去甲肾上腺素 1～3mg 适当稀释后口服，可使食道和胃黏膜血管收缩而产生局部止血作用。

3. 药物中毒性低血压　用于药物中毒引起的低血压，特别是氯丙嗪、α 受体阻断药中毒时应选用去甲肾上腺素升压，不可用肾上腺素，否则会加剧降压作用。

【不良反应与用药注意】

1. 局部组织缺血坏死　静脉滴注时间过长、浓度过高或药液外漏，可致局部组织缺血坏死。一旦发现药液外漏或滴注部位发白，应立即更换滴注部位，进行局部热敷，并应用普鲁卡因封闭，或应用 α 受体阻断药（如酚妥拉明）作局部浸润注射，以对抗去甲肾上腺素的缩血管作用，防止组织坏死。

2. 急性肾衰竭　用药过久或用量过大时，可使肾血管强烈收缩导致肾脏严重缺血，甚至引起急性肾衰竭，因此用药期间应注意保持尿量至少每小时在 25ml 以上。

3. 心血管反应　静脉滴注浓度过高或滴速过快，可致血压升高，偶致心律失常。禁用于高血压、动脉硬化、器质性心脏病、甲亢、少尿及无尿患者。

间羟胺（metaraminol）

间羟胺，又名阿拉明，为人工合成品，作用与去甲肾上腺素相似，主要激动 α 受体，对 β_1 受体作用较弱。其主要特点：①收缩血管、升高血压作用较缓慢而持久；②对肾血管收缩作用较弱，但仍能显著减少肾脏血流量；③对心率影响不明显，较少引起心律失常；④应用方便，可静脉滴注，也可肌内注射。临床常替代去甲肾上腺素用于各种休克早期和低血压状态。

去氧肾上腺素（phenylephrine）

去氧肾上腺素，又名苯肾上腺素，可直接和间接地激动 α_1 受体，作用与去甲肾上腺素相似，但弱而持久。主要特点：①收缩血管，升高血压，用于抗休克和防治低血压；②反射性兴奋迷走神经而导致心率减慢，用于治疗阵发性室上性心动过速；③能激动瞳孔开大肌的 α_1 受体，使之收缩，产生扩瞳效应，起效快，作用持续时间短，一般不引起眼压升高和调节麻痹，在眼底检查时用作快速短效的扩瞳药。

三、β 受体激动药

异丙肾上腺素（isoprenaline，ISP）

异丙肾上腺素为人工合成品，口服无效，常舌下、气雾吸入或静脉滴注给药。

【药理作用】 主要激动 β 受体，对 $β_1$、$β_2$ 受体无选择性，对 α 受体几乎无作用。

1. 兴奋心脏 激动 $β_1$ 受体，使心肌收缩力加强、传导加速、心率加快，心排出量增加。

2. 舒张血管 激动 $β_2$ 受体，使骨骼肌血管扩张，对肾脏、肠系膜血管等作用较弱。

3. 影响血压 由于兴奋心脏使心排出量增加，故收缩压升高；可激动骨骼肌血管 $β_2$ 受体，使血管扩张，舒张压下降，平均血压不变或略降。

4. 舒张支气管 激动支气管平滑肌 $β_2$ 受体，使支气管平滑肌松弛，其作用比肾上腺素略强；也具有抑制过敏介质释放的作用。但因对 α 受体无作用，故不能消除支气管黏膜水肿。

5. 促进代谢 激动 β 受体，促进糖原和脂肪分解，使血糖和血中游离脂肪酸量升高，也可增加组织耗氧量。

【临床应用】

1. 心脏骤停 用于各种原因如溺水、麻醉意外及食物中毒等引起的心脏骤停，及心室自身调节缓慢、高度房室传导阻滞或窦房结衰竭并发的心脏骤停。

2. 房室传导阻滞 用于二、三度房室传导阻滞，舌下给药或静脉滴注，可与 M 受体阻断药交替使用。

3. 支气管哮喘 能迅速控制支气管哮喘急性发作，常舌下或气雾给药，起效快而强。

4. 休克 在补足血容量的基础上，用于心排出量较低的感染性休克。但现已少用。

【不良反应与用药注意】 常见有心悸、头痛等；剂量过大，特别是支气管哮喘患者伴有明显缺氧时，易致心律失常甚至发生室颤。气雾剂长期反复使用可产生耐受性，使疗效降低，此时若盲目增加剂量，可能因严重心律失常而发生猝死，应严格控制用药剂量。

多巴酚丁胺（dobutamine）

多巴酚丁胺为人工合成品，口服无效，仅供静脉注射给药。主要激动 $β_1$ 受体，与异丙肾上腺素相似，本药的正性肌力作用比正性频率作用显著。很少增加心肌耗氧量，也较少引起心动过速。主要用于治疗心肌梗死并发心力衰竭。可引起血压升高、心悸、头痛、气短等不良反应。偶致室性心律失常。梗阻性肥厚型心肌病患者禁用，心房颤动、心肌梗死和高血压患者慎用。

选择性 $β_1$ 受体激动药还有普瑞特罗（prenalterol）、扎莫特罗（xamoterol）等，主要用于慢性充血性心力衰竭的治疗。

选择性 $β_2$ 受体激动药有沙丁胺醇（salbutamol，羟甲叔丁肾上腺素）、特布他林（terbutaline，间羟叔丁肾上腺素）、克仑特罗（clenbuterol，双氯醇胺）、沙美特罗（salmeterol）等，临床上主要用于哮喘的治疗。

β₃受体激动药与肥胖症

研究发现，β_3肾上腺素受体是 β 肾上腺素受体的一种亚型，主要分布在白色脂肪组织和棕色脂肪组织中，能与 β_3受体激动剂结合，促进脂肪组织中三酰甘油分解为游离脂肪酸和甘油，促进机体内脂肪酸的氧化磷酸化，还能促进脂肪组织中的葡萄糖氧化分解产生能量，在脂肪分解和产热过程中起关键作用，具有潜在的减肥作用。因此许多学者致力于将 β_3受体激动剂设计开发成新型减脂药。目前，已经研制出许多能与 β_3受体特异性结合的受体激动药，但由于其脂溶性差、生物利用度低、体内吸收缓慢，部分甚至出现了严重的副作用，限制了其作为减脂药物的临床应用。

PPT

第二节 肾上腺素受体阻断药

肾上腺素受体阻断药是一类能与肾上腺素受体结合，从而拮抗去甲肾上腺素能神经递质或拟肾上腺素药对受体的激动作用，又称抗肾上腺素药。根据药物对受体的选择性不同，分为 α 受体阻断药、β 受体阻断药和 α、β 受体阻断药。药物分类和代表药物名称见表 7 - 2。

表 7 - 2 肾上腺素受体阻断药分类

药物分类	代表药物
α 受体阻断药	
α₁、α₂受体阻断药	酚妥拉明、酚苄明等
α₁受体阻断药	哌唑嗪等
α₂受体阻断药	育亨宾等
β 受体阻断药	
β₁、β₂受体阻断药	普萘洛尔、噻吗洛尔、吲哚洛儿、纳多洛尔等
β₁受体阻断药	阿替洛尔、美托洛尔、醋丁洛尔等
α、β 受体阻断药	拉贝洛尔、卡维地洛等

一、α 受体阻断药

α 受体阻断药能选择性地与 α 受体结合，从而阻断去甲肾上腺素或肾上腺素受体激动药与 α 受体的结合，产生抗肾上腺素作用。根据药物对 α_1、α_2受体的选择性不同，可分为三类：①非选择性 α 受体阻断药，如酚妥拉明等；②选择性 α_1受体阻断药，如哌唑嗪等；③选择性 α_2受体阻断药，如育亨宾等。

（一）非选择性 α 受体阻断药

酚妥拉明（phentolamine）

酚妥拉明为短效 α 受体阻断药。口服药效仅为注射给药的 20%。注射给药起效快但维持时间短（1~1.5 小时）。

【药理作用】

1. 舒张血管 既能阻断 α 受体，又能直接松弛血管平滑肌，导致血管舒张，血压下降。

2. 兴奋心脏 因降低血压可反射性地兴奋心脏，并阻断去甲肾上腺素能神经突触前膜 α_2受体而使去甲肾上腺素释放增加，故可加强心肌收缩力、加快心率，使心排出量增加。

3. 其他作用　有拟胆碱作用，使胃肠道平滑肌兴奋收缩，可被阿托品阻断；有拟组胺样作用，使胃酸分泌增加，皮肤潮红等。

【临床应用】

1. 外周血管痉挛性疾病　可用于治疗肢端动脉痉挛性疾病（如雷诺综合征）、血栓闭塞性脉管炎及冻伤后遗症，主要缓解其缺血导致的疼痛、低温等症状。

2. 去甲肾上腺素外漏　多用酚妥拉明 10mg 溶于 10～20ml 生理盐水作局部浸润注射，通过其舒张血管可防止局部组织缺血坏死。

3. 休克　在补足血容量的基础上，酚妥拉明使血管扩张，外周阻力下降，心排出量增加，从而改善内脏血液灌注和解除微循环障碍。可用于治疗感染性休克、心源性休克以及神经源性休克。

4. 顽固性充血性心力衰竭　酚妥拉明能扩张血管，解除心力衰竭引起的小动脉和小静脉的反射性收缩，降低心脏前、后负荷，心排出量增加，心力衰竭得以减轻。

5. 嗜铬细胞瘤　由于嗜铬细胞瘤伴有肾上腺素的大量合成与释放，本药可产生"翻转现象"，用于嗜铬细胞瘤的鉴别诊断、术前准备及其所致的高血压危象。

【不良反应与用药注意】

1. 心血管反应　常见直立性低血压，静脉给药可引起心率加快、心律失常和心绞痛，故冠心病患者慎用，静脉给药时应严格控制滴速，注意监测血压、脉搏变化。一旦引起低血压，应取平卧位，必要时可用去甲肾上腺素或间羟胺升压。

2. 胃肠道反应　可引起腹痛、腹泻、呕吐、胃酸分泌增多等，甚至诱发或加剧消化性溃疡，故溃疡病患者慎用。

3. 组胺样反应　药物可扩张血管，出现皮肤潮红等。

? 想一想

患者，男，50 岁，一年前左足受过外伤，后常感左足五趾麻木疼痛，夜重昼轻，行走困难，休息后症状减轻，近期发现左大趾皮色紫黯，局部溃烂疼痛难忍，诊断为：左足血栓闭塞性脉管炎。请问：应选用何药进行治疗？用药期间可能出现哪些不良反应？

答案解析

酚苄明（phenoxybenzamine）

本药起效缓慢，作用强大而持久。作用与酚妥拉明相似，抗胆碱和抗组胺作用较弱，用于血管痉挛性疾病、血栓闭塞性脉管炎、感染性休克及嗜铬细胞瘤等。不良反应有恶心、呕吐、直立性低血压、心率加快等，因有局部刺激性，不宜作肌内及皮下注射。

（二）α_1 受体阻断药

常用的药物有哌唑嗪、特拉唑嗪、多沙唑嗪等，能选择性阻断血管平滑肌上的 α_1 受体，舒张血管，降低血压，对突触前膜上的 α_2 受体无明显作用，较少引起心率加快等副作用，用于治疗高血压、良性前列腺增生。

（三）α_2 受体阻断药

育亨宾能选择性阻断中枢和外周突触前膜 α_2 受体，促进去甲肾上腺素能神经末梢释放去甲肾上腺素，使血压升高，心率加快。该药目前主要作为制造高血压模型的实验研究的工具药，无临床意义。

二、β 受体阻断药

β 受体阻断药能选择性地与 β 受体结合，阻断去甲肾上腺素或肾上腺素受体激动药与 β 受体结合，

从而拮抗 β 受体激动作用。根据其对受体的选择性不同，可分为非选择性 β 受体阻断药和选择性 β_1 受体阻断药，临床应用广泛、疗效确切。

【药理作用】

1. β 受体阻断作用

（1）心脏　因阻断心脏 β_1 受体，可抑制心脏，表现为心肌收缩力减弱，心率减慢，房室传导减慢，心排出量减少，心肌耗氧量降低。

（2）血管与血压　阻断血管平滑肌的 β_2 受体，加之因抑制心脏，心排出量减少，反射性兴奋交感神经，引起血管收缩。因对 β_1 受体的阻断作用，对高血压患者具有降压作用，但对正常人血压无明显影响。

（3）支气管　因阻断支气管平滑肌的 β_2 受体，使之收缩而增加呼吸道阻力，作用较弱，对正常人影响较小，但对支气管哮喘患者可诱发或加重支气管哮喘。

（4）影响代谢　本药可抑制交感神经兴奋所引起的脂肪、糖原分解。普萘洛尔对正常人的血糖水平和胰岛素的降血糖作用并无直接作用，但可抑制肾上腺素引起的高血糖反应，并通过抑制心肌和骨骼肌的糖原分解，从而使应用胰岛素后血糖水平的恢复有所延缓。因 β 受体阻断作用能掩盖低血糖时交感神经兴奋症状，可使低血糖不易被及时察觉。

（5）抑制肾素分泌　阻断肾小球旁器细胞 β_1 受体而减少肾素的释放，从而参与降压作用。尤以普萘洛尔作用最强。

2. 内在拟交感活性　少数 β 受体阻断药（如吲哚洛尔、醋丁洛尔）除能阻断 β 受体外，还对 β 受体具有弱的激动效应，称为内在拟交感活性。因此作用较弱，故多被其 β 受体阻断作用所掩盖。

3. 膜稳定作用　某些 β 受体阻断药高浓度时可阻断 Na^+ 通道，降低细胞膜对离子的通透性，产生局部麻醉作用和奎尼丁样作用，称为膜稳定作用。因该作用所需剂量远高于临床治疗量，故无临床意义。

4. 其他　普萘洛尔有抗血小板聚集的作用。β 受体阻断药尚有降低眼内压的作用，这可能是由于降低房水的形成所致。

【临床应用】

1. 心律失常　对多种原因引起的快速型心律失常有效，尤其对运动过度或情绪激动所致心律失常或因心肌缺血、强心苷中毒所致的心律失常疗效较好。

2. 心绞痛和心肌梗死　因能降低心肌耗氧量，对心绞痛疗效良好。对于心肌梗死，早期应用可降低复发率和猝死率。但因收缩冠状动脉，变异型心绞痛患者禁用。

3. 高血压　能使高血压患者的血压下降，并伴有心率减慢，是治疗高血压的基础药物。常用于纠正其他降压药引起的心悸等不良反应。

4. 充血性心力衰竭　对扩张性心肌病引起的心衰疗效好，在心肌状况严重恶化之前早期应用，可有效改善衰竭心脏的血流动力学，预后良好。

5. 甲状腺功能亢进的辅助治疗　可降低基础代谢率，减慢心率，控制激动不安等症状，可控制甲状腺危象症状。另外，其也可减少甲状腺激素的合成。常用普萘洛尔辅助治疗甲亢。

6. 其他　噻吗洛尔可局部用药治疗青光眼，疗效优于毛果芸香碱，且无缩瞳和调节痉挛等不良反应。也用于嗜铬细胞瘤和肥厚型心肌病的辅助治疗。

【不良反应与用药注意】

1. 副作用　常见有恶心、呕吐、腹痛、腹泻等。偶见过敏反应如皮疹、血小板减少等。

2. 心脏抑制　因阻断 β_1 受体，可导致心脏抑制，尤以窦性心动过缓、房室传导阻滞、心功能不全患者较为敏感，甚至造成严重心功能不全、肺水肿或心脏骤停等恶性后果。

3. 诱发或加重支气管哮喘　非选择性β受体阻断药如普萘洛尔等因能收缩支气管，使气道狭窄，常可诱发或加重哮喘，故支气管哮喘患者禁用。选择性β$_1$受体阻断药如美托洛尔等对支气管收缩作用弱，一般不诱发或加重哮喘。

4. 外周血管痉挛性疾病　因阻断血管平滑肌β$_2$受体，可使血管收缩，引起皮肤苍白或发绀、四肢发冷等，出现雷诺症状，甚至造成肢端溃疡和坏死。使用普萘洛尔时，发生率高。

5. 停药反应　长期应用β受体阻断药，若突然停药可使疾病原有症状重现甚至加重。因此长期用药不宜突然停药，须逐渐减量停药。

6. 其他　可抑制交感神经兴奋，掩盖低血糖所引起的心动过速、出汗等症状，使低血糖不易及时察觉，而延误时机导致严重后果，使用本类药物的糖尿病患者应予以注意。

7. 禁忌证　禁用于严重心功能不全、窦性心动过缓、重度房室传导阻滞和支气管哮喘患者。心肌梗死患者及肝功能不良者应慎用。

（一）非选择性β受体阻断药

普萘洛尔（propranolol）

普萘洛尔，又名心得安。口服吸收完全，首关消除显著，生物利用度约30%，血浆蛋白结合率约90%。分布广泛，易透过血-脑屏障和胎盘屏障，也可分泌于乳汁。主要在肝脏代谢，90%以上经肾排泄。因不同个体服用相同剂量的药物，其血药浓度可相差25倍，临床应用普萘洛尔时必须剂量个体化，宜从小剂量开始，逐渐增至适当剂量。对β$_1$和β$_2$受体均有较强的阻断作用，无内在拟交感活性，有膜稳定作用。用药后心率减慢、心肌收缩力减弱，心排出量减少，心肌耗氧量降低；同时还可抑制肾素释放，对高血压患者可降低血压。用于治疗高血压、心绞痛、快速型心律失常、充血性心力衰竭和甲状腺功能亢进等。

噻吗洛尔（timolol）

噻吗洛尔，又名噻吗心安，为已知的阻断β受体作用最强的药物。无内在拟交感活性和膜稳定作用。因能减少房水生成，降低眼内压，临床主要用于治疗青光眼。无缩瞳和调节痉挛等不良反应。

吲哚洛尔（pindolol）

吲哚洛尔，又名心得静，对β受体的阻断作用是普萘洛尔的6～15倍，具有较强的内在拟交感活性，激动血管平滑肌上的β$_2$受体，可舒张血管，用于治疗高血压和心绞痛。

（二）选择性β$_1$受体阻断药

阿替洛尔（atenolol）和美托洛尔（metoprolol）

两者均对β$_1$受体有选择性阻断作用，对β$_2$受体作用较弱，故增加呼吸道阻力作用弱，一般不诱发或加重支气管哮喘。临床用于治疗各型高血压、心绞痛及室上性心律失常，也用于甲状腺功能亢进等引起的心律失常。

三、α、β受体阻断药

α、β受体阻断药对α、β受体的选择性不强，临床主要用于高血压的治疗，以拉贝洛尔为代表，其他还有阿罗洛尔、卡维地洛等。

拉贝洛尔（labetalol）

拉贝洛尔能同时阻断 α、β 受体，对 β 受体阻断作用强于对 α 受体的阻断作用。阻断 β 受体作用普萘洛尔为其 2.5 倍；阻断 α 受体作用酚妥拉明为其 6～10 倍。对 β_2 受体的内在拟交感活性和直接作用，可扩张血管，增加肾血流量。主要用于中、重度高血压、心绞痛，静脉注射或静脉滴注可用于高血压危象。

卡维地洛（carvedilol）

卡维地洛是新型 α、β 受体阻断药，还具有抗氧化作用。用于治疗充血性心力衰竭，可以明显改善症状，提高生活质量，降低病死率。本药对轻、中度高血压疗效与其他 β 受体阻断药、硝苯地平等相似。

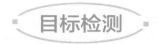

目标检测

答案解析

一、选择题

【A1／A2 型题】

1. 为了延长局麻药的作用时间和减少不良反应，可与局麻药配伍使用的药物是
   A. 去甲肾上腺素　　B. 肾上腺素　　C. 异丙肾上腺素　　D. 多巴胺　　E. 麻黄碱

2. 抢救心脏骤停患者，可选用的药物是
   A. 肾上腺素　　B. 麻黄碱　　C. 去氧肾上腺素　　D. 多巴胺　　E. 新斯的明

3. 青霉素所致过敏性休克应首选的药物是
   A. 阿托品　　B. 麻黄碱　　C. 去甲肾上腺素　　D. 肾上腺素　　E. 多巴胺

4. 过量最易引起心动过速，甚至心室颤动的药物是
   A. 间羟胺　　B. 麻黄碱　　C. 去氧肾上腺素　　D. 肾上腺素　　E. 多巴胺

5. 防治蛛网膜下隙麻醉时的血压降低可选用的药物是
   A. 肾上腺素　　B. 去甲肾上腺素　　C. 异丙肾上腺素　　D. 间羟胺　　E. 麻黄碱

6. 伴有尿量减少、心肌收缩力减弱的感染性休克，宜选用
   A. 肾上腺素　　B. 去甲肾上腺素　　C. 多巴胺　　D. 间羟胺　　E. 麻黄碱

7. 酚妥拉明等药物中毒所致低血压，常选用的治疗药物是
   A. 肾上腺素　　B. 去甲肾上腺素　　C. 异丙肾上腺素　　D. 多巴胺　　E. 麻黄碱

8. 去甲肾上腺素静脉滴注外漏易导致下列哪种不良反应
   A. 心悸
   B. 胃肠道反应
   C. 局部组织缺血坏死
   D. 诱发哮喘
   E. 直立性低血压

9. 去甲肾上腺素治疗上消化道出血时的给药方法是
   A. 静脉滴注　　B. 皮下注射　　C. 肌内注射　　D. 口服给药　　E. 舌下含服

10. 患者，男，16 岁，使用去甲肾上腺素外漏引起局部组织缺血坏死。下列能对抗去甲肾上腺素缩血管作用的药物是
    A. 噻吗洛尔　　B. 普萘洛尔　　C. 酚妥拉明　　D. 多巴胺　　E. 阿托品

11. 下列不属于酚妥拉明临床应用的是
   A. 支气管哮喘
   B. 休克
   C. 嗜铬细胞瘤
   D. 充血性心力衰竭
   E. 去甲肾上腺素静脉滴注外漏

12. 下列可用于治疗外周血管痉挛性疾病的药物是
   A. 多巴胺　　　B. 酚妥拉明　　　C. 东莨菪碱　　　D. 普萘洛尔　　　E. 哌唑嗪

13. 普萘洛尔可引起下列哪一种不良反应
   A. 心跳加快
   B. 心传导加快
   C. 局部组织缺血坏死
   D. 水杨酸反应
   E. 诱发支气管哮喘

14. 下列属于普萘洛尔禁忌证的是
   A. 心绞痛　　　B. 支气管哮喘　　　C. 高血压　　　D. 窦性心动过速　　　E. 甲状腺功能亢进

15. 下列具有阻断 α 和 β 受体作用的肾上腺素受体阻断药的是
   A. 阿替洛尔　　　B. 美托洛尔　　　C. 拉贝洛尔　　　D. 吲哚洛尔　　　E. 噻吗洛尔

二、简答题

患者，男性，32 岁，因氯丙嗪过量中毒急诊入院，在静脉滴注去甲肾上腺素治疗低血压时，发现穿刺处皮肤苍白、疼痛。

1. 请分析穿刺处皮肤苍白、疼痛的原因是什么？
2. 对于该患者应采取哪些用药护理措施？

（何秀贞）

书网融合……

📑 重点回顾　　　📱 微课　　　⏱ 习题

第八章 镇痛药

<table>
<tr><td rowspan="1">学习目标</td><td>

知识目标：

1. **掌握** 吗啡及哌替啶等代表性药物的药理作用、临床应用和不良反应。
2. **熟悉** 吗啡、可待因、芬太尼镇痛作用特点及不良反应的异同。
3. **了解** 阿片受体激动药的作用机制。

技能目标：

能应用所学知识与技能，正确解释吗啡、哌替啶、芬太尼的疗效及不良反应。能采用相应用药护理措施，正确开展合理用药宣教工作。

素质目标：

具有认真钻研的科学精神、实事求是的科学态度；具有热情服务疼痛患者，积极对待生命的意识。

</td></tr>
</table>

导学情景

情景描述：患者，女，72岁，肺鳞癌晚期。入院时神志清楚，干咳、消瘦、剧烈疼痛、呼吸困难、夜间难以入睡。诊断为癌性疼痛，医嘱给予盐酸吗啡注射液。

情景分析：患者被诊断为癌性疼痛，应给予中枢镇痛药缓解。

讨论：请问上述药物应用的依据是什么？如何进行用药护理？

学前导语：根据药物来源不同，麻醉性镇痛药分为阿片生物碱类镇痛药及人工合成镇痛药、其他镇痛药。护理工作者需要知晓药物疗效和不良反应等，进行合理用药护理服务与宣教工作。

疼痛是一种因组织损伤或潜在组织损伤产生的痛苦感觉，常伴有呼吸和循环的变化，它是机体的一种保护机制。剧烈疼痛不仅给患者带来痛苦和紧张不安等情绪，还可能引发机体生理功能紊乱，甚至休克，故控制疼痛是临床用药的目的之一。疼痛的性质与部位也是诊断疾病的重要依据，在明确诊断之前应慎重使用镇痛药，避免掩盖病情。

镇痛药（analgesics）是作用于中枢或外周神经系统，选择性抑制和减轻各种疼痛的药物。可分为麻醉性镇痛药和解热镇痛抗炎药。本章内容为麻醉性镇痛药，本类药物作用于中枢神经系统，在不影响意识和运动的情况下，选择性消除或缓解疼痛。部分药物反复应用后易成瘾，故又称为成瘾性镇痛药。本类药物属于麻醉药品管理范畴。

PPT

第一节 阿片生物碱类镇痛药

阿片（opium）是罂粟科植物罂粟未成熟蒴果浆汁干燥物。其中含有包括吗啡、可待因等在内的20余种生物碱。

吗啡（morphine） 📱微课

【体内过程】 吗啡口服易吸收，首关消除明显。多采用注射给药，仅有少量可通过血-脑屏障，但足以发挥中枢性药理作用。可通过胎盘屏障。主要在肝脏代谢，经肾脏排泄，少量经乳汁排泄。

【作用机制】 吗啡可通过激动脑内阿片受体，增强内源性抗痛系统（由阿片受体、内源性阿片肽和相应的内阿片肽神经元组成）活性，提高痛阈，起到镇痛等一系列作用。

【药理作用】

1. 中枢系统作用

（1）镇痛作用 吗啡对各类疼痛均具有强大的镇痛作用，对持续性慢痛作用强于急性间断性锐痛。对组织损伤、炎症、肿瘤等所致疼痛效果优于神经性疼痛。不影响触觉、听觉、视觉等感觉，对运动和意识无影响。

（2）镇静、致欣快作用 吗啡具有镇静作用，可提高患者对疼痛的耐受力。也可改变患者情绪，消除由疼痛所致的焦虑、紧张和恐惧。给药后，患者在安静环境中易于入睡，也易被唤醒。吗啡还可引起欣快感，表现为满足感和飘然欲仙等。

（3）抑制呼吸 治疗量吗啡即可抑制呼吸，随着给药量增大而加深。吗啡可降低呼吸中枢对 CO_2 的敏感性，使呼吸频率减慢、潮气量降低、每分通气量减少。急性中毒时呼吸频率可减慢至每分钟 3～4 次。与镇静催眠药合用可加重呼吸抑制。

（4）镇咳 吗啡可直接抑制咳嗽中枢，减轻咳嗽反射，产生镇咳作用。其镇咳作用强，对多种原因引起的咳嗽有效，但因吗啡易成瘾，临床常用可待因等药物代替。

（5）其他作用 ①缩瞳：吗啡可兴奋支配瞳孔的副交感神经，使瞳孔括约肌收缩，缩小瞳孔。中毒时瞳孔极度缩小呈针尖样。②引起呕吐：吗啡可兴奋延髓催吐化学感受触发区，引起恶心、呕吐。③抑制激素释放：吗啡抑制下丘脑释放促性腺激素和肾上腺皮质激素释放因子，从而降低黄体生成素、尿促卵泡素和肾上腺皮质激素浓度。

2. 心血管系统 吗啡对心率无明显影响。但能够扩张血管，降低外周阻力，引发直立性低血压。其机制是吗啡可促进组胺释放，降低中枢交感张力。吗啡对脑循环影响较小，但可引发脑血管扩张，导致颅内压升高。

3. 平滑肌

（1）胃肠道平滑肌 吗啡兴奋胃肠道平滑肌，提高平滑肌张力，使胃肠蠕动减慢、排空延迟，易导致食物反流，水分重吸收增加，并抑制消化腺分泌。此外，可提高回盲瓣及肛门括约肌张力，减弱便意和排便反射，导致便秘。

（2）胆道平滑肌 治疗量吗啡可引起胆道奥狄括约肌痉挛性收缩，使胆汁排出受阻，胆内压升高，引起上腹部不适甚至胆绞痛。

（3）其他平滑肌 吗啡可提高输尿管平滑肌及膀胱括约肌张力，引发尿潴留；还可扩张皮肤血管，使头面部及胸前皮肤发红。大剂量吗啡可引起支气管平滑肌收缩，诱发或加重哮喘。吗啡可对抗缩宫素对子宫的兴奋作用，降低子宫平滑肌张力，延长产程。

4. 其他 吗啡对免疫系统有抑制作用，能抑制淋巴细胞增殖，减少细胞因子分泌，减弱自然杀伤细胞的细胞毒作用，也能抑制人类免疫缺陷病毒蛋白诱导的免疫反应。

【临床应用】

1. 镇痛　吗啡对各种疼痛均有效，可有效缓解严重创伤、烧伤、癌症、手术等引起的剧痛。但因易成瘾，一般仅用于其他镇痛药无效的急性锐痛。对内脏平滑肌绞痛如肾绞痛、胆绞痛应加用阿托品等解痉药缓解。心肌梗死引起的剧痛，若血压正常，可用吗啡镇痛，缓解患者焦虑感，并扩张血管减轻心脏负担。

练一练

患者，男性，18 岁。胆绞痛入院，医生因给予何种药物进行治疗？

A. 吗啡
B. 哌替啶
C. 吗啡 + 阿托品
D. 吗啡 + 阿司匹林
E. 阿托品

答案解析

2. 心源性哮喘　由左心衰竭突发肺水肿所致呼吸困难称为心源性哮喘。除采用强心苷、氨茶碱及吸氧等综合治疗措施外，静脉注射吗啡可迅速缓解患者气促和窒息感。其机制是吗啡降低中枢对 CO_2 的敏感性，减轻过度反射性呼吸兴奋，缓解急促浅表的呼吸；吗啡可扩张外周血管，减轻心脏前、后负荷，促进水肿的消除；吗啡的镇静作用可缓解患者紧张、焦虑、恐惧的情绪。

想一想

为什么吗啡可用于心源性哮喘，但禁用于支气管哮喘？

答案解析

3. 止泻　可用于急、慢性消耗性腹泻，减轻症状。临床上常用阿片酊或复方樟脑酊。如伴有细菌感染应加用抗生素。

【不良反应与用药注意】

1. 一般不良反应　治疗量吗啡可引起眩晕、恶心、便秘、呕吐、上腹部不适甚至胆绞痛、直立性低血压、呼吸抑制，还可引发排尿困难。

2. 耐受性和依赖性　治疗量吗啡连续使用 2 ~ 3 周后即可产生耐受性，与剂量、给药间隔均呈正相关，且与其他阿片类药物有交叉耐受性。连续用药 1 ~ 2 周可产生依赖性，停药后患者产生难以忍受的不适感，如兴奋、失眠、流泪、流涕、出汗、腹泻等。成瘾患者为消除不适症状或寻求欣快感，产生明显强迫性觅药行为。

护爱生命

吗啡是一种作用强大且迅速的镇痛药物，仅可用于治疗各种疼痛，也可辅助治疗心源性哮喘和止泻。但长期应用可使脑啡肽的分泌逐渐减少，一旦停药则出现一系列令患者难以忍受的不适感。患者为摆脱不适感或追求欣快感强迫觅药。吗啡所致药物依赖性包括生理依赖性和精神依赖性。成瘾者经过科学治疗可逐渐摆脱生理依赖性，但欲摆脱精神依赖性则较难。切记珍爱生命，远离毒品。

3. 急性中毒　吗啡过量导致急性中毒，主要表现为昏迷、深度呼吸抑制、针尖样瞳孔极度缩小，并伴有血压下降、严重缺氧及尿潴留等。其中呼吸抑制为主要致死原因。抢救措施为适量给氧、人工呼吸、静脉注射阿片受体拮抗药纳洛酮，使用呼吸中枢兴奋药尼可刹米等。颅内压增高、支气管哮喘、肝功能严重减退患者及产妇、哺乳期妇女、新生儿禁用。

可待因（codeine）

可待因又称甲基吗啡，口服易吸收。主要在肝内代谢，代谢产物及少量原型经肾排出。

可待因的药理作用与吗啡相似，但弱于吗啡。其镇痛作用为吗啡的 1/12 ~ 1/10，可用于缓解中等程度疼痛。镇咳作用为吗啡的 1/4，临床用于抑制剧烈干咳。中枢抑制作用较轻，无明显镇静作用。欣快感及成瘾性弱于吗啡，无明显便秘、尿潴留、直立性低血压等副作用。

第二节　人工合成镇痛药

PPT

哌替啶（pethidine）

哌替啶为阿片受体激动剂，口服易吸收，皮下注射或肌内注射起效更为迅速，临床常注射给药。可透过血－脑屏障及胎盘屏障。肝脏代谢，主要经肾排出，少量通过乳汁排泄。

【药理作用】

1. 中枢神经作用　与吗啡基本相同，镇痛作用为吗啡的 1/10 ~ 1/7，作用时间 2 ~ 4 小时，短于吗啡。镇静、呼吸抑制、致欣快作用与吗啡类似。依赖性发生较慢，无明显镇咳及缩瞳作用。

2. 心血管系统　治疗量哌替啶能扩张血管，引起直立性低血压。也可扩张颅内血管，升高颅内压，其机制与吗啡相似。

3. 平滑肌　哌替啶对胃肠平滑肌作用类似吗啡，但作用较短、较弱，故不易引起便秘，亦无止泻作用。可收缩胆道括约肌，升高胆内压。可轻微兴奋子宫，但不影响妊娠末期子宫正常收缩，不能对抗缩宫素对子宫的兴奋，故不延长产程。大剂量哌替啶可引起支气管平滑肌收缩。

【临床应用】

1. 镇痛　哌替啶镇痛作用弱于吗啡，但因依赖性较轻且产生较慢，广泛替代吗啡用于缓解各种剧痛。内脏绞痛须合用阿托品等解痉药。因新生儿对其呼吸抑制作用较为敏感，临产前 2 ~ 4 小时不宜使用。

2. 心源性哮喘　可替代吗啡治疗心源性哮喘，效果良好。其作用机制与吗啡相同。

3. 麻醉前给药及人工冬眠　麻醉前给予哌替啶可缓解患者手术前焦虑、紧张及恐惧情绪，减少麻醉药用量并缩短诱导期。本品与氯丙嗪、异丙嗪等量混合组成冬眠合剂，用于人工冬眠。

【不良反应与用药注意】　治疗量哌替啶不良反应与吗啡类似，常见眩晕、出汗、呕吐、恶心、心悸和直立性低血压等。剂量过大可抑制呼吸。偶见肌肉痉挛、反射亢进甚至惊厥。中毒时可采用纳洛酮解救，并配合抗惊厥药。久用也可产生依赖性及耐受性。

芬太尼（fentanyl）及其同系物

芬太尼属于短效镇痛药，起效快，静脉注射后 1 ~ 2 分钟达峰值，维持约 10 分钟。肌肉注射约 15 分钟起效，维持 1 ~ 2 小时。其镇痛作用约为吗啡的 100 倍。主要用于麻醉辅助用药和静脉复合麻醉，或与氟哌利多合用于神经阻滞镇痛，也可用于治疗急性术后疼痛和慢性痛。不良反应有眩晕、恶心、呕吐、胆道括约肌痉挛等。大剂量可引起肌肉僵直。静脉注射过快可导致呼吸抑制。芬太尼依赖性弱于吗啡，但仍需注意避免成瘾。禁用于支气管哮喘、重症肌无力、颅脑外伤或肿瘤引起的昏迷及 2 岁以下儿童。

舒芬太尼（sufentani）作用约为吗啡的 1000 倍。阿芬太尼（alfentanil）作用弱于吗啡。两药起效快，作用时间短，阿芬太尼尤其突出。对心血管影响小，常用于心血管手术麻醉。阿芬太尼在体内蓄积少，长时间手术可持续静脉注射。

👁 看一看

芬太尼类药物

芬太尼类药物是目前应用最广泛的镇痛药之一。但不规范用药可能导致患者成瘾、中毒甚至死亡。故我国对芬太尼类药物的管控一贯非常重视。1996年即有12种芬太尼类物质被收入《麻醉药品品种目录》中，后又陆续增加其他芬太尼类物质。2019年将芬太尼类物质整类列入《非药用类麻醉药品和精神药品管制品种增补目录》中。

美沙酮（methadone）

美沙酮口服吸收好，约30分钟起效，4小时达峰值。皮下或肌内注射后，约1~2小时达峰值。主要在肝脏代谢，随尿液、胆汁或粪便排泄。

美沙酮镇痛作用与吗啡相当，但持续时间更长。镇静作用、呼吸抑制、缩瞳、引起便秘及升高胆内压等作用均弱于吗啡。耐受性与成瘾性产生较慢，戒断症状较轻。口服美沙酮后再注射吗啡不能引起原有欣快感，也无戒断症状，故美沙酮常用于吗啡和海洛因成瘾的脱毒治疗。也适用于手术、癌症等引发的剧痛。

长期应用美沙酮可引起多汗、淋巴细胞数量增多、血浆蛋白、糖蛋白及催乳素含量升高。美沙酮对新生儿有明显呼吸抑制作用，故禁止用于分娩止痛。

喷他佐辛（pentazocine）

喷他佐辛为阿片受体部分激动剂。本品口服、皮下和肌内注射均吸收良好，但口服首关消除明显。主要经肝脏代谢，代谢速率个体差异较大，是其镇痛效果个体差异大的主要原因。本品主要经肾脏排泄。

喷他佐辛镇静作用约为吗啡的1/3，呼吸抑制作用约为吗啡的1/2，剂量超过30mg时呼吸抑制程度不随剂量增加而增大，相对安全。但剂量达60~90mg时，可产生烦躁不安、梦魇、幻觉等精神症状，可用纳洛酮对抗。对胃肠平滑肌的兴奋作用弱于吗啡。

喷他佐辛适用于各种慢性疼痛。常见不良反应有镇静、嗜睡、眩晕、出汗、恶心、呕吐等，大剂量可见烦躁、幻觉、噩梦、心率增快、血压升高、思维障碍等。局部反复注射可使局部组织产生无菌性脓肿、溃疡和瘢痕。其成瘾性小、戒断症状轻，使用较为安全，故已列入非麻醉药品管理范围。

第三节 其他镇痛药

PPT

曲马多（tramadol）

曲马多为中枢镇痛药。口服、注射吸收均好。其镇痛作用强度类似喷他佐辛，镇咳作用约为可待因的1/2。对呼吸抑制较弱，对肠道无影响，对心血管系统无明显影响。适用于如手术、分娩、癌症晚期等原因引起的中度以上急、慢性疼痛。偶见多汗、眩晕、恶心、呕吐、疲劳等。静脉注射过快可见一过性心动过速。长期应用可产生耐受性与依赖性。

延胡索乙素（tetrahydropalmatine）和罗通定（rotundine）

延胡索乙素为罂粟科植物延胡索中提取出的生物碱，为消旋体。其有效成分为左旋体，即罗通定，现已可人工合成。本类药物具有镇静、镇痛和中枢肌松作用。镇痛作用弱于哌替啶，但强于解热镇痛抗炎药。其机制与阿片受体及前列腺素均无关，也无明显成瘾性。对慢性持续性钝痛及内脏痛效果较好，对创伤、手术后疼痛效果较差。适用于胃肠、肝胆系统疾病引起的钝痛、手术引起的胆绞痛或肾绞痛，也可用于痛经及分娩止痛，对产程和胎儿无明显影响。因其具有镇静作用，尤其适用于疼痛导致失眠的患者。偶见恶心、眩晕、乏力等，大剂量可抑制呼吸。久用无耐受性和依赖性。

第四节 阿片受体拮抗药

PPT

纳洛酮（naloxone）

纳洛酮对各型阿片受体均有竞争性拮抗作用，为阿片受体完全阻断药。口服易吸收，首关消除明显，故常静脉给药。巴比妥类药物等肝药酶诱导剂可缩短其血浆半衰期。

纳洛酮适用于阿片受体激动剂急性中毒解救，小剂量即可迅速翻转吗啡的效应，解除瞳孔缩小、呼吸抑制及其他中枢抑制症状；也可反转芬太尼、哌替啶等作为静脉复合麻醉或麻醉辅助药物对呼吸的抑制。此外还可诱发阿片类药物成瘾者的戒断症状，故可用作鉴别诊断，是研究疼痛与镇痛的重要工具药物。

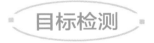

答案解析

一、选择题

【A1/A2 型题】

1. 以下哪项是吗啡的药理作用
   A. 镇痛　　　　　　　B. 呼吸兴奋　　　　C. 扩瞳　　　　D. 抗精神分裂　　E. 止吐

2. 以下关于吗啡的镇痛作用，叙述错误的是
   A. 起效快　　　　　　　　　　　　　　　B. 作用强
   C. 对急性锐痛作用强于慢性钝痛　　　　　D. 不影响意识
   E. 不影响运动能力

3. 吗啡发挥镇痛作用的机制是
   A. 激动中枢阿片受体　　　　　　　　　　B. 兴奋缩瞳核
   C. 兴奋痛觉中枢　　　　　　　　　　　　D. 抑制前列腺素合成
   E. 具有麻醉作用

4. 吗啡不适用于以下哪种疼痛
   A. 严重烧伤痛　　　　　　　　　　　　　B. 严重创伤痛
   C. 分娩疼痛　　　　　　　　　　　　　　D. 其他药物无效的严重术后疼痛
   E. 癌症晚期剧烈疼痛

5. 吗啡可用于哪类患者止痛
   A. 癌症晚期患者　　　　　　　　　　　　B. 分娩产妇
   C. 支气管哮喘患者　　　　　　　　　　　D. 休克患者
   E. 颅脑外伤患者

6. 吗啡的药理作用不包括
   A. 镇咳　　　　B. 止吐　　　　C. 止泻　　　　D. 镇静　　　　E. 致欣快

7. 心源性哮喘可选用

    A. 肾上腺素   B. 去甲肾上腺素 C. 麻黄碱   D. 吗啡   E. 纳洛酮

8. 吗啡镇痛作用特点为

    A. 对各种疼痛均有效   B. 无成瘾性

    C. 主要用于慢性钝痛   D. 无耐受性

    E. 对胃肠绞痛效果最好

9. 心肌梗死患者测量血压正常，为减轻剧痛，可应用

    A. 纳洛酮   B. 麻黄碱

    C. 肾上腺素   D. 去甲肾上腺素

    E. 吗啡

10. 吗啡急性中毒所致死亡的主要原因是

    A. 瞳孔缩小   B. 呕吐   C. 镇静   D. 镇痛   E. 抑制呼吸

11. 吗啡中毒的表现不包括

    A. 昏迷   B. 呼吸抑制   C. 血压下降   D. 体温上升   E. 瞳孔缩小

12. 以下哪项属于吗啡的中毒指征

    A. 针尖样瞳孔   B. 血压先降后升 C. 幻视   D. 谵妄   E. 黄视或绿视

13. 以下关于哌替啶，错误的是

    A. 镇痛作用弱于吗啡   B. 可用于分娩镇痛

    C. 具有依赖性   D. 可用于心源性哮喘

    E. 中毒时可用纳洛酮解救

14. 以下关于美沙酮正确的是

    A. 镇痛作用强于吗啡   B. 镇痛作用弱于吗啡

    C. 口服吸收好   D. 扩瞳

    E. 不引起呼吸抑制

【A3/A4 型题】

(15～17 题共用题干)

患者，男，40 岁。因头痛长期使用吗啡治疗，近日停药。突感烦躁、进而出现失眠、流涕、出汗、呕吐、肌肉疼痛、震颤、虚脱，极度痛苦。

15. 患者出现该症状应考虑

    A. 吗啡的治疗作用   B. 吗啡急性中毒

    C. 吗啡的特异质反应   D. 吗啡戒断反应

    E. 过敏反应

16. 为帮助患者解毒，可考虑以下哪种药物

    A. 美沙酮   B. 哌替啶   C. 纳洛酮   D. 延胡索乙素   E. 可待因

17. 对吗啡成瘾者可迅速诱发戒断症状的药物是

    A. 美沙酮   B. 哌替啶   C. 纳洛酮   D. 延胡索乙素   E. 可待因

(18～19 题共用题干)

患者，女，35 岁。乳腺癌晚期，剧痛，使用哌替啶后缓解。某日用药后突发恶心、呕吐、呼吸明显减慢、肌肉痉挛、血压下降、惊厥。给予呼吸兴奋剂后好转，考虑哌替啶中毒。

18. 此时应选用的特异性解救药是

    A. 吗啡   B. 纳洛酮   C. 美沙酮   D. 喷他佐辛   E. 曲马多

19. 哌替啶镇痛的作用机制是

    A. 麻醉作用   B. 兴奋呼吸中枢

    C. 阻断阿片受体   D. 兴奋交感神经

    E. 激动阿片受体

二、简答题

患者，男，25岁。车祸入院，术后使用吗啡镇痛。昨日用药后渐感镇静。血压 70/40mmHg，并进一步下降，呼吸频率降低至每分钟 4～5 次，血氧饱和度降低，昏迷。瞳孔缩小呈针尖样。

请问出现该症状应考虑哪种情况，如何进行治疗？

（张旻璐）

书网融合……

重点回顾   微课   习题

第九章　解热镇痛抗炎药

PPT

学习目标

知识目标：

1. 掌握　解热镇痛抗炎药的共性，阿司匹林的药理作用、临床应用、不良反应与用药注意事项。

2. 熟悉　对乙酰氨基酚、布洛芬、尼美舒利的作用特点。

3. 了解　其他解热镇痛抗炎药的作用特点。

技能目标：

学会分辨解热镇痛抗炎药的类型、解释药物作用、观察药物疗效、判断药物不良反应，能采用相应护理措施，正确开展解热镇痛抗炎药合理用药宣教工作。

素质目标：

具有全心全意为感冒发热、疼痛、风湿骨痛患者进行用药服务的良好医德医风，做好感冒发热的日常健康教育，加强上呼吸道传染性疾病的防控工作。

导学情景

情景描述：患者，男，22 岁。1 天前因淋雨着凉后出现畏冷肢冷、鼻塞、打喷嚏、流清涕，今天早晨症状加重，伴头痛、咽痛、咳嗽、浑身肌肉酸痛，体温 39.3℃。

情景分析：结合患者病史、症状、体征，诊断为：急性上呼吸道感染。给予解热镇痛抗炎药物进行治疗。

讨论：请问选用解热镇痛抗炎药的依据是什么？有哪些用药注意事项？

学前导语：解热镇痛抗炎药具有共同的作用机制，即通过抑制环氧酶（COX），进而抑制体内前列腺素（PG）的生物合成而发挥解热、镇痛及抗炎抗风湿作用。护理工作者需要知晓药物疗效和不良反应等知识，能对患者及其家属进行合理用药服务及宣教工作。

第一节　概　述

解热镇痛抗炎药是一类具有解热、镇痛、抗炎抗风湿作用的药物，又称非甾体类抗炎药（NSAIDs）。本类药物的化学结构虽然不同，但都具有共同的作用机制，即通过抑制环氧酶（COX），从而抑制体内前列腺素（PG）的生物合成，而发挥解热、镇痛及抗炎抗风湿作用见图 9-1。

一、解热作用 🅔 微课

发热是由于各种外热原（如病原体及其毒素、组织损伤、抗原抗体复合物等）刺激中性粒细胞释放内热原（白细胞介素-1、肿瘤坏死因子、干扰素、白细胞介素-6 等），作用于下丘脑体温调节中枢，引起 PG 合成释放增多，将体温调定点上调至 37℃以上，此时产热增加，散热减少，导致机体发热。解热镇痛抗炎药抑制 COX，减少 PG 的合成，使体温调定点恢复到正常水平，通过增加散热使患者

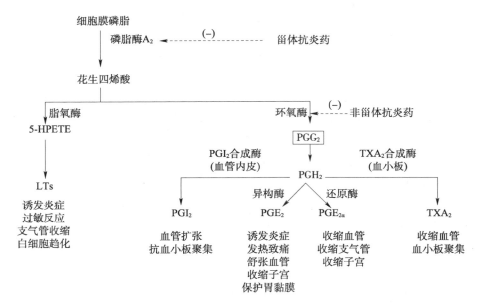

图 9 − 1　解热镇痛抗炎药作用机制

5 − HPETE：5 − 氢过氧二十碳四烯酸；LT：白三烯；PGI_2：前列环素；TXA_2：血栓素 A_2

体温恢复正常。本类药物对正常体温无影响，且不能使体温降至正常值以下，仅能降低发热者的体温。

　　发热是机体的一种防御反应，热型是诊断疾病的重要依据，在发热的原因未明确诊断前，不可滥用解热镇痛抗炎药，以免掩盖病情贻误诊治。但是，如果持久发热或体温过高，会过度消耗患者体力，可能引起头痛、失眠、全身不适、惊厥、昏迷甚至危及生命，这时可应用解热镇痛抗炎药对症治疗，并积极配合对因治疗。须注意年老体弱及婴幼儿宜小量应用，避免大量出汗引起虚脱或休克，同时应嘱咐患者多饮水和及时补充电解质。

二、镇痛作用

　　组织损伤或产生炎症反应时，会局部产生和释放某些致痛、致炎物质，如 PG、缓激肽、组胺、5 − 羟色胺等，刺激神经末梢痛觉感受器，引起疼痛。其中 PG 本身既是致痛物质，又可提高痛觉感受器对缓激肽等致痛物质的敏感性，使痛觉增敏。

　　解热镇痛抗炎药通过减少炎症时 PG 的合成，呈现中等程度的镇痛作用，其镇痛作用部位主要在外周。对组织损伤或炎症引起慢性钝痛如头痛、牙痛、神经痛、肌肉痛、关节痛、痛经等效果良好；对急性锐痛、创伤性剧痛及内脏绞痛无效。在镇痛剂量下不抑制呼吸，长期使用不产生耐受性及成瘾性。

三、抗炎抗风湿作用

　　炎症是机体对外界伤害性刺激的一种保护性病理反应，PG 是参与炎症反应的重要活性物质，能使血管扩张，血管通透性增加，引起局部组织充血、水肿和疼痛，还能增强其他致痛致炎物质的作用，加重炎症反应。

　　解热镇痛抗炎药（除对乙酰氨基酚外）大多具有抗炎、抗风湿作用，通过抑制炎症反应时 PG 的合成和释放而发挥作用，能有效地缓解炎症引起红、肿、热、痛等症状，但无病因治疗作用，也不能阻止炎症的发展和并发症的发生。

第二节　常用药物

阿司匹林（aspirin）

【体内过程】　阿司匹林又名乙酰水杨酸，口服吸收快而完全，肠溶片吸收慢。可进入关节腔及脑脊液，并可通过胎盘屏障。经肝脏代谢后肾脏排出，也有部分原型经肾脏排出，碱化尿液可促进其排泄，用于阿司匹林中毒时的解救。

【药理作用与临床应用】

1. 解热、镇痛、抗炎抗风湿　阿司匹林解热、镇痛作用较强，常与其他药物配成复方制剂，用于感冒发热、头痛、牙痛、神经痛、肌肉痛、痛经等慢性钝痛。大剂量（$3 \sim 5$ g/d）有迅速而强大的抗炎抗风湿作用，疗效与剂量呈正相关，可使急性风湿热患者于 $24 \sim 48$ 小时内关节红肿及疼痛症状缓解，发热减轻，血沉下降，可用于急性风湿热的鉴别诊断和治疗。可使关节炎症消退，关节损伤减轻，目前仍为风湿性关节炎及类风湿关节炎对症治疗的首选药。

2. 抑制血栓形成　小剂量阿司匹林可抑制血小板中的 COX，减少血栓素 A_2（TXA_2）的生成，抑制血小板聚集，从而防止血栓形成。小剂量（口服 $50 \sim 100$ mg/d）长疗程用于预防血栓形成，治疗缺血性心脏病、心绞痛和心肌梗死，降低病死率及再梗死率。此外，也可用于血管成形术及旁路移植术。对于一过性脑缺血发作者，服用小剂量阿司匹林可预防栓塞。须注意较大剂量阿司匹林抑制血管内膜 COX，使 PGI_2 合成减少，促进血栓形成。

？ 想一想

患者，女，72 岁，10 年前曾因"脑梗"入院抢救，9 年前查出冠状动脉粥样硬化，医嘱一直给予阿司匹林口服。请同学们思考讨论：

1. 该患者服用阿司匹林的用药目的是什么？
2. 该患者服用阿司匹林的用药剂量采用大剂量还是小剂量？

答案解析

【不良反应与用药注意】

1. 胃肠道反应　最为常见，口服可直接刺激胃黏膜，引起上腹部不适、恶心、呕吐；较大剂量或长期服用可诱发和加重消化道溃疡、无痛性胃出血，这与其抑制 PG 合成，导致胃黏膜防御和修复功能受损有关。宜饭后服用或同服抗酸药或服用肠溶制剂可避免或减轻胃肠道反应。服药期间禁止饮酒或含乙醇的饮料，防止加重胃肠道反应，活动性溃疡病或其他原因引起的消化道出血者禁用。

2. 凝血障碍　小剂量抑制血小板聚集，延长出血时间；大剂量长期使用，抑制凝血酶原形成，引起凝血障碍，易导致出血，应注意监测患者凝血功能，发现出血时间延长应及时停药，并用维生素 K 防治。手术前 1 周应停用，严重肝病、维生素 K 缺乏症、低凝血酶原血症、血友病，产妇及孕妇禁用。

3. 过敏反应　少数患者可出现荨麻疹、血管神经性水肿、过敏性休克；某些哮喘患者用药后可诱发支气管哮喘，称为"阿司匹林哮喘"。注意观察患者，一旦出现过敏反应，及时报告医生，遵医嘱及时停药，肾上腺素治疗效果不佳，用糖皮质激素类药物治疗。支气管哮喘、鼻息肉、慢性荨麻疹患者及对阿司匹林过敏者禁用。

练一练

患者，男性，43 岁，天气转凉后出现头痛、鼻塞、喷嚏、流涕，测体温 38.9℃，诊断为"急性上呼吸道感染"，既往有支气管哮喘病史，以下哪个药物不能选用？

A. 布洛芬
B. 阿司匹林
C. 对乙酰氨基酚
D. 吲哚美辛
E. 吡罗昔康

答案解析

4. 水杨酸反应　大剂量使用（超过 5 g/d）时，可出现头痛、眩晕、恶心、呕吐、耳鸣、视力和听力减退，严重者可出现高热、脱水、酸碱平衡失调、精神错乱、昏迷等，称为水杨酸反应。应立即停药，给予对症治疗，并静脉滴注碳酸氢钠以碱化尿液，加速药物排泄。

5. 瑞夷综合征　病毒感染性疾病（如流感、水痘、流行性腮腺炎和麻疹等）伴有发热的儿童或青少年应用阿司匹林退热时，可能会出现严重肝损害、惊厥、昏迷及急性脑水肿等，称为瑞夷综合征（急性肝脂肪变性 - 脑病综合征），虽少见，但严重者可致死。故病毒感染儿童不宜选用阿司匹林，可用对乙酰氨基酚代替。

看一看

阿司匹林——心血管一级预防药物跌落神坛

阿司匹林自 1898 年上市以来，已有超过百年的临床应用史，至今仍是世界上应用最广泛的解热镇痛抗炎药。阿司匹林被发现在多种疾病中有效，因此似乎成了一种万能药，有病治病，没病防病。2018 年 9 月 16 日，NEJM（新英格兰医学期刊，IF = 79.258）史无前例的同期发表同一个研究团队的 3 篇关于阿司匹林的研究论文（Original Article）。通过大规模临床试验发现，长期服用阿司匹林对健康老年人无残疾生存并无帮助；对健康老年人的全因死亡率反而有所增加；对健康老年人大出血概率有增加。否定了阿司匹林在心血管一级预防中的王牌地位：没有医学理由继续预防性服用阿司匹林，定期服用阿司匹林并不能真正延长寿命或降低首次心脏病或脑卒中的风险。

【药物相互作用】　阿司匹林可通过竞争与血浆蛋白结合，提高合用药物的游离血药浓度，与香豆素类抗凝血药合用易引起出血，与磺酰脲类降血糖药合用易引起低血糖反应；与糖皮质激素合用，加重溃疡病，诱发胃肠出血；与呋塞米、青霉素、甲氨蝶呤等弱酸性药物合用时，可竞争肾小管主动分泌载体，使药物排出量减少，增加各自的游离血药浓度而增强毒性。

对乙酰氨基酚（acetaminophen）

对乙酰氨基酚又名扑热息痛，口服吸收快而完全，主要在肝脏代谢，肾脏排泄，半衰期 2～4 小时。本药解热作用较强而持久，类似阿司匹林，镇痛作用较弱，几乎无抗炎抗风湿作用，对血小板及凝血时间无影响。临床主要用于感冒发热、头痛、神经痛、肌肉痛等，还可用于对阿司匹林过敏、不耐受或不适于应用阿司匹林的患者。

治疗量不良反应少，对胃肠道刺激小，不引起溃疡、出血及凝血障碍等，偶见皮疹、药热等过敏反应。少数病例可见粒细胞缺乏、血小板减少、高铁血红蛋白血症、贫血及肝、肾功能损害等，过量可致急性中毒性肝坏死。

保泰松（indometacin）

保泰松解热镇痛作用较弱，抗炎抗风湿作用强，适用于风湿性及类风湿关节炎、强直性脊柱炎及急性痛风。不良反应多且严重，对胃肠刺激性较大，还可引起水钠潴留、过敏反应等。大剂量可诱发消化性溃疡，引起肝、肾功能损害，因毒性大，现已少用。消化性溃疡、高血压、心功能不全及肝、肾功能不全者禁用。

吲哚美辛（indomethacin）

【体内过程】 吲哚美辛又名消炎痛，口服吸收迅速而完全，3 小时血药浓度达高峰，血浆蛋白结合率达 90%，主要在肝脏代谢，经肾、胆汁、粪便排泄。半衰期 2~3 小时，丙磺舒可通过抑制其经肾和胆汁排泄而延长其半衰期。

【药理作用与临床应用】 吲哚美辛为最强的 COX 抑制药之一，解热、镇痛、抗炎、抗风湿作用强大，因不良反应多且严重，一般不用于解热、镇痛，仅用于其他药物不能耐受或疗效不显著的风湿性及类风湿关节炎、骨关节炎和急性痛风性关节炎等，也可用于癌性发热及难以控制的发热。

【不良反应与用药注意】 吲哚美辛不良反应多，治疗量时发生率高达 30%~50%，约 20% 的患者须停药。

1. 胃肠道反应 恶心、呕吐、腹痛、腹泻、诱发或加重消化性溃疡，偶见胃肠出血或穿孔等，消化性溃疡患者禁用。

2. 中枢神经系统反应 头痛、眩晕、精神失常等，精神失常、癫痫患者禁用。

3. 血液系统反应 粒细胞减少、血小板减少、再生障碍性贫血等。

4. 过敏反应 皮疹、哮喘等，与阿司匹林有交叉过敏现象，对本药、阿司匹林过敏者不宜使用。肝、肾功能不全者、高血压患者、心功能不全患者、孕妇及儿童禁用。

布洛芬（ibuprofen）

布洛芬口服吸收完全，1~2 小时血药浓度达高峰，血浆蛋白结合率达 99%，可进入滑膜腔并保持高浓度，主要在肝代谢、经肾排泄，半衰期约 2 小时。布洛芬具有较强的解热、镇痛及抗炎抗风湿作用，效力与阿司匹林相似。主要用于风湿性及类风湿关节炎、骨关节炎，也用于发热、慢性钝痛。胃肠道反应较阿司匹林轻，但长期用药仍可出现消化性溃疡和出血，偶见头痛、头晕、耳鸣、视物模糊，一旦出现应立即停药。

同类药物还有萘普生（naproxen）、酮洛芬（ketoprofen）、氟比洛芬（flurbiprofen）、奥沙普秦（oxaprozin）等，其药理作用及临床应用均与布洛芬相似，$t_{1/2}$ 分别为 14 小时、2 小时、3~6 小时、50 小时。

吡罗昔康（piroxicam）

吡罗昔康又名炎痛喜康，为长效、强效解热镇痛抗炎药，作用强而持久，效价高，用药剂量小，半衰期长达 36~45 小时，每日服药一次即可。适用于风湿性和类风湿关节炎，疗效同阿司匹林。不良反应较小，但长期用药也可引起消化性溃疡及出血，应注意检查血常规及肝、肾功能，消化性溃疡者、儿童及孕妇禁用。

塞来昔布（celecoxib）

塞来昔布选择性抑制 COX-2，具有解热、镇痛、抗炎作用，用于治疗急、慢性骨关节炎和风湿性及类风湿关节炎，也可用于手术后疼痛、牙痛、痛经等。常见的不良反应为上腹疼痛、腹泻与消化不良。偶见肝、肾功能损害和视力障碍。禁用于已知对阿司匹林过敏和对磺胺类药过敏者，18 岁以下患者和哺乳期妇女不宜使用。

尼美舒利（nimesulide）

尼美舒利选择性抑制 COX－2，能抑制炎症过程中的所有介质，具有很强的抗炎、镇痛和解热作用，主要用于类风湿关节炎、骨关节炎、痛经、手术及急性创伤后疼痛和发热等。治疗量对 COX－1 抑制作用弱，不良反应的发生率较低，禁用于活动期消化性溃疡、中重度肝功能不全、严重的肾功能障碍患者以及妊娠期妇女、12 岁以下儿童。

第三节　常用感冒药的复方制剂

为增强疗效，减少不良反应，解热镇痛抗炎药常与收缩鼻黏膜血管药、镇咳药、抗过敏药、抗病毒药等制成复方制剂，用于缓解感冒引起的发热、头痛、鼻塞、流涕、咳嗽及全身肌肉酸痛等症状。临床常用抗感冒药复方制剂的组成见表 9－1。

表 9－1　常用解热镇痛药复方制剂

药品名称	解热镇痛药	缩血管药	镇咳药	抗过敏药	中枢兴奋药	抗病毒药
复方氨酚烷胺片	对乙酰氨基酚	伪麻黄碱			咖啡因	金刚烷胺
美息伪麻片						
白片	对乙酰氨基酚	伪麻黄碱	右美沙芬			
夜片	对乙酰氨基酚	伪麻黄碱	右美沙芬	苯海拉明		
氨麻美敏片 II						
白片	对乙酰氨基酚	伪麻黄碱	右美沙芬			
夜片	对乙酰氨基酚	伪麻黄碱	右美沙芬	氯苯那敏		
氨咖黄敏片	对乙酰氨基酚			氯苯那敏	咖啡因	人工牛黄
复方锌布颗粒	布洛芬			氯苯那敏		
盐酸伪麻黄碱缓释胶囊		伪麻黄碱		氯苯那敏	咖啡因	

❤ **护爱生命**

感冒后，大家不能自行购买药物服用，如果几种感冒药混用容易引起"感冒药中毒"，还可能导致胃溃疡、胃出血，肝脏、肾脏功能慢性损害。而伴有肾病、高血压、糖尿病等慢性病患者，更需要倍加小心，要咨询医生或药师，并严格按照说明书服用感冒药，不要随意搭配，避免发生药物中毒事件。护士在护理工作中要叮嘱感冒患者多喝温开水、勤洗手、外出佩戴口罩、注意防寒保暖、饮食宜清淡易消化、室内保持空气流通。

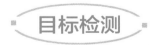

目标检测

答案解析

一、选择题

【A1／A2 型题】

1. 解热镇痛抗炎药对体温的影响是
   A. 可使发热患者体温降低到正常值以下
   B. 仅能降低发热患者的体温
   C. 解热作用受环境温度的影响
   D. 使正常人体温降低
   E. 对产热和散热过程均有影响

2. 阿司匹林用于预防心肌梗死应选择

    A. 小剂量　　　　B. 大剂量　　　　C. 任何剂量　　　　D. 大于治疗量　　E. 常用量

3. 减少阿司匹林胃肠道反应的措施错误的是哪一项

    A. 饭后服药　　　　　　　　　　　　　　　B. 饭前服药

    C. 同服抗酸药　　　　　　　　　　　　　　D. 服用阿司匹林肠溶片

    E. 消化性溃疡患者禁用阿司匹林

4. 长期大量应用阿司匹林引起出血应选用下列哪种药物治疗

    A. 维生素 A　　　　B. 维生素 B_{12}　　　C. 维生素 C　　　D. 维生素 E　　　E. 维生素 K

5. 患者，男，30 岁，患有风湿性关节炎，长期服用某非甾体抗炎药，近期出现上腹部不适、心悸，医生诊断为该药引起的消化性溃疡伴贫血，该药应该是

    A. 布洛芬　　　　B. 对乙酰氨基酚　C. 阿司匹林　　　D. 塞来昔布　　　E. 尼美舒利

6. 阿司匹林的不良反应不包括

    A. 胃肠道反应　　　　　　　　　　　　　　B. 耐受性、依赖性

    C. 过敏反应　　　　　　　　　　　　　　　D. 凝血障碍

    E. 水杨酸反应

7. 阿司匹林禁用于

    A. 头痛　　　　　B. 感冒发热　　　C. 肌肉痛　　　　D. 月经痛　　　　E. 支气管哮喘

8. 患儿，女，4 岁，发热、头痛、乏力，头部、躯干多处见米粒至豌豆大的圆形水疱，测体温 39.3℃，诊断为水痘，不宜选用的退热药是

    A. 布洛芬　　　　B. 吲哚美辛　　　C. 对乙酰氨基酚　D. 阿司匹林　　　E. 吡罗昔康

9. 关于对乙酰氨基酚叙述中的错误是

    A. 抑制 PG 的合成　　　　　　　　　　　　B. 抑制呼吸

    C. 无抗炎抗风湿作用　　　　　　　　　　　D. 无成瘾性

    E. 用于躯体钝痛

10. 下列哪种药物几乎没有抗炎抗风湿作用

    A. 布洛芬　　　　　　　　　　　　　　　　B. 吲哚美辛

    C. 阿司匹林　　　　　　　　　　　　　　　D. 对乙酰氨基酚

    E. 吡罗昔康

【A3/A4 型题】

(11~12 题共用题干)

患者，女性，28 岁，因受凉后出现头痛、鼻塞、流涕、乏力，测体温 39.2℃，自认为是感冒，自行服用阿司匹林 1 片，半小时后突感浑身不适，呼吸困难、大汗淋漓。

11. 试分析，出现这些症状的原因是

    A. 阿司匹林过量中毒

    B. 冷空气刺激呼吸道

    C. 引起瑞夷综合征

    D. 阿司匹林解热作用引起患者大汗虚脱

    E. 阿司匹林哮喘

12. 下列不能使用阿司匹林的是

    A. 缺血性心脏病患者　　　　　　　　　　　B. 感冒发热患者

C. 急性风湿热患者 　　　　　　　　　D. 牙痛患者

E. 支气管哮喘患者

【X 型题】

13. 阿司匹林的镇痛作用特点是

A. 镇痛作用部位主要在外周

B. 无耐受性及成瘾性

C. 对慢性钝痛效果好

D. 镇痛作用机制是防止炎症时 PG 合成

E. 对锐痛和内脏平滑肌绞痛也有效

14. 阿司匹林对凝血系统的影响包括

A. 延长出血时间 　　　　　　　　　　B. 抑制血小板聚集

C. 抑制凝血酶原形成 　　　　　　　　D. 延长凝血时间

E. 拮抗维生素 K

15. 为避免阿司匹林引起胃溃疡及胃出血，可采取

A. 应用肠溶片　　B. 同服碳酸氢钠　C. 饭后服用　　D. 同服碳酸钙　　E. 不将药片嚼碎

二、简答题

患者，女性，57 岁，既往有"风湿病"病史 10 余年，并出现双手手指关节红肿、疼痛，关节变形，医嘱给予阿司匹林等药物治疗后疼痛症状减轻。

请分析为什么给患者选用阿司匹林？

（蒋　琳）

书网融合……

重点回顾　　　　　　微课　　　　　　习题

第十章　镇静催眠药

学习目标

知识目标：

1. **掌握**　苯二氮䓬类药物、巴比妥类药物的药理作用、临床应用、主要的不良反应及急性中毒的解救方法。

2. **熟悉**　苯二氮䓬类药物和巴比妥类药物的代表药物名称。

3. **了解**　水合氯醛等其他镇静催眠药的作用及应用特点。

技能目标：

学会分辨镇静催眠药的类型、解释药物作用、判断药物不良反应，能采用相应用药护理措施，正确开展合理用药宣教工作。

素质目标：

具有认真钻研的科学精神、实事求是的科学态度；具有热情服务患者，积极对待生命的意识。

导学情景

情景描述：患者，女，44 岁。自述近 2 个月来工作压力较大，入睡困难。入睡后多梦，易觉醒，醒后难以继续入睡。诊断：失眠症。治疗：除休息外，给予佐匹克隆药物治疗。

情景分析：患者被诊断为失眠症，应给予镇静催眠药进行治疗。

讨论：请问上述药物应用的依据是什么？如何进行用药护理？

学前导语：根据作用环节不同，镇静催眠药一般分为苯二氮䓬类药物、巴比妥类药物、非苯二氮䓬类 $GABA_A$ 受体激动药等。护理工作者需要知晓药物特点，进行合理用药护理服务与宣教工作。

睡眠是重要的生理现象，生理睡眠可根据脑电图特点和睡眠中眼球运动情况分为非快动眼睡眠（non - rapid eye movement sleep，NREMS）和快动眼睡眠（rapid eye movement sleep，REMS）两个时相。两个睡眠时相交替出现，其中 NREMS 期与肌肉组织的修整和体力活动有关。REMS 期与神经系统发育、维持正常精神活动及大脑功能相关，梦境多出现在这个时期。如 REMS 期因药物干预缩短，则停药后可导致该时相反跳性延长，造成停药困难。

镇静催眠药（sedative - hypnotics）是一类通过抑制中枢神经功能，产生镇静和维持近似生理性睡眠的药物。不同剂量的镇静催眠药可产生不同的药理作用，小剂量时能起到镇静作用，随着剂量增大依次出现催眠、抗惊厥、抗癫痫等作用。

护爱生命

随着社会发展，生活节奏逐渐加快，患有失眠症患者人数不断增加。长期失眠又可引发包括但不限于体重增加、心脏病、抑郁症等一系列疾病。为了唤起全民对睡眠重要性的认识，国际精神卫生和神经科学基金会于 2001 年将每年 3 月 21 日定为"世界睡眠日"。2003 年中国睡眠研究会把"世界睡眠日"正式引入中国。

苯二氮䓬类药物是临床常用的镇静催眠药。在与其他具有中枢抑制作用药物联合应用时，可加深其中枢抑制性。加重嗜睡、呼吸抑制等不良反应，严重者可致患者死亡。故联用时应减少用药剂量，密切观察患者。

PPT

第一节　苯二氮䓬类药物

苯二氮䓬（benzodiazepines，BZ）类药物根据半衰期可分长效类药物、中效类药物及短效类药物。不同衍生物的药理作用各有偏重。药物分类、代表药物及作用特点见表 10 − 1。

表 10 −1　常用苯二氮䓬类药物的作用比较

药物	达峰时间（小时）	$t_{1/2}$（小时）	作用特点
长效类			
地西泮	1 ~ 2	20 ~ 80	抗焦虑、镇静催眠、抗惊厥、抗癫痫
氟西泮	1 ~ 2	40 ~ 100	催眠作用强，作用时间长
夸西泮	2	30 ~ 100	同地西泮
中效类			
硝西泮	2	21 ~ 25	催眠作用强，可用于抗癫痫
劳拉西泮	2	10 ~ 20	镇静催眠作用比地西泮强 5 ~ 10 倍
艾司唑仑	2	10 ~ 24	镇静催眠作用比硝西泮强 24 倍
阿普唑仑	1 ~ 2	12 ~ 15	同地西泮，其抗焦虑作用较地西泮强 10 倍
氯硝西泮	1	24 ~ 48	抗惊厥、抗癫痫作用较强
短效类			
奥沙西泮	2 ~ 4	10 ~ 20	同地西泮，抗焦虑及抗惊厥作用较强
三唑仑	1	2 ~ 3	催眠作用强

【体内过程】　苯二氮䓬类药物脂溶性高，口服吸收快且完全，一般采取口服或静脉注射给药。可迅速穿过血 − 脑屏障，亦可透过胎盘屏障及进入乳汁。主要在肝脏代谢，经肾排出。

【作用机制】　$GABA_A$ 受体是一个大分子复合体，其上的 GABA 结合位点可与 GABA 结合，使 Cl^- 通道开放，Cl^- 内流，产生突触后抑制效应。$GABA_A$ 受体上具有苯二氮䓬结合位点，苯二氮䓬类药物与之结合后，引起 GABA 与 $GABA_A$ 受体结合，使通道开放频率增加，增强了 GABA 的抑制效应。

【药理作用与临床应用】

1. 抗焦虑作用　小剂量的苯二氮䓬类药物即可发挥快而确切的抗焦虑作用，能显著改善患者的紧张、激动、焦虑、烦躁、忧虑、恐惧等症状，从而缓解焦虑症引发的心悸、出汗、惊恐等临床表现，是治疗各种原因引起的焦虑症的常用药物。其中，地西泮选择性较高，对各种原因导致的焦虑症均有效，因作用时间长，对持续性焦虑具有良好的效果。对间断性焦虑可选用中效类或短效类药物。

2. 镇静催眠作用　苯二氮䓬类药物用药剂量增大时，可体现出镇静作用及催眠作用。其对人镇静作用温和，可明显缩短睡眠潜伏期，减少夜间觉醒次数，延长睡眠持续时间。催眠作用具有以下特点：①安全性较高，苯二氮䓬类药物治疗指数高，安全范围大，大剂量不产生麻醉作用，对呼吸影响较小；②对 REMS 影响小，停药后较少出现反跳现象；③可缩短 NREMS，有效减少夜游症或夜惊症的发生；④依赖性较小，依赖性较巴比妥类药物出现晚且症状轻，其产生的催眠作用较近似生理性睡眠。入睡困难者可选用中效类药物、易早醒或夜间易惊醒患者宜选用中效类或者长效类药物。肝功能减退或老年患者宜采用无需肝代谢的劳拉西泮或奥沙西泮。

3. 抗惊厥及抗癫痫作用 小剂量的苯二氮䓬类药物即可对抗由戊四氮等药物引发的中毒性惊厥，其中地西泮和三唑仑的作用尤为明显。临床用于辅助治疗破伤风、子痫、小儿高热惊厥及药物中毒性惊厥。

静脉注射地西泮是治疗癫痫持续状态的首选药，硝西泮和氯硝西泮可作为其他癫痫的治疗药物。

4. 中枢肌肉松弛作用 地西泮具有较强的中枢肌松作用，但不影响正常活动，也无法达到外科手术所要求的肌松状态。临床用于治疗脑血管外伤脊髓损伤等中枢神经系统病变引发的肌肉强直，也可缓解腰肌劳损等局部病变引发的肌肉痉挛。

5. 其他 较大剂量的地西泮可引起暂时性失忆，临床用于心脏电击复律、内窥镜检查前给药及麻醉前给药，能有效缓解患者焦虑情绪也可减少麻醉药用量，并使患者术中的不良刺激在术后不复记忆。

【不良反应与用药注意】 📱微课

1. 一般不良反应 苯二氮䓬类药物安全范围大，毒性反应较少。可见头晕、乏力、嗜睡、记忆力下降等，长效类药物尤为常见。大剂量使用可导致意识障碍、共济失调、口齿不清、精神错乱。服药期间应避免从事高空作业、机械操作、驾驶车辆等高风险或高精度工作。

2. 耐受性和依赖性 本类药物无明显肝药酶诱导作用，但长期服药可产生耐受性。一般连续用药4周后，患者认为需增加剂量。连续用药4~12个月可能产生依赖性，此时患者对药物出现生理依赖及心理依赖，如突然停药，一般在2~3天后出现反跳现象和戒断反应，表现为失眠、焦虑、兴奋、激动、震颤等。故用药时能采用小剂量则不采用大剂量，避免长期连续用药，可短期用药、间断用药或交替用药。停药时应逐渐减少用药剂量，不可骤然停药。

❓ 想一想

患者，男，55岁。因工作压力大难以入睡，诊断为失眠症后服用地西泮治疗。停药后无法入睡，要求重新用药。

请问：这是哪种不良反应？如何减少该不良反应？

答案解析

3. 呼吸及循环抑制 静脉注射对心血管有抑制作用，治疗量口服则无此作用。急性中毒表现为昏迷、呼吸及循环抑制，甚至出现心搏骤停。故静脉注射本类药物时宜缓慢注射，注射后应检测患者脉搏、血压、呼吸，一旦出现中毒，应采用对症方法维持患者的循环功能及呼吸功能，并加快药物排泄，还可使用氟马西尼（flumazenil，安易醒）解救。

4. 其他 偶见过敏反应、白细胞减少等；可通过胎盘屏障，长期应用具有致畸作用，妊娠早期妇女禁用；临产前大量使用可使新生儿体温下降、肌张力降低、呼吸轻度抑制；本品能随乳汁分泌，故哺乳期妇女禁用。老人、呼吸功能不全患者、青光眼患者及肌无力患者慎用本类药物。

✏️ 练一练

患者，男性，55岁。近一个月来自觉入睡困难，夜间觉醒次数增加且易早醒，体检未发现其他异常，临床诊断为失眠症。请问首选以下哪个药物进行治疗？

A. 氟马西尼　　　　B. 地西泮　　　　C. 三唑仑

D. 纳洛酮　　　　　E. 吗啡

答案解析

PPT

第二节　巴比妥类药物

巴比妥类药物是传统的镇静催眠药。根据作用时间的长短，可分为长效类、中效类、短效类及超短效类。其分类、主要代表药物及作用特点见表 10-2。

表 10-2　常用巴比妥类药物的作用比较

药物	起效时间（小时）	作用时间（小时）	作用特点
长效类			
苯巴比妥	0.5~1	6~8	抗焦虑、镇静催眠、抗惊厥、抗癫痫
中效类			
异戊巴比妥	0.25~0.5	3~6	镇静催眠
短效类			
司可巴比妥	0.25	2~3	镇静催眠、抗惊厥
超短效类			
硫喷妥钠	静脉注射立即	0.25	静脉麻醉

巴比妥类药物口服注射均易吸收，可全身分布。本类药物根据其脂溶性差别，有两种方式进行消除。脂溶性较低的药物如苯巴比妥主要以原型经肾排泄，尿液 pH 值对其排泄影响较大，中毒时应碱化尿液加快药物排泄。脂溶性较高的药物如异戊巴比妥主要经肝脏代谢失活。

【作用机制】　巴比妥类药物作用于 GABA 能神经，通过延长 Cl^- 通道开放时间增加 Cl^- 内流，产生抑制效应。

【药理作用与临床应用】

1. 镇静催眠　小剂量巴比妥类药物可引起安静，对抗烦躁情绪。中等剂量巴比妥类药物可缩短睡眠潜伏期，减少觉醒次数并延长睡眠时间。但本类药物可缩短 REMS，久用停药后 REMS 可"反跳性"延长，患者多梦并引发睡眠障碍。故临床已较少使用巴比妥类药物镇静催眠。

2. 抗惊厥　苯巴比妥具有较强的抗惊厥作用，可用于小儿高热、破伤风、子痫、脑炎、脑膜炎及具有兴奋作用的药物引发的惊厥。一般选用苯巴比妥肌内注射，危急病例则选用起效迅速的硫喷妥钠缓慢静脉注射。

3. 抗癫痫　苯巴比妥可用于癫痫大发作及癫痫持续状态的治疗。

4. 麻醉及麻醉前给药　小剂量巴比妥类药物具有镇静作用，长效及中效药物可做麻醉前给药，以消除患者手术前的紧张情绪。超短效药物硫喷妥钠静脉注射时能产生短时间的麻醉作用，可用于静脉麻醉或诱导麻醉。

5. 增强中枢抑制药物作用　小剂量巴比妥类药物可增强其他中枢抑制药物的作用，故联合应用时应注意减量。复方感冒药及复方镇痛药物中也可将其加入。

【不良反应与用药注意】　服用巴比妥类药物的次日晨起，可见头晕、困倦、精细运动不协调等症状，称为"宿醉"现象，故从事机械操作、车辆驾驶等高危工作者，服药期间不宜工作。患者反复或长期使用本类药物后可能产生耐受性和依赖性。巴比妥类药物可引发呼吸抑制，其抑制程度一般与剂量成正比，注射速度过快也可引发。催眠剂量的巴比妥类药物对正常人呼吸影响并不明显，但对患呼吸功能不全者则产生显著影响。大剂量的巴比妥类药物可导致呼吸深度抑制、昏迷、体温降低、血压下降、反射消失、肾衰竭等，其中呼吸抑制是主要致死原因。本类药物偶见荨麻疹、皮疹、血管神经性水肿、哮喘、剥脱性皮炎等过敏反应。

PPT

第三节　非苯二氮䓬类 GABA$_A$ 受体激动药

非苯二氮䓬类 GABA$_A$ 受体激动剂是新型镇静催眠药。具有类似苯二氮䓬类的镇静催眠作用。

唑吡坦（zolpidem）

唑吡坦可选择性激动 GABA$_A$ 受体上的 BZ$_1$ 受体，调节 Cl$^-$ 通道，产生中枢抑制作用。它具有类似苯二氮䓬类药物的镇静催眠作用，但抗焦虑、抗惊厥及肌松作用较弱。唑吡坦可缩短睡眠潜伏期，减少觉醒次数，且不影响 REMS，故后遗效应轻、耐受性弱、依赖性和成瘾性均较轻。唑吡坦对呼吸抑制不明显，安全性较好。临床主要用于治疗偶发失眠和暂时性失眠患者。中毒时可采用氟马西尼解救。孕妇及儿童禁用。

佐匹克隆（zopiclone）

佐匹克隆属于第三代镇静催眠药。在 GABA$_A$ 受体上具有区别于苯二氮䓬类药物的结合位点，具有类似的抗焦虑、镇静催眠、抗惊厥和肌肉松弛作用。且起效快、作用强、作用时间长、对 REMS 影响小。能有效缩短睡眠潜伏期，提高睡眠质量。其后遗效应较轻，临床广泛用于各种原因引起的失眠症。佐匹克隆的代谢产物通过唾液排泄，故用后可见口苦。也可见困倦、肌无力、头痛等。长期应用后如突然停药，可见戒断反应。

第四节　其他药物

PPT

水合氯醛（chloral hydrate）

水合氯醛口服易吸收，但胃肠道刺激明显，患者不易耐受，故稀释后可以口服或者灌肠给药。水合氯醛的镇静催眠作用较强，不缩短 REMS，无宿醉效应及后遗效应。大剂量用药时具有抗惊厥作用。临床主要用于治疗顽固性失眠及小儿高热或破伤风引起的惊厥。久用可产生耐受性和依赖性。

丁螺环酮（zolpidem）

丁螺环酮为选择性 5 - HT$_{1A}$ 受体部分激动剂，具有与地西泮类似的抗焦虑作用，但无显著的镇静催眠、抗惊厥和中枢肌松作用。本品与苯二氮䓬类无交叉耐药。抗焦虑时起效较慢，需用药 1~2 周后才显效，4 周达到最大效应。临床主要用于慢性焦虑症或者焦虑引发的失眠。丁螺环酮成瘾性较小，依赖性较轻，无明显戒断症状，不引起记忆减退，不影响运动神经功能。可用于老年患者及青少年。严重肝、肾功能减退患者、青光眼患者、重症肌无力患者及孕妇禁用。

褪黑素（Melatonin）

褪黑素是由脑松果体分泌的激素之一。具有调节昼夜节律，诱导入睡，改善睡眠的作用。故可用于生活不规律、松果体分泌功能减退等原因引起的睡眠障碍。褪黑素不具有麻醉作用，也不具有明显的成瘾性。本品在我国属于保健食品。

看一看

精神药品管理

精神药品指可直接作用于中枢神经系统，连续使用后产生依赖性的药物。根据其致依赖性的难易程度和危害程度不同分为两类：一类药物包括司可巴比妥、三唑仑等药物，另一类药物包括除司可巴比妥的巴比妥类药物和除三唑仑外的苯二氮䓬类药物等。

精神类药品应严格按照规定使用和管理，第一类精神药物处方开具需要医生具有执业医师资格和麻醉药品、第一类精神药品处方资格。注射用药处方量为 1 次剂量，其他剂型处方不得超过 3 日用量，缓、控释制剂处方不得超过 7 日用量。第二类精神药品每次处方不超过 7 日用量。特殊处方可适当延长，但需医师注明理由。

精神类药物如被不法分子利用，可能造成严重后果。故在护理工作中，需严格遵守各级有关的规定，规范用药，合理用药。

目标检测

答案解析

一、选择题

【A1／A2 型题】

1. 以下不属于苯二氮䓬类的药物是

    A. 硫喷妥钠　　　　B. 地西泮　　　　C. 劳拉西泮　　　　D. 艾司唑仑　　　　E. 三唑仑

2. 以下属于长效类药物的是

    A. 氯硝西泮　　　　B. 地西泮　　　　C. 劳拉西泮　　　　D. 艾司唑仑　　　　E. 三唑仑

3. 苯二氮䓬类药物不具有的作用是

    A. 抗焦虑　　　　B. 镇静作用　　　　C. 催眠作用　　　　D. 抗惊厥作用　　　　E. 麻醉作用

4. 苯二氮䓬类药物不具有的临床应用是

    A. 治疗焦虑症　　　　　　　　　　　　B. 麻醉前给药

    C. 治疗失眠症　　　　　　　　　　　　D. 辅助治疗药物中毒引起的惊厥

    E. 解救吗啡中毒

5. 解救苯二氮䓬类药物急性中毒的特效药物是

    A. 氯解磷定　　　　B. 纳洛酮　　　　C. 酚妥拉明　　　　D. 氟马西尼　　　　E. 阿托品

6. 以下哪项不是苯二氮䓬类药物的不良反应

    A. 头晕　　　　B. 嗜睡　　　　C. 依赖性　　　　D. 耐受性　　　　E. 白细胞减少

7. 地西泮不宜用于下列哪种情况

    A. 焦虑症或焦虑性失眠　　　　　　　　B. 麻醉前给药

    C. 高热惊厥　　　　　　　　　　　　　D. 癫痫持续状态

    E. 解救阿托品中毒

8. 地西泮禁用于

    A. 哺乳期失眠患者　　　　　　　　　　B. 破伤风惊厥

    C. 癫痫大发作　　　　　　　　　　　　D. 焦虑性失眠

    E. 麻醉前给药

9. 巴比妥类药物中，作用维持时间最长的是

    A. 苯巴比妥　　　 B. 硫喷妥钠　　　 C. 三唑仑　　　 D. 司可巴比妥　　 E. 异戊巴比妥

10. 患者，男，50 岁，因失眠睡前服用苯巴比妥，次晨呈"宿醉现象"，这属于

    A. 三致反应　　　 B. 后遗效应　　　 C. 毒性反应　　　 D. 停药反应　　　 E. 变态反应

11. 以下哪个药物不属于巴比妥类药物

    A. 苯巴比妥　　　 B. 硫喷妥钠　　　 C. 丁螺环酮　　　 D. 司可巴比妥　　 E. 异戊巴比妥

12. 关于水合氯醛，以下错误的是

    A. 刺激胃肠道　　 B. 可治疗失眠　　 C. 无宿醉效应　　 D. 无后遗效应　　 E. 缩短 REMS

13. 下列关于佐匹克隆的叙述错误的是

    A. 具有催眠作用　　　　　　　　　　　　　　　 B. 缩短睡眠潜伏期

    C. 显著延长 REMS　　　　　　　　　　　　　　 D. 具有抗焦虑作用

    E. 后遗效应轻

14. 以下哪个药物可静脉注射用于麻醉

    A. 苯巴比妥　　　 B. 异戊巴比妥　　 C. 褪黑素　　　　 D. 地西泮　　　　 E. 硫喷妥钠

【A3/A4 型题】

(15 ~ 16 题共用题干)

患者，男，60 岁，患有癫痫 10 年。夜间癫痫发作就诊，诊断为癫痫持续状态。

15. 应首选以下哪种药物进行治疗

    A. 硫喷妥钠　　　 B. 地西泮　　　　 C. 劳拉西泮　　　 D. 艾司唑仑　　　 E. 三唑仑

16. 应采用以下哪种给药途径

    A. 口服　　　　　 B. 吸入　　　　　 C. 静脉注射　　　 D. 灌肠　　　　　 E. 肌内注射

二、简答题

患者，女性，47 岁，因儿子即将中考感觉压力很大，近半年来常心烦意乱、头晕、胸闷、手抖、心慌、感觉无原因的恐惧，夜间常常难以入睡，诊断为焦虑症并伴有失眠。

请问可选用哪种药物进行治疗？其用药依据是什么？

（张旻璐）

书网融合……

重点回顾　　　　　　　　微课　　　　　　　　习题

第十一章　抗癫痫药与抗惊厥药

PPT

<table>
<tr><td rowspan="9">学习目标</td><td>知识目标：</td></tr>
</table>

知识目标：

1. 掌握　苯妥英钠的药理作用、临床应用及不良反应；各型癫痫的首选药。
2. 熟悉　苯巴比妥、卡马西平、乙琥胺的作用特点及临床应用。
3. 了解　癫痫的各种类型。

技能目标：

学会分辨抗癫痫药与抗惊厥药类型、观察药物的疗效、判断药物不良反应，能采用相应用药护理措施，正确开展合理用药宣教工作。

素质目标：

培养专业、敬业精神，提高为癫痫和惊厥患者提供护理用药服务的能力。

导学情景

情景描述：患者，男，30岁。下班途中突然跌倒，意识丧失，口吐白沫，牙关紧闭，眼球上窜及全身肌肉强直－阵挛性抽搐，持续数分钟后进入昏睡状态，立即送往医院救治。经检查后，诊断：癫痫强直－阵挛性发作（大发作）。

情景分析：结合既往史，经检查诊断为：癫痫强直－阵挛性发作（大发作）。给予苯妥英钠进行治疗。

讨论：请问上述药物应用的依据是什么？如何进行用药护理？

学前导语：根据癫痫发作的临床症状和脑电图不同，癫痫一般分为局限性发作（单纯局限性发作和复杂性局限性发作）和全身性发作（小发作、大发作）等。针对不同类型的癫痫，采用不同种类的药物进行治疗。护理工作者需要知晓药物疗效和不良反应等，进行合理用药指导与宣教工作。

第一节　抗癫痫药

癫痫是多种病因引起的大脑局部病灶神经元兴奋性过高而导致突发性的异常高频放电，并向周围组织扩散，使大脑功能短暂失调的综合征，多伴有脑电图异常。临床表现为短暂的运动、感觉、意识和自主神经功能异常。根据癫痫发作的临床症状和脑电图不同。可将其分为以下主要类型（表11－1）。

表11－1　癫痫发作主要类型及代表药物

癫痫类型	主要症状	代表药物
局限性发作 单纯局限性发作	局部肢体抽搐或感觉异常，无意识障碍持续20～60秒	苯妥英钠、卡马西平
复杂局限性发作 （精神运动性发作）	伴有意识障碍，并出现无意识的运动如摇头、嘴抽动，持续0.5～2分钟	苯妥英钠、苯巴比妥

续表

癫痫类型	主要症状	代表药物
全身性发作		
失神性发作 （小发作）	多见于儿童。短暂的突然意识丧失，动作和语言中断，持续 5～30 秒	乙琥胺、丙戊酸钠
强直－阵挛性发作 （大发作）	突然意识丧失伴有剧烈的全身强直－阵挛性抽搐，持续数分钟	苯妥英钠、卡马西平
肌阵挛性发作	部分肌群短暂休克样抽动及意识丧失	苯妥英钠、苯巴比妥
癫痫持续状态	大发作频繁呈持续状态，患者持续昏迷	丙戊酸钠、地西泮

💗 **护爱生命**

癫痫是神经系统常见疾病，在中国约有 600 万的活动性癫痫患者。每年的 6 月 28 日是国际癫痫关爱日，2021 年的活动主题是"癫痫关爱在社区"。癫痫作为一种古老的神经系统常见病，严重危害着人类的健康，癫痫患者和他们的亲属一起，构成了当前社会中的一个弱势群体，这个弱势群体急需得到社会对他们应有的关注。作为医护工作者要为每一位患者选择个体化、人性化的治疗护理方案，尽量达到无发作、最小的不良反应和最佳的生活质量。苯妥英钠是目前常见的抗癫痫药物，是治疗癫痫大发作和单纯性局限性发作的首选药物。但该药不良反应较多，长期应用可造成牙龈增生、神经系统反应等，故使用时应做好用药护理。

苯妥英钠（phenytoin sodium）

口服吸收慢而不规则，个体差异大。连续用药 6～10 天才能达到有效血药浓度。因其碱性大，刺激性强，故苯妥英钠不宜作肌内注射，可静脉给药。血浆蛋白结合率约 85%～90%，大部分经肝代谢，自肾排出。

【药理作用与临床应用】

1. 抗癫痫 苯妥英钠是治疗癫痫大发作和单纯性局限性发作的首选药物，对于癫痫持续状态和复合性局限性发作有较好疗效，对失神性发作和肌阵挛性发作无效，有时可加重病情，故禁用。

苯妥英钠具有膜稳定作用，可显著阻滞细胞膜上 Na^+、Ca^{2+} 通道，抑制 Na^+、Ca^{2+} 内流。降低细胞膜的兴奋性，从而抑制癫痫病灶神经元的高频异常放电及向周围正常组织扩散，呈现抗癫痫作用。

2. 抗神经痛 对三叉神经痛疗效较好，并减少发作次数。对舌咽神经痛、坐骨神经痛也有一定疗效。

3. 抗心律失常 治疗强心苷中毒引起的室性心律失常为首选药。

【不良反应与用药注意】 📱微课

1. 局部刺激 苯妥英钠碱性强，刺激性大，口服可致食欲减退、恶心、呕吐和上腹疼痛等症状，故应饭后服用。静脉注射可发生静脉炎。

2. 牙龈增生 多见于儿童和青少年，与经唾液排出的药物刺激胶原组织增生有关。一般停药 3～6 个月后可自行消退。

3. 神经系统反应 药量过大或用药时间过长可引起中毒，出现眼球震颤、复视、眩晕、共济失调等。严重者还可出现语言障碍、昏睡、昏迷等。

4. 造血系统反应 长期用药因抑制二氢叶酸还原酶活性，导致叶酸缺乏，引起巨幼红细胞性贫血，宜用甲酰四氢叶酸防治。

5. 骨骼系统反应 加速维生素 D 的代谢，长期服用可致低钙血症、佝偻病和软骨病。必要时应用维生素 D 预防。

6. 过敏反应 可发生皮疹、血小板减少、粒细胞减少、再生障碍性贫血和肝坏死。

7. 其他反应 偶见男性乳房增大、女性多毛症、淋巴结肿大等。可致畸，孕妇慎用。

练一练

患者，女性，35 岁。癫痫发作时突然意识丧失伴有剧烈的全身强直 – 阵挛性抽搐，持续数分钟。入院诊断：癫痫大发作。遵医嘱服用苯妥英钠，该药不具有以下哪种不良反应

A. 局部刺激　　　　　　B. 牙龈增生　　　　　　C. 过敏反应

D. 叶酸缺乏　　　　　　E. 胃溃疡

答案解析

苯巴比妥（phenobarbital）

苯巴比妥通过抑制 Na^+、Ca^{2+} 内流，抑制神经元病灶异常放电和冲动扩散而产生抗癫痫作用。主要用于癫痫大发作及癫痫持续状态，也可用于单纯性局限性发作及复合性局限性发作，对癫痫小发作及肌阵挛性发作疗效差。由于其起效快、疗效好、毒性低、价格廉，故临床常用。因有明显中枢抑制作用，故均不作为首选药。

卡马西平（carbamazepine）

卡马西平阻滞 Na^+、Ca^{2+} 通道，抑制癫痫病灶的异常放电及向周围正常组织扩散。是一种高效、安全的广谱抗癫痫药，对各类型癫痫均有效，对精神运动性发作、大发作和单纯部分性发作有良好疗效。卡马西平是治疗精神运动性发作的首选药物，对三叉神经痛、舌咽神经痛和坐骨神经痛疗效优于苯妥英钠，对躁狂症疗效比锂盐好而副作用少。本药促进抗利尿激素分泌，产生抗利尿作用，可用于治疗尿崩症。常见的不良反应有眩晕、视物模糊、恶心、呕吐和共济失调，偶见粒细胞、血小板减少和肝损伤。

想一想

卡马西平主要作用有哪些？

答案解析

乙琥胺（ethosuximide）

乙琥胺主要用于癫痫小发作，副作用及耐受性产生较少，是临床防治癫痫小发作的首选药，对其他类型癫痫无效。不良反应常见胃肠道反应、嗜睡、眩晕等，偶见粒细胞缺乏等。

丙戊酸钠（sodium valproate）

丙戊酸钠不抑制癫痫病灶神经元异常放电，但能阻止异常放电的扩散。为广谱抗癫痫药，临床用于各型癫痫，对小发作疗效优于乙琥胺，对大发作疗效弱于苯妥英钠及苯巴比妥。因其有肝脏毒性，故不作为首选药。常见有恶心、呕吐、食欲减退等。

地西泮（diazepam）

地西泮，又名安定，属于苯二氮䓬类药物。口服吸收快而完全，约 1 小时达血药浓度高峰。肌内注

射吸收慢且不规则，静脉注射起效快，是治疗癫痫持续状态的首选药物。

👁 **看一看**

吡仑帕奈

吡仑帕奈是一种具有高度选择性和非竞争性的 α－氨基－3－羟基－5－甲基－4－异噁唑丙酸（AMPA）受体拮抗剂。抑制 AMPA 受体，影响谷氨酸活性，降低神经元放电，从而实现抗癫痫效果。吡仑帕奈还能够作用于 AMPA 受体诱导细胞内钙离子水平升高，从而使神经兴奋性降低，进而避免癫痫产生。吡仑帕奈获准可对 12 岁以上的部分性癫痫患者加用治疗。

第二节　抗惊厥药

惊厥是中枢神经系统过度兴奋所致的全身骨骼肌强烈不自主收缩，表现为强直性收缩或阵挛性抽搐。常见于小儿高热、破伤风、癫痫大发作、子痫和中枢兴奋药中毒等。常用镇静催眠药治疗，也可注射硫酸镁抗惊厥。

硫酸镁（magnesium sulfate）

硫酸镁因给药途径不同而产生不同的药理效应。口服有泻下和利胆作用，注射给药具有抗惊厥和降血压作用。抗惊厥的主要机制是阻断神经肌肉接头的信息传递。因为 Mg^{2+} 与 Ca^{2+} 化学性质相似，能竞争性地拮抗 Ca^{2+} 的作用，抑制 Ca^{2+} 内流，从而使运动神经末梢释放 ACh 减少，导致骨骼肌松弛。临床上主要用于治疗子痫、破伤风等引起的惊厥，也用于高血压危象的救治。常以肌内注射、静脉注射或静脉滴注给药。

该药过量易引起呼吸抑制、血压下降，甚至死亡。一旦出现中毒应立即停药，并进行人工呼吸，配合缓慢静脉注射氯化钙或葡萄糖酸钙抢救。

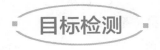

答案解析

一、选择题

【A1/A2 型题】

1. 苯妥英钠是下列哪种疾病的首选药物

    A. 癫痫小发作　　　　　　　　　　B. 癫痫大发作

    C. 癫痫精神运动性发作　　　　　　D. 帕金森病发作

    E. 小儿惊厥

2. 关于苯妥英钠体内过程，下列叙述哪项不正确

    A. 口服吸收慢而不规则，宜肌内注射

    B. 生物利用度有明显个体差异

    C. 血浆蛋白结合率高

    D. 癫痫持续状态时可作静脉注射

    E. 主要在肝脏代谢

3. 下列关于苯妥英钠作用的叙述错误的是

    A. 降低细胞膜的兴奋性

    B. 能阻滞 Na^+ 通道，减少 Na^+ 内流

    C. 对异常的高频放电 Na^+ 通道有明显阻滞作用

    D. 对正常的低频放电 Na^+ 通道有明显阻滞作用

    E. 能阻滞 Na^+ 通道，也能阻滞 Ca^{2+} 内流

4. 可以治疗三叉神经痛和舌咽神经痛的药物是

    A. 苯妥英钠   B. 阿司匹林   C. 苯巴比妥   D. 戊巴比妥钠   E. 乙琥胺

5. 具有抗心律失常作用的抗癫痫药是

    A. 苯妥英钠   B. 卡马西平   C. 苯巴比妥   D. 丙戊酸钠   E. 乙琥胺

6. 下列哪种药物会引起牙龈增生的不良反应

    A. 氯丙嗪   B. 地西泮   C. 苯妥英钠   D. 苯巴比妥   E. 卡马西平

7. 下列哪种药物属于广谱抗癫痫药

    A. 地西泮   B. 丙戊酸钠   C. 苯巴比妥   D. 苯妥英钠   E. 乙琥胺

8. 乙琥胺是治疗何种癫痫的常用药物

    A. 失神小发作   B. 大发作

    C. 癫痫持续状态   D. 部分性发作

    E. 中枢疼痛综合征

9. 关于卡马西平叙述错误的是

    A. 对大发作无效   B. 精神运动性发作的首选药物

    C. 对三叉神经痛疗效优于苯妥英钠   D. 治疗尿崩症

    E. 抗抑郁和抗躁狂

10. 癫痫持续状态首选药是

    A. 地西泮   B. 苯妥英钠   C. 乙琥胺   D. 丙戊酸钠   E. 以上都不是

11. 硫酸镁中毒时，特异性的解救措施是

    A. 静脉输注 $NaHCO_3$，加快排泄

    B. 静脉滴注毒扁豆碱

    C. 静脉缓慢注射氯化钙

    D. 进行人工呼吸

    E. 静脉注射呋塞米，加速药物排泄

12. 关于硫酸镁叙述错误的是

    A. 有利胆作用   B. 有泻下作用   C. 抗惊厥   D. 治疗高血压危象 E. 抗焦虑

【A3/A4 型题】

(13~14 题共用题干)

患者李某，有癫痫病史 4 年，一直服用苯妥英钠治疗，病情得到控制。

13. 以下不属于该药不良反应的是

    A. 局部刺激   B. 共济失调   C. 贫血   D. 低血压   E. 过敏反应

14. 该药还可用于治疗

    A. 惊厥   B. 小儿高热惊厥   C. 三叉神经痛

    D. 焦虑症   E. 抑郁症

二、简答题

患者，男性，40 岁，一周前，突然口吐白沫。抽搐倒地，意识模糊，持续数分钟，经诊断为癫痫小发作伴有大发作，医生给予丙戊酸钠口服片。请分析药物治疗的合理性及该药不良反应。

（吴小玲）

书网融合⋯⋯

重点回顾　　　微课　　　习题

第十二章 抗帕金森病药与抗阿尔茨海默病药

PPT

学习目标

知识目标：

1. **掌握** 抗帕金森病药物的分类；左旋多巴、卡比多巴的药理作用、临床应用及不良反应。

2. **熟悉** 抗阿尔茨海默病药物的分类、作用特点和临床应用。

3. **了解** 其他抗帕金森病药物的作用特点和临床应用；帕金森病的发病机制。

技能目标：

学会观察抗帕金森病药和抗阿尔茨海默病药疗效和不良反应，能采用相应用药护理措施，开展合理用药宣教工作。

素质目标：

培养认真负责的工作态度，提高为中枢神经系统退行性病变患者服务的能力。

导学情景

情景描述： 患者，女，72 岁。近一个月出现手不自觉的颤动，安静时表现明显，肢体活动变得迟缓，肌肉僵硬，站立或走路时易跌倒，有流涎等症状。入院诊断：帕金森病。治疗：给予多巴丝肼片（左旋多巴和苄丝肼组成的复方制剂）口服治疗。

情景分析： 结合体格检查，患者诊断为：帕金森病。给予抗帕金森病药物进行治疗。

讨论： 请问上述药物应用的依据是什么？如何进行用药护理？

学前导语： 目前抗帕金森病药物主要分为两类，包括拟多巴胺类药和抗胆碱药。护理工作者要熟悉药物疗效和不良反应等，进行合理用药护理服务与宣教工作。

第一节 抗帕金森病药

帕金森病（Parkinson's disease，PD）又称震颤麻痹，是由多种原因引起的慢性进行性锥体外系功能障碍的中枢神经系统退行性疾病。常见症状为静止性震颤、肌强直、运动迟缓及共济失调。主要发病原因是黑质–纹状体多巴胺能神经出现退行性变化，导致胆碱能神经功能相对亢进。目前抗帕金森病药主要有拟多巴胺类药和抗胆碱药。通过增强多巴胺能神经功能或抑制胆碱能神经功能来缓解或治疗帕金森病。

一、拟多巴胺类药

左旋多巴（levodopa，L–dopa）

左旋多巴口服吸收迅速，0.5~2 小时达到血药浓度高峰，血浆半衰期为 1~2 小时。口服吸收后，绝大多数药物被外周多巴脱羧酶脱羧转化为多巴胺，而多巴胺不易透过血–脑屏障，最终进入脑内的左旋多巴仅1%左右，故显效较慢。

【药理作用与临床应用】　左旋多巴进入中枢，在中枢多巴脱羧酶的作用下转变为多巴胺，补充纹状体中DA的不足，而发挥治疗帕金森病作用。

1. 治疗帕金森病　其特点为：①起效缓慢，用药后2～3周开始起效，1～6个月以上获得最大疗效；②对轻症或年轻患者疗效好，对重症或老年患者疗效差；③对肌肉强直和运动迟缓疗效好，对肌肉震颤疗效差；④对吩噻嗪类药物引起的帕金森综合征无效。

2. 治疗肝昏迷　左旋多巴进入中枢转变为多巴胺和去甲肾上腺素，补充脑内神经递质的不足，可使昏迷患者苏醒，仅作为辅助用药，不能改善肝脏功能。

【不良反应与用药注意】 📱微课

1. 胃肠道反应　治疗早期约80%的患者出现恶心、呕吐和食欲减退等。一般饭后服用或减量可减轻上述症状，偶见溃疡、出血或穿孔。

2. 心血管反应　初期服用，大约30%的患者会出现直立性低血压。也可引起心绞痛和心律失常等症状。

3. 运动障碍　长期服用会导致四肢、躯体以及舌不自觉的运动。服药两年以上者此症状发生率可高达90%。

4. 症状波动　服药3～5年，约40%～80%的患者出现症状波动，部分患者长期用药出现"开－关"现象，即患者突然多动不安（开），而后又出现肌强直、运动不能（关），两种现象可交替出现，妨碍患者日常活动。

5. 精神症状　出现焦虑、失眠、幻觉、妄想以及精神错乱等。可用氯氮平对抗。

✎ 练一练

患者，女性，54岁。最近出现运动迟缓、肌肉僵直，入院诊断：帕金森病，下列对帕金森病有治疗作用的药物是

A. 卡比多巴　　　　　　B. 他克林　　　　　　C. 左旋多巴＋卡比多巴

D. 氯丙嗪　　　　　　　E. 苯妥英钠

答案解析

卡比多巴（carbidopa）

卡比多巴是较强的多巴胺脱羧酶抑制药，不能透过血－脑屏障。与左旋多巴合用时，可减少外周的多巴胺生成，使进入中枢的左旋多巴增多，左旋多巴服用剂量可减少75%，明显减轻外周不良反应，提高疗效。单独用无效，卡比多巴和左旋多巴所组成的复方制剂称为卡左双多巴。

❓ 想一想

卡比多巴与左旋多巴的组方依据是什么？

答案解析

苄丝肼（benserazide）

药理作用和临床应用与卡比多巴类似。苄丝肼与左旋多巴组成的复方制剂称为多巴丝肼。两者的混合比例为1∶4。

司来吉兰（selegiline）

司来吉兰易透过血－脑屏障，选择性抑制中枢神经系统单胺氧化酶B（MAO－B）的活性。减少黑质－纹状体内多巴胺的降解，发挥抗帕金森病作用。该药与左旋多巴联合使用，可降低左旋多巴的用量，改善患者的症状波动。临床主要用于增强左旋多巴的作用。司来吉兰的不良反应少且较轻，主要有兴奋、失眠、幻觉及肠胃道不适。

溴隐亭（bromocriptine）

溴隐亭能选择性激动黑质－纹状体通路的DA受体，对外周多巴胺受体作用弱。临床主要用于不能耐受左旋多巴治疗或用其他药物疗效不佳的帕金森病患者。小剂量激动结节－漏斗部位DA受体，减少催乳素释放和生长激素释放，用于泌乳闭经综合征和肢端肥大症的治疗。主要在肝脏代谢，经胆汁排出。

二、中枢抗胆碱药

苯海索（benzhexol）

苯海索又名安坦，该药在中枢有明显的抗胆碱作用，使胆碱能神经与多巴胺能神经的功能平衡，改善患者的肌震颤及肌肉强直、运动障碍等症状。临床主要用于轻症或不能耐受左旋多巴的患者以及抗精神病药引起的帕金森综合征。

❤ 护爱生命

2013年诺贝尔生理学或医学奖得主、世界顶尖科学家协会副主席兰迪·谢克曼（Randy Schekman）指出，帕金森病在全球范围内都呈现蔓延趋势，在人口老龄化程度越来越高的当下，形势也愈发严峻，构成了沉重的公共医疗负担。谢克曼表示，他和他的团队正在邀请全球研究团队共同合作，为理解帕金森病献言献策，"我们专注于上述研究主题，会把全球研究团队组成一个网络，在结果发表之前先进行分享交流，未来发表出来的文章将存档，全部免费公开。左旋多巴是目前治疗帕金森病常见药物，对大多数帕金森病患者疗效显著。该药不良反应较多，长期使用可造成运动多动症、精神障碍等，故使用时应做好用药护理。

第二节　抗阿尔茨海默病药

阿尔茨海默病（Alzheimer's disease，AD）是一种以进行性认知功能障碍和记忆损害为主的中枢神经系统退行性病变。临床表现为记忆力、抽象思维能力和语言功能退化。目前AD的发病机制尚不明确，一般认为与环境因素和遗传因素有关，现有的药物主要是增强中枢胆碱能神经功能，包括胆碱酯酶抑制药和M受体激动药等。

一、胆碱酯酶抑制药

他克林（tacrine）

他克林是第一代胆碱酯酶抑制药，是美国食品药品管理局（FDA）第一个批准上市治疗AD的药物。易透过血－脑屏障。除抑制胆碱酯酶活性，增加乙酰胆碱含量外，还可直接激动M、N受体和促进乙酰胆碱的释放，亦可改善脑组织对葡萄糖的利用。临床可改善轻度、中度阿尔茨海默病患者的症状。最常见的不良反应为肝毒性，是其临床应用受限的主要原因。

多奈哌齐（donepezil）

多奈哌齐口服吸收好，生物利用度为 100%，3 ~ 4 小时达血药浓度高峰。主要由肝代谢，经肾脏排泄。本药能提高中枢神经系统特别是大脑皮质神经突触间隙中 ACh 的浓度，从而改善认知功能。临床主要用于轻、中度 AD 的治疗，是目前临床治疗 AD 最常用的药物。不良反应轻微，常见有恶心、呕吐、腹泻、震颤、肌痛、肌肉痉挛、眩晕等。

同类药物还有利斯的明（rivastigmine）、加兰他敏（galantamine）、石杉碱甲（huperzine A）等。

二、M 受体激动药

占诺美林（xanomeline）

占诺美林是选择性 M_1 受体激动剂。口服易吸收，易通过血 – 脑屏障，服用本药可明显改善阿尔茨海默病患者的认知功能和行为能力。因易引起胃肠道和心血管等方面的不良反应，为减轻症状，可选择经皮肤给药。

其他的抗阿尔茨海默病药还有美金刚（memantine）。

👁 看一看

甘露特钠

甘露特钠，代号 GV – 971。是我国自主研发并拥有自主知识产权的创新药，由上海药物研究所、中国海洋大学和上海绿谷制药有限公司（以下简称"绿谷制药"）联合开发，GV – 971 的上市，将为患者提供新的用药选择。该药主要发明人、中国科学院上海药物研究所耿美玉研究员介绍，临床前作用机制表明，GV – 971 通过重塑肠道菌群平衡，抑制肠道菌群特定代谢产物的异常增多，减少外周及中枢炎症，降低 β 淀粉样蛋白沉积和 Tau 蛋白过度磷酸化，从而改善认知功能障碍。GV – 971 可明显改善轻、中度阿尔茨海默病患者的认知功能障碍。

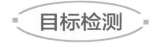

答案解析

一、选择题

【A1/A2 型题】

1. 下列抗帕金森病药中通过在脑内转变为多巴胺起作用的是
   - A. 左旋多巴
   - B. 卡比多巴
   - C. 金刚烷胺
   - D. 苯海索
   - E. 苯海拉明

2. 左旋多巴抗帕金森病改善最明显的症状是
   - A. 震颤
   - B. 流涎
   - C. 精神症状
   - D. "开 – 关"现象
   - E. 肌肉强直和运动迟缓

3. 关于左旋多巴不良反应的叙述，不正确的是
   - A. 可致恶心、呕吐
   - B. 引起心律失常
   - C. "开 – 关现象"
   - D. 肝昏迷
   - E. 不自觉运动

4. 单独使用无抗帕金森病作用的药物是
   - A. 金刚烷胺
   - B. 卡比多巴
   - C. 左旋多巴
   - D. 苯海索
   - E. 以上都不是

5. 与左旋多巴合用可减少左旋多巴的用量，改善患者的症状波动是

    A. 溴隐亭   B. 司来吉兰   C. 卡比多巴

    D. 苯海索   E. 以上都不是

6. 能增强左旋多巴作用并减少其不良反应的是

    A. 金刚烷胺   B. 卡比多巴   C. 苯海索   D. 氯丙嗪   E. 利血平

7. 既可抗帕金森病，又可治疗肝昏迷的药物是

    A. 苯海索   B. 金刚烷胺   C. 左旋多巴   D. 卡比多巴   E. 以上都不是

8. 下列不属于苯海索治疗帕金森病的特点是

    A. 改善肌肉强直疗效好   B. 对运动障碍疗效好

    C. 抗肌震颤疗效好   D. 主要用于轻症患者

    E. 氯丙嗪引起的帕金森综合征无效

9. 属于第一代胆碱酯酶抑制药，也是美国食品药品管理局第一个批准上市的治疗 AD 的药物是

    A. 多奈哌齐   B. 占诺美林   C. 他克林   D. 卡比多巴   E. 以上都不是

10. 他克林临床应用受限的主要原因

    A. 抑制胆碱酯酶活性   B. 激动 M、N 受体

    C. 促进乙酰胆碱释放   D. 肝毒性

    E. 易透过血－脑屏障

11. 以下没有抗帕金森病作用的药物是

    A. 左旋多巴   B. 司来吉兰   C. 溴隐亭   D. 苯海索   E. 他克林

12. 占诺美林是

    A. M_1 受体激动剂   B. M_1 受体阻断剂   C. D_2 受体阻断剂

    D. α 受体激动剂   E. β 受体激动剂

（13～14 题共用题干）

患者，40 岁，近一年出现手脚不自觉颤动，静止时颤动更明显，活动时减轻。诊断为帕金森病。

13. 患者选用哪一药物治疗

    A. 左旋多巴   B. 卡比多巴   C. 他克林   D. 多奈哌齐   E. 氯丙嗪

14. 该药物的不良反应不包括

    A. 症状波动   B. 运动障碍   C. 直立性低血压   D. 胃肠道反应   E. 震颤麻痹

二、简答题

患者，男性，65 岁，近半年出现认知功能障碍和记忆减退，具体表现为记忆力、思维能力和语言功能退化，脑 CT 显示脑皮质萎缩，经医生诊断为阿尔茨海默病。医嘱给予他克林治疗，请分析用药合理性及该药具有的不良反应。

（吴小玲）

书网融合······

重点回顾   微课   习题

第十三章 抗精神分裂症药与抗心境障碍药

PPT

学习目标

知识目标：
1. 掌握 氯丙嗪的药理作用、临床应用及不良反应。
2. 熟悉 氟哌啶醇、氯氮平、碳酸锂、丙米嗪的作用特点及临床应用。
3. 了解 其他抗精神失常药的作用特点及用途。

技能目标：
学会观察不同药物的疗效、判断药物不良反应，能采用相应用药护理措施，正确开展合理用药宣教工作。

素质目标：
具有为精神分裂症与心境障碍患者提供良好用药护理服务的优良品质。

导学情景

情景描述：患者，女，35岁。因工作压力大，近半年时常感觉周围人在议论她，怀疑有人在背后偷偷跟踪她，不能自控，有时会自言自语、傻笑，思维变差，常出现幻觉等症状。家人发现异常状况，带其前往医院就诊。诊断：精神分裂症。治疗：给予氯丙嗪进行治疗。

情景分析：结合患者平时表现，诊断为精神分裂症。给予抗精神分裂症药物进行治疗。

讨论：请问上述选用药物应用的依据是什么？用药期间应注意什么？

学前导语：根据药物化学结构的不同，抗精神分裂症药一般分为吩噻嗪类、硫杂蒽类、丁酰苯类和其他类等。医护工作者要学会判断药物疗效和不良反应等，进行合理用药护理服务与宣教工作。

第一节 抗精神分裂症药

精神分裂症是一种严重的精神疾病，多发于青壮年（18~40岁），在总人群中发病率为1%。大多数患者表现为慢性病程，具有思维、情感和行为等方面的障碍，以精神活动和环境不协调为特征。病情迁移或反复发展，导致明显的精神功能障碍及生活能力的衰退。根据临床症状分为Ⅰ型和Ⅱ型，Ⅰ型以妄想、幻觉、情感混乱等阳性症状为主，Ⅱ型以冷漠、无欲望、失语等阴性症状为主。本节介绍的药物大多对Ⅰ型疗效好，对其他精神病的躁狂症状也有效，对Ⅱ型疗效差。根据化学结构不同，将抗精神分裂症药分为四类：吩噻嗪类、硫杂蒽类、丁酰苯类和其他类。

一、吩噻嗪类

氯丙嗪（chlorpromazine）

【体内过程】 口服吸收慢而不规则，2~4小时血药浓度达高峰，肌内注射吸收迅速，与血浆蛋白结合达90%以上。脂溶性高，可分布于全身各组织，以肝、脑等组织含量较高，脑组织内药物浓度可达血药浓度的 10 倍。不同个体口服相同剂量，血药浓度相差可达 10 倍，故需注意用药剂量个体化。老年患者消除速率慢，应调整用药剂量。主要经肝代谢，经肾排泄。

【药理作用】

1. 对中枢神经系统作用

（1）抗精神分裂症作用　氯丙嗪具有较强的中枢抑制作用，也称为神经安定作用。正常人口服治疗量氯丙嗪后，出现镇静、感情淡漠、注意力不能集中、对周围环境不感兴趣，在安静环境中易入睡，但容易唤醒，醒后神志清楚。精神分裂症患者用药后出现安静，可迅速控制兴奋、躁动等症状。大剂量持续用药 6 周以上，可使幻觉、妄想、躁动及精神运动性兴奋逐渐消失，理智恢复，达到生活自理。此作用无耐受性。患者必须长期坚持用药，维持疗效，减少复发。此外，也可用于治疗躁狂症状及其他精神病伴有的兴奋躁动、紧张和妄想等症状。

作用机制：主要通过阻断中脑 - 边缘系统和中脑 - 皮层系统的 D_2 受体而发挥抗精神分裂症作用。

（2）镇吐作用　氯丙嗪具有较强的镇吐作用，小剂量选择性阻断延髓催吐化学感受区（CTZ）的 D_2 受体，对抗阿扑吗啡引起的呕吐，大剂量能直接抑制呕吐中枢。对顽固性呃逆有效。对前庭刺激引起的呕吐无效。

（3）对体温调节的影响　氯丙嗪对下丘脑体温调节中枢有很强的抑制作用，导致体温调节功能失灵，不仅降低发热者体温还使正常人体温下降，但降温程度随环境温度升高而幅度变小。若配合物理降温，可降至正常体温以下。

（4）加强中枢抑制药的作用　氯丙嗪可加强其他中枢抑制药如全身性麻醉药、镇静催眠药、镇痛药及乙醇等的作用，故上述药物与氯丙嗪合用时，应适当减量，避免中枢神经系统过度抑制。

2. 对自主神经系统作用

（1）降低血压　氯丙嗪可阻断 α 受体，抑制血管运动中枢，松弛血管平滑肌，使血管舒张，血压下降。因其连续服用可产生耐受性，且有较多的副作用，故不用于高血压的治疗。

（2）抗胆碱作用　氯丙嗪阻断 M 受体，有较弱的抗胆碱作用，无治疗意义，一般引起口干、便秘、视力模糊等副作用。

3. 对内分泌系统的作用　氯丙嗪阻断下丘脑结节 - 漏斗多巴胺通路中的 D_2 亚型受体，从而影响多种激素的分泌。如抑制催乳素因子的释放，增加催乳素的分泌。抑制尿促卵泡素、糖皮质激素以及生长激素的分泌。

练一练

氯丙嗪不具有的作用是

A. 抗精神分裂症　　　　　B. 催吐　　　　　C. 影响体温

D. 阻断 D_2 受体　　　　　E. 阻断 M 受体

答案解析

【临床应用】

1. 精神分裂症　能显著减少幻觉、妄想等阳性症状为主的 I 型精神分裂症状。服药数周后，使患者的情感、思维及行为趋于一致，生活自理，但不能根治，需长期用药甚至终身治疗。氯丙嗪对以阴性症状为主的 II 型精神分裂症效果较差。对躁狂症或其他精神病伴有的紧张、兴奋、妄想、幻觉等症状有效。

2. 呕吐和顽固性呃逆　可有效抑制多种疾病（如放射病、癌症、胃肠炎等）和药物（如吗啡等）引起的呕吐；也可抑制顽固性呃逆；但对晕动症引起的呕吐无效。

3. 人工冬眠　氯丙嗪和某些中枢抑制药（如异丙嗪和哌替啶等）组成人工冬眠合剂，可使患者处于深度睡眠状态，使其体温、基础代谢和组织耗氧量均降低，这种状态称为人工冬眠。用于严重创伤、感染性休克、甲状腺危象等辅助治疗，为患者争取足够时间采用其他治疗措施。

？想一想

氯丙嗪与阿司匹林对体温的影响，从作用特点、作用机制、临床应用三方面进行比较。

答案解析

【不良反应与用药注意】 📱微课

1. 一般不良反应　中枢抑制作用有嗜睡、困倦、无力等。α 受体阻断症状如体位性低血压、鼻塞、心悸等。M 受体阻断症状如视物模糊、口干、便秘等。

2. 锥体外系反应（EPR）　长期大剂量服用氯丙嗪可导致该反应。其主要表现形式分为：①帕金森综合征，中老年人多见，表现为肌肉张力增高、动作迟缓、面容呆板（面具脸）、肌肉震颤和流涎等，一般在用药数周至数月发生；②静坐不能，中青年多见，表现为不可控制的心烦意乱，坐立不安，反复徘徊；③急性肌张力障碍，青少年多见，多出现在用药后的 5 天内，以面、颈、唇及舌肌痉挛多见，表现为强迫性张口、斜颈、伸舌和言语障碍等症状。以上三种症状主要是由于氯丙嗪阻断黑质－纹状体通路的 D_2 受体，使多巴胺功能减弱，乙酰胆碱功能增强引起的。减少药量或停药后症状可减轻或消失，必要时可用中枢抗胆碱药苯海索治疗缓解；④迟发性运动障碍，表现为不自主的、刻板重复的运动，如吸吮、鼓腮、舔舌等口、舌、腮三联症。一旦出现应尽早停药或减量，也可用拟多巴胺药减轻此症状，中枢性抗胆碱药无效。

3. 过敏反应　常见皮疹、接触性皮炎。少数患者可致肝损害或急性粒细胞缺乏，一旦出现，应立即停药。有过敏史者慎用。

4. 内分泌系统反应　长期应用引起催乳素分泌增加，乳房增大及泌乳。抑制生长激素分泌，儿童生长发育迟缓等。

5. 急性中毒　一次超大剂量服用可发生急性中毒。表现为昏睡、意识障碍、血压下降、呼吸抑制，心肌损害等。一旦发生应立即停药并进行对症治疗。可用去甲肾上腺素升压，禁用肾上腺素。

6. 其他　少数患者可出现癫痫或惊厥，偶见肝损伤、贫血和再生障碍性贫血。

二、硫杂蒽类

氯普噻吨（chlorothixene）

氯普噻吨为硫杂蒽类代表药物，与氯丙嗪相比具有以下特点：抗精神分裂症、抗幻觉和妄想作用较弱，镇静作用强，抗胆碱作用较弱，有较弱的抗抑郁作用。常用于伴焦虑或抑郁的精神分裂症、焦虑性神经官能症和更年期抑郁症患者。

三、丁酰苯类

氟哌啶醇（haloperidol）

氟哌啶醇为第一个合成的丁酰苯类药物，是这类药物的典型代表。能选择性阻断 D_2 受体，抗精神分裂症作用及镇吐作用强，镇静、降压作用弱。用于以兴奋、幻觉和妄想为主要表现的各种急、慢性精神分裂症。锥体外系反应发生率高且严重。但对心血管的副作用较轻，对肝功能影响较小。

四、其他类

舒必利（sulpiride）

舒必利是一种选择性 D_2 受体阻断药。常用于幻觉妄想型和紧张型精神分裂症，对情绪低落、忧郁等症状也有治疗作用。锥体外系反应较轻。

氯氮平（clozapine）

氯氮平抗精神分裂症作用和镇静作用强，锥体外系反应轻。对少数患者引起严重的粒细胞缺乏症，还可能致血脂紊乱、加重糖尿病等，临床使用受到一定限制。

利培酮（risperidone）

利培酮选择性阻断中枢 5 – HT 受体和 D_2 受体，可用于以阳性症状为主的 Ⅰ 型精神分裂症和以阴性症状为主的 Ⅱ 型精神分裂症。也可减轻与精神分裂症有关的情感症状如抑郁、焦虑等。

👁 看一看

注射用利培酮微球（Ⅱ）

2021 年 1 月 14 日，烟台大学分子药理和药物评价教育部重点实验室科研团队主持研发的创新微球制剂——瑞欣妥 [注射用利培酮微球（Ⅱ）] 获国家药品监督管理局批准上市。

该药用于治疗急性和慢性精神分裂症以及其他各种精神病状态明显的阳性症状和明显的阴性症状，可减轻与精神分裂症有关的情感症状。瑞欣妥为注射用缓释微球制剂，是中国首个自主研发，具有自主知识产权的并且开展全球注册的创新微球制剂。

第二节　抗心境障碍药

心境障碍（mood disorders），也称为情感障碍性疾病。又分为躁狂症和抑郁症。躁狂症主要表现为情绪高涨、思维活跃、联想敏捷等阳性行为。抗躁狂症药通过抑制去甲肾上腺素能神经或多巴胺能神经，从而有效缓解躁狂症状。抑郁症主要表现为情绪低落、沉默寡言、悲观厌世等，严重者可出现自残或自杀行为。抗抑郁症药是一类通过增强 5 – HT 能神经和去甲肾上腺素能神经功能，从而有效缓解抑郁症状的药物。

一、抗躁狂症药

目前针对狂躁症的药物，应用较早的是碳酸锂。此外，氯丙嗪、氟哌啶醇等抗精神分裂症药物以及卡马西平、丙戊酸钠等抗癫痫药物也常用来治疗躁狂症。

碳酸锂（lithium carbonate）

【体内过程】　口服吸收快且完全，2~4 小时达血药浓度高峰，5~7 天达稳态血药浓度。通过血 – 脑屏障进入脑组织和神经细胞缓慢，故碳酸锂起效慢。主要自肾排泄，约 80% 由肾小球滤过的锂离子在近曲小管与钠离子竞争重吸收，故当体内锂盐中毒时，可增加摄入钠盐促其排泄。

【药理作用与临床应用】　主要是通过锂离子调节脑内的 NA 和 DA 的释放而发挥药理作用。治疗剂量对正常人的精神活动几无影响，对于躁狂症特别是急性躁狂和轻度躁狂疗效显著，有效率达 80%。主要用于躁狂症治疗，对抑郁症也有效，有情绪稳定药之称。

【不良反应与用药注意】　较多，安全范围较窄，最适血药浓度为 0.8～1.5mmol/L，超过 2mmol/L 即出现中毒症状。轻度的毒性症状包括共济失调、震颤、恶心、呕吐、腹泻等；较严重的毒性反应包括意识模糊、反射亢进甚至昏迷和死亡。故临床应用需监测血药浓度，当血药浓度升至 1.6mmol/L 时，应立即减量或停药。

二、抗抑郁症药

临床常用抗抑郁症药为三环类抗抑郁药、NA 再摄取抑制药、5－HT 再摄取抑制药和其他类抗抑郁药。其中三环类抗抑郁药最常用。

❤ 护爱生命

近些年来，随着工业化、城市化、生活工作压力增大、生态环境的改变以及生活方式的变化等，抑郁症作为一种危害心理健康的疾病呈现高发的态势，因为人们对抑郁症的识别率偏低、东方的社会文化普遍歧视精神心理疾病患者、抑郁症患者不愿主动寻医求治等原因导致很多患者错过了最佳治疗时间。重视抑郁症知识的普及，关注抑郁症患者十分紧迫。目前常用的抗抑郁药有三环类抗抑郁药、NA 再摄取抑制药、5－HT 再摄取抑制药和其他类抗抑郁药，这些药物可以显著提高抑郁患者情绪，出现精神振奋，同时开展生命教育和心理危机干预，引导患者正确认识和对待心理问题，促使其人格的成熟与心身的健康成长。

（一）三环类抗抑郁药

丙米嗪（imipramine）

【体内过程】　口服吸收良好，2～8 小时血药浓度达高峰，血浆半衰期为 10～20 小时。主要分布在脑、肝、肾及心脏。在肝内代谢，经肾自尿排出。

【药理作用】

1. 对中枢神经系统的作用　丙米嗪主要通过抑制 NA、5－HT 在神经末梢的再摄取，从而提高突触间隙的递质浓度而发挥抗抑郁作用。正常人服用后可有安静、嗜睡、血压稍降、头晕等中枢抑制现象，抑郁症患者连续服用药物后，出现精神振奋，情绪提高，抑郁症状明显减轻。

2. 对自主神经系统作用　治疗量的丙米嗪有明显的 M 胆碱受体阻断的作用，此作用与视物模糊、口干、便秘和尿潴留等副作用有关。

3. 对心血管系统作用　通过阻断神经突触间隙的 NA 再摄取，使心肌中 NA 含量增加，从而引起心动过速。

【临床应用】　主要用于各种原因引起的抑郁症，对内源性抑郁症、更年期抑郁症效果较好，对反应性抑郁症次之，对精神分裂症的抑郁状态效果较差。也可用于治疗小儿遗尿症以及抗焦虑和抗恐惧症。

【不良反应】　常见的不良反应有阿托品样的作用如口干、扩瞳、视力模糊、便秘、排尿困难和心动过速等；此外还有心血管毒性如直立性低血压、心动过速、心律失常等；中枢系统反应如乏力、头痛、共济失调等；偶见皮疹、粒细胞缺乏症和黄疸。

同类药物还有阿米替林（amitriptyline）、氯米帕明（clomipramine）等。

（二）NA 再摄取抑制药

地昔帕明（desipramine）

地昔帕明是强选择性 NA 再摄取抑制药，抗抑郁作用比丙米嗪快而强。用于以脑内 NA 缺乏为主的抑郁症，对多巴胺的再摄取亦有一定抑制作用，对 α 受体和 M 受体阻断作用较弱。主要用于轻、中度抑郁症患者。不良反应主要有失眠、头晕、口干等。过量可导致心律失常、血压下降、震颤、惊厥等。

（三）5 - HT 再摄取抑制药

氟西汀（fluoxetine）

氟西汀是一种强效选择性 5 - HT 再摄取抑制药，抑制 5 - HT 在神经末梢的再摄取，提高突触间隙的递质浓度而发挥抗抑郁作用。口服吸收好，6 ~ 8 小时达血药浓度高峰，血浆蛋白结合率 80% ~ 95%，血浆半衰期为 48 ~ 72 小时。常用于伴有焦虑的各种抑郁症，也可用于强迫症及贪食症的治疗。偶有消化道症状、头痛、头晕等不良反应。

同类药物还有帕罗西汀（paroxetine）、舍曲林（sertraline）等。

（四）其他类抗抑郁药

曲唑酮（trazodone）

曲唑酮抗抑郁作用可能与其抑制 5 - HT 再摄取有关。口服吸收快，具有镇静、催眠作用，对伴有焦虑和失眠性的抑郁较好。对心脏功能无影响，也无抗胆碱作用。

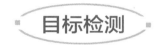

目标检测

答案解析

一、选择题

【A1／A2 型题】

1. 以下不属于氯丙嗪适应证的是
   A. 精神分裂症　　　　　　　　　　　　B. 抑制顽固性呃逆
   C. 人工冬眠　　　　　　　　　　　　　D. 高血压
   E. 加强中枢抑制药的作用

2. 氯丙嗪抑制血管运动中枢，松弛血管平滑肌，使血管舒张、血压下降，是由于阻断
   A. 多巴胺（DA）受体　　　　　　　　　B. α 肾上腺素受体
   C. β 肾上腺素受体　　　　　　　　　　D. M 胆碱受体
   E. N 胆碱受体

3. 小剂量氯丙嗪镇吐作用的部位是
   A. 呕吐中枢　　　　　　　　　　　　　B. 胃黏膜传入纤维
   C. 黑质 - 纹状体通路　　　　　　　　　D. 结节 - 漏斗通路
   E. 延脑催吐化学感觉区

4. 氯丙嗪不具有的药理作用是
   A. 体温调节　　B. 镇静　　C. 抗抑郁　　D. 镇吐　　E. 抗精神分裂

5. 氯丙嗪可引起下列哪种激素分泌
   A. 甲状腺激素　　　　　　　　　　　　B. 催乳素

C. 促肾上腺皮质激素
D. 促性腺激素

E. 生长激素

6. 氯丙嗪长期大剂量应用易引起

A. 锥体外系反应
B. 体位性低血压

C. 中枢神经系统反应
D. 胃肠道反应

E. 过敏反应

7. 吩噻嗪类药物引起锥体外系反应的机制是阻断

A. 中脑－边缘系统通路 DA 受体
B. 结节－漏斗通路 DA 受体

C. 黑质－纹状体通路 DA 受体
D. 中脑－皮质通路 DA 受体

E. 中枢 M 胆碱受体

8. 氯丙嗪对下列哪种病因所致的呕吐无效

A. 癌症　　　　B. 晕动病　　　　C. 胃肠炎　　　　D. 吗啡　　　　E. 放射病

9. 碳酸锂主要用于治疗

A. 躁狂症　　　B. 抑郁症　　　C. 精神分裂症　　D. 焦虑症　　　E. 多动症

10. 适用于伴有焦虑或抑郁的精神分裂症的药物是

A. 氟哌啶醇　　B. 利培酮　　　C. 舒必利　　　D. 氯普噻吨　　E. 氯氮平

11. 以下不属于丙米嗪临床应用的是

A. 小儿遗尿症　B. 抗抑郁　　　C. 抗焦虑　　　D. 抗恐惧症　　E. 抗躁狂

12. 属于选择性 5－HT 再摄取抑制药的是

A. 氯氮平　　　B. 丙米嗪　　　C. 氟西汀　　　D. 阿米替林　　E. 曲唑酮

【A3/A4 型题】

(13～14 题共用题干)

患者，女，20 岁，高职在校生，一个月前与男朋友分手后出现失眠、记忆力减退、心情抑郁、情绪减退。学习一落千丈，感觉人生渺茫，甚至有自杀倾向，入院诊断为：抑郁症。

13. 该患者可选用的药物是

A. 卡马西平　　B. 丙米嗪　　　C. 氯丙嗪　　　D. 碳酸锂　　　E. 氯氮平

14. 该药不具有以下哪种作用

A. 抗焦虑　　　B. 抗恐惧　　　C. 遗尿症　　　D. 抗抑郁　　　E. 抗躁狂

二、简答题

患者，男性，30 岁，工作压力大，常年睡眠质量不好，最近总出现幻听、幻觉、自言自语，怀疑有人在背后跟踪自己、谋害自己。经医院诊断为：精神分裂症。医生给予盐酸氯丙嗪治疗。请分析患者可能出现的不良反应有哪些？应如何处理？

(吴小玲)

书网融合······

🔖 重点回顾

📱 微课

📖 习题

第十四章 抗高血压药

PPT

导学情景

情景描述： 患者，男，49岁，外企经理。确诊高血压12年。近3个月常出现头痛、头晕和失眠，到医院就诊。经体格检查，诊断为：原发性高血压。给予厄贝沙坦、氨氯地平进行治疗。

情景分析： 结合体格检查、心脏超声检查，患者诊断为：原发性高血压。给予饮食、生活控制配合抗高血压药治疗。

讨论： 请问上述各种药物应用的依据是什么？有哪些用药注意？

学前导语： 根据作用机制不同，抗高血压药一般分为钙通道阻滞药、肾素－血管紧张素系统抑制药、利尿药、交感神经抑制药、血管扩张药等。护理工作者需要知晓每类药物作用特点和不良反应等，进行合理用药服务与宣教工作。

凡能降低血压，可用于高血压治疗的药物称为抗高血压药。未使用抗高血压药的情况下，收缩压/舒张压≥140/90 mmHg，即为高血压。绝大部分高血压病因不明，称为原发性高血压；少数高血压有因可查，称为继发性高血压或症状性高血压。高血压的并发症有脑血管意外、肾衰竭、心力衰竭、眼底病变等，这些并发症大多可致死或致残。合理应用抗高血压药，确保血压的正常与平稳，可防止或减少心、脑、肾等重要器官损伤，从而提高高血压患者的生活质量，延长寿命。

看一看

基于诊室血压的高血压分类

类别	收缩压（mmHg）		舒张压（mmHg）
正常血压	<130	和	<85
正常高值血压	130~139	和（或）	85~89

续表

类别	收缩压（mmHg）		舒张压（mmHg）
高血压			
1 级高血压	140~159	和（或）	90~99
2 级高血压	≥160	和（或）	≥100

注：摘自《2020 年 ISH 国际高血压实践指南》高血压的定义。

第一节　抗高血压药的分类

形成动脉血压的基本因素是心输出量和外周血管阻力，抗高血压药均可直接或间接影响这两个基本因素而呈现降压作用。根据药物的主要作用部位和作用机制，抗高血压药分为以下五类。

1. 肾素－血管紧张素系统抑制药

（1）血管紧张素转化酶（ACE）抑制药：如卡托普利等。

（2）血管紧张素Ⅱ受体（AT$_1$）阻断药：如氯沙坦等。

2. 钙通道阻滞药　如硝苯地平等。

3. 利尿药　如氢氯噻嗪等。

4. 交感神经抑制药

（1）中枢性抗高血压药：如可乐定等。

（2）神经节阻断药：如樟磺咪芬等。

（3）去甲肾上腺素能神经末梢阻滞药：如利血平等。

（4）肾上腺素受体阻断药：如普萘洛尔等。

5. 血管扩张药　如硝普钠、肼屈嗪等。

第二节　常用抗高血压药

目前，国内外应用广泛或称为一线抗高血压药的是血管紧张素转化酶抑制药、AT$_1$受体阻断药、钙离子通道阻滞药、利尿药、β受体阻断药，统称为常用抗高血压药。

一、血管紧张素 I 转化酶（ACE）抑制药 🅔微课

ACEI 能抑制 ACE 活性，使血管紧张素Ⅱ（AngⅡ）的生成减少以及缓激肽的降解减少，扩张血管，降低血压，见图 14－1。

本类药不仅具有降压效果，而且具有器官保护作用，对高血压患者的并发症及一些伴发疾病有良好治疗效果。亦作为伴有糖尿病、左心室肥厚、左心功能障碍及急性心肌梗死的高血压患者的首选药物。因减少醛固酮，可以增强利尿药的作用。有轻度 K$^+$ 潴留的作用，对有高血钾倾向的患者使用时应注意血钾浓度。血管神经性水肿是本类药少见而严重的不良反应。服药后患者发生顽固性咳嗽（无痰干咳）是其停药的常见原因之一。

卡托普利（captopril）

【体内过程】　卡托普利口服易吸收，但胃肠内食物可减少本药的吸收，宜在餐前 1 小时服药。口

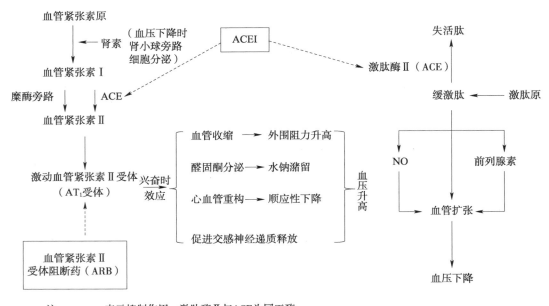

注：------▶ 表示抑制作用，激肽酶Ⅱ与ACE为同工酶

图 14 - 1　肾素 - 血管紧张素系统及其抑制药作用部位

服后15分钟开始起效，1～1.5小时作用达高峰，持续6～12小时，其作用时间长短与剂量有关。生物利用度约为65%。不易透过血-脑屏障，部分在肝代谢，主要经肾排泄。

【药理作用】

1. 降压　具有轻至中等强度的降压作用，与其他降压药相比，其特点为：①降压时不伴有反射性心率加快，对心排出量无明显影响；②降低肾血管阻力，增加肾血流量；③无直立性低血压；④能增强胰岛素敏感性、改善胰岛素抵抗，不引起电解质紊乱和脂质代谢改变；⑤减少醛固酮释放，减轻水钠潴留。

2. 改善心功能　由于外周血管舒张，血管阻力降低，心脏前、后负荷均降低，心脏泵血功能也得到改善。

3. 保护靶器官　长期降压治疗能预防或逆转心室与血管构型重建，从而对心脏、血管起到保护作用。

【临床应用】　卡托普利适用于各型高血压，尤其适用于合并有糖尿病及胰岛素抵抗、左心室肥厚、心力衰竭、急性心肌梗死的高血压患者，可明显改善生活质量且无耐受性。卡托普利与利尿药合用于重型或顽固性高血压疗效较好。

【不良反应与用药注意】　长期小剂量应用，不良反应少而轻，有较好的耐受性。

1. 干咳　可能与缓激肽及前列腺素等物质增多有关，停药后可消失。

2. 低血压　多出现于开始剂量过大，应从小剂量开始应用。

3. 其他　偶见皮疹、药热、血管神经性水肿、粒细胞减少等过敏反应，久用可导致血锌降低而引起脱发、味觉和嗅觉缺失。

本类药物有轻度潴留 K^+ 的作用，故有高血钾倾向患者尤应注意；与潴钾药物如螺内酯、氨苯蝶啶、阿米洛利同用可能引起血钾过高，应注意监测。过敏体质者及妊娠期妇女禁用。

依那普利（enalapril）

依那普利为长效、高效 ACEI 抑制剂，作用比卡托普利强10倍，给药后起效缓慢，作用维持时间长，能改善充血性心力衰竭患者的心功能，且能降低总外周血管阻力，增加肾血流量。临床用于原发性高血压、肾性高血压和充血性心力衰竭的治疗。

ACEI 类药物还有赖诺普利（lisinopril）、贝那普利（benazepril）、雷米普利（ramipril）、培哚普利（perindopril）和西拉普利（cilazapril）等。它们的共同特点是长效，每天只需用药 1 次。

二、AT$_1$受体阻断药

血管紧张素 Ⅱ 可作用于两种受体，即血管紧张素 1 型和 2 型受体（AT$_1$ 和 AT$_2$受体）。目前认为 AT$_2$ 受体与心血管稳定性的调节无关，故临床研发的 AngⅡ受体阻断药主要为 AT$_1$ 受体阻断药。本类药物包括氯沙坦、依普沙坦、厄贝沙坦、缬沙坦等。与 ACEI 比较，作用选择性更强，对 AngⅡ效应的拮抗作用更完全，能逆转肥大的心肌细胞，并促进尿酸排泄，对心脏、肾脏有保护作用，不影响缓激肽等物质的生化代谢，几乎不出现干咳、血管神经性水肿的不良反应。

氯沙坦（losartan）

氯沙坦口服易吸收，每日服药 1 次，降压作用可维持 24 小时。氯沙坦及其活性代谢产物能够阻断 AngⅡ与 AT$_1$ 受体结合，产生缓慢而持久的舒张血管和逆转心血管重构作用；还能增加肾血流量和肾小球滤过率，使尿量增加，尿酸排出增多，具有肾保护作用。用于轻、中度高血压的治疗，尤其是不能耐受 ACE 抑制剂所致干咳的患者，还可用于慢性心功能不全，尤其适用于血浆肾素活性升高、AngⅡ增多所致血管壁和心肌肥厚以及纤维化的慢性心功能不全。副作用少，常见头晕、疲倦；剂量过大可致低血压；偶见腹泻、偏头痛、皮疹、失眠等。妊娠期和哺乳期妇女不宜使用。

? 想一想

患者，男，76 岁，15 年前曾因"高血压病"入院治疗，既往糖尿病史 5 年，1 周前发现高血压为 162/90mmHg，给予依那普利一次 10mg，1 次/日，血压控制稳定。但患者诉近 5 日来常发生阵发性咳嗽，严重影响睡眠，无发热，无咳痰。

请同学们思考讨论：

1. 该患者为何会发生刺激性干咳？
2. 该患者如何选择替换药物？

答案解析

三、钙通道阻滞药

钙通道阻滞药又称钙拮抗药，通过阻滞钙离子通道，抑制 Ca^{2+} 内流，减少细胞内 Ca^{2+} 浓度而松弛血管平滑肌，降低血压。

硝苯地平（nifedipine）

【体内过程】　硝苯地平口服易吸收，生物利用度 45% ~70%，口服后 10 ~20 分钟起效，1 ~2 小时血药浓度达高峰，作用持续 4 ~8 小时；舌下含服 5 ~15 分钟明显降压，静脉注射 1 分钟内生效，$t_{1/2}$ 为 4 小时。缓释片口服达峰时间持续 2.5 ~5 小时，降压持续 12 小时。控释片血药浓度保持平稳，降压作用持续时间大于 24 小时。主要在肝脏代谢，80% 原药及代谢产物经肾排泄。

【药理作用】　硝苯地平的降压作用快而强，其特点为：降压时不降低重要脏器如心、脑、肾的血流量；不引起脂类代谢的改变；长期应用可逆转高血压患者的心肌肥厚，改善血管重构，此作用弱于血管紧张素Ⅰ转化酶抑制药；降压时出现反射性心率增快，心排出量增加，肾素活性增高，但这一作用仅抵消极少部分降压效果，合用 β 受体阻断药可对抗此反应并能增强降压效果。

【临床应用】　硝苯地平用于治疗各型高血压，亦适用于合并有心绞痛或肾脏疾病、糖尿病、哮喘、高脂血症的高血压及恶性高血压。

【不良反应与用药注意】　常见头痛、眩晕、颜面潮红、心悸、踝部水肿等，一般停药后即可自行消失。硝苯地平控释片或控释片应整片吞服，不能咀嚼或掰断后服用。

氨氯地平（amlodipine）作用与硝苯地平相似，但降压作用较硝苯地平平缓，持续时间显著延长。每日口服 1 次。

短效药硝苯地平等价格低廉，降压效果确实，最为常用。保护高血压靶器官免受损伤应以长效类新药为佳，但价格较贵。中效类如尼群地平等效果确切、价格低廉。

四、β受体阻断药

β受体阻断药均有较好的抗高血压作用，在临床用药指导中被推荐为抗高血压的一线药物。临床常用于治疗高血压的β受体阻断药有普萘洛尔、美托洛尔、阿替洛尔以及 a、β受体阻断药有拉贝洛尔、卡维地洛。

普萘洛尔（propranolol）

【药理作用】　普萘洛尔为非选择性β受体阻断药，其主要降压机制是阻断心脏的 $β_1$ 受体，减少心输出量；阻断肾脏球旁细胞 $β_1$ 受体，减少肾素分泌；阻断突触前膜的 $β_2$ 受体，减少去甲肾上腺素释放；阻断中枢的 β 受体，使外周交感活性降低。降压作用温和、缓慢、持久，不易产生耐受性，不引起直立性低血压和心率加快，长期用药无钠水潴留。

【临床应用】　普萘洛尔适用于各型高血压。单用治疗轻、中度高血压，与其他抗高血压药合用治疗重度高血压，尤其适用于肾素活性高、心排出量高，伴有心绞痛、心动过速、脑血管病变的高血压患者。

【不良反应与用药注意】　普萘洛尔用药早期可见乏力、嗜睡、头晕、失眠、低血压、心动过缓等副作用，会掩盖糖尿病用药后的低血糖症状而出现严重后果，外周血管痉挛引起雷诺症状或间歇性跛行等，长期用药可使血浆三酰甘油升高，高密度脂蛋白降低。长期应用突然停药可产生反跳现象，应逐渐减量停药。

美托洛尔（metoprolol）和阿替洛尔（atenolol）

美托洛尔和阿替洛尔均为选择性$β_1$受体阻断药，对$β_2$受体影响小，降压作用优于普萘洛尔，对伴有阻塞性呼吸系统疾病患者相对安全，不良反应少。

拉贝洛尔（labetalol）

拉贝洛尔对 α、β受体均有阻断作用，其中对β受体阻断作用强，对 α 受体阻断作用弱。本品降压作用温和，不引起心率加快，适用于各型高血压，静脉注射可治疗高血压危象。

五、利尿药

利尿药是治疗高血压病的常用药。本类药物降压作用温和，能增强其他降压药的降压作用，无耐受性，因此作为基础降压药广泛应用于临床，其中以氢氯噻嗪最为常用。

氢氯噻嗪（hydrochlorothiazide）

【药理作用】　氢氯噻嗪降压作用缓慢、温和、持久，对正常人无降压作用。长期应用不易耐受，不引起直立性低血压，无水钠潴留。其降低血压的机制目前认为初期与排 Na^+ 利尿，减少血容量有关；长期用药持续降低体内的 Na^+ 浓度，使血管平滑肌细胞内的 Na^+ 浓度降低，导致 $Na^+ - Ca^{2+}$ 交换减少，Ca^{2+} 浓度降低，从而使血管平滑肌对缩血管物质的反应性减弱，血压持续降低。

【临床应用】 氢氯噻嗪单独应用是治疗 1 级高血压的首选药，尤其适用于老年收缩期高血压和合并有心功能不全的高血压，剂量应尽量小；对 2 级高血压，常作为基础降压药与其他降压药合用，协同降压，并能对抗其他降压药所致的水钠潴留作用。

【不良反应与用药注意】 长期应用氢氯噻嗪可出现电解质紊乱，如低血钾、低血钠、低血镁等，影响机体代谢，引起高血糖、高血脂、高尿酸和肾素活性升高等。肝肾功能减退者、痛风、糖尿病患者慎用。

吲达帕胺（indapamide）

吲达帕胺为非噻嗪类氯磺酰胺衍生物，利尿作用弱，同时抑制血管平滑肌 Ca^{2+} 内流，扩张阻力血管，产生良好的降压效果和抗心肌肥厚作用。单独用于轻、中度高血压，伴有水肿、高脂血症者尤为适用。不良反应少，不引起血脂代谢改变，但长期应用可出现低血钾。

✎ 练一练

患者，女，58 岁，有高血压病史 5 年。近期体检时发现血糖升高，餐后 2 小时血糖为 14.2mmol/L。该患者不宜选用下列哪个抗高血压药？

A. 硝苯地平   B. 卡托普利   C. 氢氯噻嗪

D. 吲达帕胺   E. 氯沙坦

答案解析

第三节 其他抗高血压药

一、中枢性抗高血压药

可乐定（clonidine）

可乐定具有中等偏强的降压作用。其机制主要是激动中枢的咪唑啉受体（I_1 受体）和 α_2 受体，降低外周交感神经活性而降压。可乐定还具有镇痛、镇静、抑制胃肠蠕动和分泌作用。尤其适用于伴有消化性溃疡的高血压患者；还可用于阿片类镇痛药成瘾者的戒毒治疗；滴眼液用于治疗开角型青光眼。不良反应主要有口干、便秘、嗜睡等，用药几周后可消失。久用可致钠水潴留，需同时应用利尿药。本药不宜用于高空作业或机动车辆的驾驶人员，以免因精力不集中引发事故。

二、血管扩张药

硝普钠（sodium nitroprusside）

硝普钠对全身小动脉和小静脉都有直接松弛作用，具有强效、速效、短效的降压特点。其扩张血管作用还能降低心脏前、后负荷，改善心功能。口服不吸收，须静脉注射给药，可调节滴速控制血压水平。适用于高血压急症的治疗，如高血压危象、高血压脑病、恶性高血压、嗜铬细胞瘤手术前后阵发性高血压的紧急降压等，也可用于麻醉期间控制性降压和治疗急性心功能不全。不良反应为过度降压致恶心、呕吐、心悸、头痛等，停药后可消失。长期或大量应用可致血中氰化物蓄积，可用硫代硫酸钠（sodium thiosulfate）防治，用药时须严密监测血浆氰化物浓度。还可导致高铁血红蛋白血症、甲状腺功能减退等。本药遇光易被破坏，故药液应新鲜配制并避光使用，滴注时间一般不超过4小时。正常稀释液为淡棕色，如变色，不可使用。静滴时应严格控制滴速，一般按每分钟3μg/kg滴注，通过调整滴注速度，维持血压于所需水平。肝功能不全、甲状腺功能减退、肾功能不全、严重贫血患者禁用。

肼屈嗪（hydralazine）

肼屈嗪能够直接扩张小动脉而降压，对小静脉无扩张作用。降低舒张压比收缩压明显。口服有效，极少单独使用，常与其他降压药合用治疗中度高血压。长期大剂量（400mg/d）应用，少数患者出现全身性红斑狼疮综合征，每日用量不宜超过200mg。

三、α₁受体阻断药

哌唑嗪（prazosin）

哌唑嗪选择性阻断血管平滑肌上的α₁受体，使小动脉、小静脉均扩张而发挥中等偏强的降压作用。本药还能够降低血糖、总胆固醇、三酰甘油和低密度脂蛋白，增加高密度脂蛋白的浓度。主要用于各型高血压及肾性高血压，也可用于治疗难治性心功能不全。不良反应常见头痛、眩晕、心悸、口干、乏力等，在用药过程中可自行消失。最严重的不良反应为"首剂现象"，即首次用药后出现严重的直立性低血压、晕厥和心悸等。将哌唑嗪首次用量减为0.5mg，并于临睡前服用，可避免首剂现象的发生。

本类药物还有特拉唑嗪（terazosin）和多沙唑嗪（doxazosin），半衰期长，每日仅需用药1次，可有效控制24小时血压，久用无耐受性，两药除治疗高血压外，还可用于前列腺肥大。

四、去甲肾上腺素能神经末梢抑制药

利血平（reserpine）

利血平主要通过抑制去甲肾上腺素能神经末梢内去甲肾上腺素的再摄取，使递质耗竭，产生降压作用。长期使用易发生消化性溃疡、精神抑郁等不良反应。降压作用弱，不良反应多，目前已不单独使用。

五、肾素抑制药

肾素抑制药通过抑制肾素活性，使血管紧张素原生成血管紧张素Ⅰ减少，进而血管紧张素Ⅱ水平降低，血压下降。实际应用显示，肾素抑制药与ACE抑制药或AT₁受体阻断药合用，虽然降压疗效确实增强，然而不良反应也同时增加，因此应避免合用。

阿利吉仑（aliskiren）

阿利吉仑选择性抑制肾素活性，剂量依赖性地降低血管紧张素Ⅱ水平，从而发挥降压作用。适用于各型高血压，降压疗效持久。不良反应可见腹泻，但无干咳、血管神经性水肿的不良反应。

第四节　抗高血压药的合理应用

高血压一般需要采取综合治疗措施，包括低盐饮食、限酒、戒烟、加强体育锻炼等非药物治疗和药物治疗，以有效降低血压，减轻器官损害，改善患者的生活质量，延长生命。对高血压的药物治疗，采用个体化治疗方案，根据患者年龄、性别、病理特点，制定适合患者的具体治疗方案，为达到"最好疗效，最少不良反应"的目的，一般应遵循以下原则。

1. 根据病情特点阶梯用药　对于轻度高血压患者，可采用单药治疗，临床上常选用一线降压药物。若高血压患者选用单药治疗后，血压不能控制在 140/90mmHg 以下者，需要二联用药，如果还不能达到预期效果，则考虑三联用药。

2. 合理选药　高血压伴有合并症时的选药见表 14 - 1，在用药时注意降压速度不得过快，以免造成重要脏器供血不足。

表 14 - 1　高血压临床选药

高血压合并病症	宜选用	不宜选用
心绞痛	β 受体阻断药、钙阻滞药、ACEI	肼屈嗪
慢性心功能不全	利尿药、ACEI、哌唑嗪、肼屈嗪	β 受体阻断药、钙拮抗药
肾功能不全	可乐定、钙阻滞药、ACEI	利尿药
消化性溃疡	可乐定、钙阻滞药、ACEI	利血平
痛风	氯沙坦、钙阻滞药、ACEI	利尿药、β 受体阻断药
糖尿病	ACEI、哌唑嗪	利尿药、β 受体阻断药
高脂血症	哌唑嗪、可乐定、ACEI	利尿药、β 受体阻断药
抑郁症	哌唑嗪、肼屈嗪	利血平、甲基多巴
哮喘	钙阻滞药、ACEI、利尿药	β 受体阻断药
高血压脑病及高血压危象	硝普钠、拉贝洛尔	

3. 剂量与疗程　要求剂量个体化，从小剂量开始，逐渐加量，摸索出适合患者的最佳剂量。高血压是慢性病，需要长时间规律用药，以确保平稳降压，并注意不得突然中断用药，以免给患者带来不适和危险。

❤护爱生命

高血压是一种世界性的常见病、多发病，严重威胁着人类健康。为此，1978 年 4 月 7 日，世界卫生组织和国际心脏病学会联合会决定将每年的 5 月 17 日定为"世界高血压日"，旨在引起人们对防治高血压的重视。

高血压患者应注意合理膳食，控制钠盐摄入，少荤多素，减少油脂摄入；适量运动，特别是坚持有氧锻炼；戒烟限酒；保持良好的心情，避免过度激动；自我管理，不熬夜；按时就医，坚持按时服药，定时监测血压。

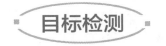

目标检测

答案解析

一、选择题

【A1／A2 型题】

1. 一线抗高血压药物不包括

　　A. 钙离子阻滞药

　　C. 利尿药

　　E. 血管扩张药

　　B. ACEI 及 Ang Ⅱ 受体阻断药

　　D. 肾上腺素受体阻断药

2. 具有预防和逆转血管平滑肌增殖及左心室肥厚的抗高血压药物是

    A. 利尿药   B. 钙通道阻滞药

    C. 血管紧张素转化酶抑制药   D. β 受体阻断药

    E. α_1 受体阻断药

3. ACE 抑制剂最常见的不良反应为

    A. 干咳   B. 消化道反应   C. 肝功能损害   D. 白细胞减少   E. 体位性低血压

4. 患者，女，68 岁。原发性高血压，降压治疗后，患者出现面部潮红、头痛，产生此不良反应的药物可能是

    A. 氢氯噻嗪   B. 硝苯地平   C. 卡托普利   D. 阿托品   E. 阿司匹林

5. 高血压伴消化性溃疡者不宜选用的药物是

    A. 普萘洛尔   B. 可乐定   C. 利血平   D. 卡托普利   E. 氯沙坦

6. 降压同时伴有心率加快的药物是

    A. 利尿药   B. β 受体阻断药

    C. ACEI   D. AT_1 受体拮抗药

    E. 直接扩张血管药

7. 主要适用于高血压危象的是

    A. 利血平   B. 卡托普利   C. 可乐定   D. 硝普钠   E. 普萘洛尔

8. 遇光易破坏，应用前需现用现配并避光的降压药是

    A. 氢氯噻嗪   B. 硝普钠   C. 肼屈嗪   D. 尼群地平   E. 普萘洛尔

9. 最易引起体位性低血压降压药的是

    A. 普萘洛尔   B. 利血平   C. 哌唑嗪   D. 硝苯地平   E. 氢氯噻嗪

【A3/A4 型题】

(10 ~ 11 题共用题干)

患者，男，54 岁。发现高血压 1 年半，近日血压 154/98mmHg，心率 100 次/分，血浆肾素增高。

10. 该患者应首选哪种药物治疗

    A. 氢氯噻嗪   B. 硝苯地平   C. 普萘洛尔   D. 硝酸甘油   E. 地西泮

11. 该药没有下列哪种不良反应

    A. 消化道症状   B. 干咳   C. 心动过缓   D. 血脂升高   E. 间歇性跛行

【X 型题】

12. 下列哪些属普萘洛尔的降压机制

    A. 阻断心脏的 β_1 受体，减少心输出量

    B. 阻断肾脏球旁细胞 β_1 受体，减少肾素分泌

    C. 阻断突触前膜的 β_2 受体，减少交感递质释放

    D. 阻断外周血管的 β_2 受体

    E. 阻断中枢的 β 受体

13. 高血压患者使用降压药时正确的方法是

    A. 从小剂量开始   B. 降压不宜太快

    C. 剂量个体化   D. 血压降至正常后即可停药

    E. 不能突然停药

二、简答题

患者，男性，62 岁，"高血压"病史 10 余年，现测其血压为 220/120mmHg，急起呼吸困难，不能

平卧，双肺满布湿性啰音，医嘱给予硝普钠治疗。请分析为什么给患者选用硝普钠？

（蒋琳）

书网融合……

重点回顾　　　　微课　　　　习题

第十五章　抗心律失常药

PPT

导学情景

情景描述：患者，女，62 岁。近 10 天自觉胸闷、心悸，伴乏力、气短、呼吸困难，偶有心前区不适。体格检查：心率 150 次/分，血压 135/80mmHg，呼吸急促，30 次/分，双肺无湿啰音，肝区（－），颈静脉无怒张，双下肢无水肿。心电图提示为阵发性室上性心动过速。诊断：阵发性室上性心动过速。治疗：注意休息，给予维拉帕米治疗。

情景分析：结合体格检查、心电图检查，患者诊断为：阵发性室上性心动过速。给予抗心律失常药物进行治疗。

讨论：请问维拉帕米应用的依据是什么？有哪些用药注意事项？

学前导语：根据药物对心肌电生理特征的影响及作用机制不同，抗心律失常药一般分为钠通道阻滞药、β 受体阻断药、延长动作电位时程药、钙通道阻滞药四类。护理工作者需要知晓药物疗效和不良反应等，进行合理用药服务与宣教工作。

心律失常是指心动频率和节律的异常，它可分为快速型与缓慢型两类。缓慢型心律失常可用阿托品或拟肾上腺素类药物治疗。快速型心律失常比较复杂，包括房性期前收缩、房性心动过速、心房颤动、心房扑动、室性期前收缩、室性心动快速、阵发性室上性心动过速及心室颤动等。本章主要介绍治疗快速型心律失常的药物。

第一节　抗心律失常药的基本作用及分类

一、抗心律失常药对心肌电生理的作用

（一）正常心肌电生理

1. 心肌细胞膜电位　心肌细胞动作电位的整体协调平衡对维持心脏正常功能起着决定性作用。动

作电位可分为以下 5 个时相。

0 相除极期：细胞膜钠通道开放，大量 Na^+ 快速内流引起除极，甚至使极化动作电位从静息状态时 $-90mV$ 迅速上升到 $+30mV$。

1 相快速复极初期：主要由于 K^+ 的短暂外流所致。

2 相缓慢复极期：又称平台期，主要由于 Ca^{2+} 缓慢内流，K^+ 缓慢外流所致。

3 相快速复极末期：由于 K^+ 快速外流引起。

4 相静息期：复极完毕，膜电位恢复到静息水平。此期由于 Na^+，$K^+ - ATP$ 酶的作用，细胞泵出 Na^+ 而摄入 K^+，恢复静息电位的离子分布。心肌细胞动作电位与离子转运见图 15 – 1。

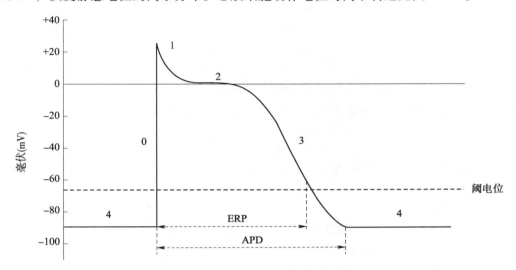

图 15 – 1　心肌细胞动作电位与离子转运示意图

2. 动作电位时程（APD）　指 0 相至 3 相的时程。

3. 有效不应期（ERP）　心肌细胞从除极开始到膜电位恢复致 $-60 \sim 50mV$ 这段时间内，刺激不能产生可扩布的动作电位，称为有效不应期。

4. 快反应和慢反应电活动　心房肌、心室肌及房室传导系统的细胞为快反应细胞，其膜电位大，除极速度和传导速度快，表现为快反应电活动，除极由 Na^+ 内流所致。窦房结和房室结细胞为慢反应细胞，其膜电位小，除极速度和传导速度慢，表现为慢反应电活动，除极由 Ca^{2+} 内流所致。

（二）心律失常的发生机制

心律失常可由冲动形成异常和冲动传导障碍或二者兼有所引起。

1. 冲动形成异常

（1）自律性增高　自律细胞 4 相自动除极速率加快、最大舒张电位减小、阈电位下移都会使冲动形成增多。

（2）后除极　后除极是在一个动作电位中继 0 相除极后所发生的除极，容易引起异常冲动发放，导致心律失常。

2. 冲动传导障碍

（1）单纯性传导障碍　包括传导减慢、单向传导阻滞等。

（2）折返激动　指冲动经传导通路折回原处而反复运行的现象，是产生期前收缩、阵发性心动过速、心房或心室扑动或纤颤的主要原因。见图 15 – 2。

（三）抗心律失常药的基本作用

1. 降低自律性　抑制快反应细胞 4 相 Na^+ 内流或抑制慢反应细胞 4 相 Ca^{2+} 内流可降低自律性，也

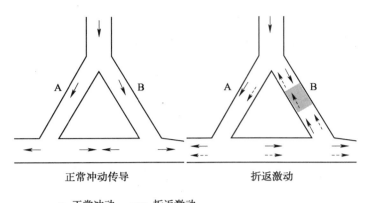

正常冲动传导　　　　　　折返激动

→ 正常冲动　---→ 折返激动

图 15 - 2　折返激动示意图

可通过促进 4 相 K^+ 外流使最大舒张电位增大而降低自律性。

2. 减少后除极　后除极主要是由于 Na^+、Ca^{2+} 过多内流所致，钠通道或钙通道阻滞药通过抑制 Na^+ 内流或 Ca^{2+} 内流可减少后除极，消除触发活动。

3. 消除折返　通过绝对或相对延长有效不应期，异常冲动有更多机会落入 ERP 中，折返易被消除，而且可使邻近细胞不均一的 ERP 趋向均一化，使冲动同步下传，可减少折返的机会。

二、抗心律失常药的分类

根据药物对心肌电生理特性的影响及作用机制，可将治疗快速型心律失常药分为四类，其中 I 类药又分为 A、B、C 三个亚类，见表 15 - 1。

表 15 - 1　治疗快速型心律失常药物的分类

类别	代表药物
I 类—— 钠通道阻滞药	
I A 类——适度阻滞钠通道	奎尼丁、普鲁卡因胺
I B 类——轻度阻滞钠通道	利多卡因、苯妥英钠
I C 类——重度阻滞钠通道	普罗帕酮、氟卡尼
II 类——β 受体阻断药	普萘洛尔、美托洛尔
III 类——延长动作电位时程药	胺碘酮、索他洛尔
IV 类——钙通道阻滞药	维拉帕米、地尔硫草

👁 看一看

2020 年度心律失常领域十大研究回顾

2021 年 4 月 23 日，第二十四届全国介入心脏病学论坛（CCIF 2021）在苏州国际博览中心盛大召开。本次大会对 2020 年心律失常领域所发表的研究进行了梳理，并评选出 2020 年度"心律失常领域十大研究"：心房颤动患者早期节律控制有望获益、冷冻球囊导管消融作为阵发性心房颤动的初始治疗优于药物、脉冲电场消融持续性心房颤动安全持久、联合 Marshall 静脉逆行乙醇灌注有望改善持续性心房颤动导管消融效果、心内外膜同步标测揭示室性心动过速的三维折返机制、ICD 对心脏性猝死一级预防有效性的再评估、ICD 植入前进行预防性室性心动过速消融并不优于延迟消融、双束支起搏再创心脏传动系统起搏新突破、不同心房颤动筛查策略的综合评价、心房细胞产生的降钙素可为心律失常治疗开辟新方法。

第二节　常用抗心律失常药物

一、Ⅰ类——钠通道阻滞药

（一）ⅠA 类药物

奎尼丁（quinidine）　ｅ微课

【体内过程】　奎尼丁是金鸡纳树皮所含的一种生物碱，口服吸收良好，血浆蛋白结合率为 80% ~ 90%，心肌浓度可达血药浓度的 10 倍，肝中代谢为羟化物仍有一定活性，原型自肾排泄 10% ~ 20%，其余代谢物从肾排泄。

【药理作用】

1. 降低自律性　降低浦肯野纤维的自律性，对病窦综合征者则明显降其自律性。

2. 减慢传导速度　降低心房肌、心室肌、浦肯野纤维等的 0 相上升最大速率和膜反应性，减慢传导速度。这种作用可使病理情况下的单向传导阻滞变为双向阻滞，从而取消折返。

3. 延长 ERP　抑制 K^+ 外流和 Ca^{2+} 内流，延长心房肌、心室肌、浦肯野纤维的 ERP 和 APD，因而取消折返。

4. 抗胆碱作用及 α 受体阻断作用　抗胆碱作用可增加窦性频率，加快房室传导；α 受体阻断作用可使血管扩张、心肌收缩力减弱。

【临床应用】　奎尼丁是广谱抗心律失常药，适用于心房纤颤、心房扑动、室上性心动过速、频发室上性和室性期前收缩。对心房纤颤、心房扑动目前虽多采用电转律术，但奎尼丁仍有应用价值，转律前合用强心苷可以减慢心室频率，转律后用奎尼丁维持窦性节律。预激综合征时，用奎尼丁可以中止室性心动过速或用以抑制反复发作的室性心动过速。

【不良反应与用药注意】　奎尼丁不良反应多，安全范围小，应用过程中约有 1/3 患者出现各种不良反应，常限制其应用。

1. 胃肠道反应　较常见，可有食欲减退、恶心、呕吐、腹泻等。

2. 金鸡纳反应　长期用药所致，与剂量有关，表现为头痛、头晕、恶心、耳鸣、听力下降、视力模糊、呼吸抑制等。

3. 心血管反应　心脏毒性较为严重，表现为：①治疗浓度可致心室内传导减慢，QRS 波增宽 Q - T 间期延长；②高浓度可致窦房阻滞，房室阻滞，室性心动过速等；③奎尼丁晕厥或猝死是偶见而严重的毒性反应。发作时患者意识丧失，四肢抽搐，呼吸停止，出现阵发性室上性心动过速，甚至心室颤动而死。发作时宜立即进行人工呼吸，胸外心脏按压，电除颤等抢救措施。药物抢救可用异丙肾上腺素及乳酸钠。应用奎尼丁期间，应严密监测血压及心电图变化，注意调整剂量，必要时需停药。重度房室传导阻滞、低血压、强心苷中毒患者禁用。

4. 过敏反应　部分患者可出现皮疹、药热、血小板减少等。对奎尼丁过敏患者禁用。

普鲁卡因胺（procainamide）

普鲁卡因胺为局麻药普鲁卡因的衍生物，作用与奎尼丁相似。临床主要用于室性心律失常，包括室性期前收缩、室性心动过速，静脉注射可用于抢救危重病例。对房性心律失常疗效较差。普鲁卡因胺长期应用可出现胃肠道反应，皮疹、药热、粒细胞减少等。大剂量可致窦性停搏、房室传导阻滞。

（二）ⅠB类药物

利多卡因（lidocaine）

利多卡因既是局麻药，也是常用的抗心律失常药。

【体内过程】 利多卡因口服首关消除明显，常采用静脉给药。静脉注射1~2分钟起效，作用维持时间10~20分钟，$t_{1/2}$约为2小时，主要在肝内代谢，约10%以原型经肾排泄。

【药理作用】

1. 降低自律性 利多卡因对心肌自律性的作用可因心肌组织的不同和给药剂量的大小而异：①治疗剂量对正常窦房结无明显作用，仅对功能失常的窦房结有抑制作用，但浦肯野纤维对利多卡因较敏感，治疗剂量能降低其自律性；②中毒剂量或窦房结功能不全时，对窦房结有抑制作用。

2. 改善传导性 细胞外高钾时，能减慢传导。高浓度时药物明显抑制0相上升速度，使传导减慢。当细胞外低血钾或心肌组织损伤使心肌部分去极化时，利多卡因可促进3相K^+外流，引起超极化，加快传导，因此改善单向传导阻滞，终止折返激动。

3. 缩短APD，相对延长ERP 利多卡因可缩短浦氏纤维及心室肌的APD、ERP，且缩短APD更为显著，相对延长ERP，有利于消除折返而抗心律失常。

【临床应用】 利多卡因是窄谱抗心律失常药，仅用于室性心律失常，特别适用于危重病例，是治疗急性心肌梗死所致的室性期前收缩、室性心动过速及心室纤颤的首选药，也可用于心脏手术、心导管术和强心苷中毒所致的室性心律失常。

👁 看一看

利多卡因的用途

盐酸利多卡因注射液为局麻药及抗心律失常药。主要用于浸润麻醉、硬膜外麻醉、表面麻醉（包括在胸腔镜检查或腹腔手术时作黏膜麻醉用）及神经传导阻滞。还可用于急性心肌梗死后室性期前收缩和室性心动过速，亦可用于洋地黄类中毒、心脏外科手术及心导管引起的室性心律失常，室上性心律失常通常无效。对局部麻醉药过敏者禁用，阿－斯综合征（急性心源性脑缺血综合征）、预激综合征、严重心传导阻滞（包括窦房、房室及心室内传导阻滞）患者禁用。

随着对利多卡因的深入研究，发现它在治疗其他疾病也显示出较好的效果：如治疗前庭神经炎、预防气管拔管时的心血管反应、治疗新生儿严重惊厥用于胃镜插管检查、用于胃镜插管检查、治疗急性胃源性腹痛、治疗癫痫持续状态、治疗哮喘、呃逆、肾绞痛、术后膀胱无抑制性收缩等。

【不良反应与用药注意】 利多卡因的不良反应较少，也较轻微。

1. 中枢神经系统症状 可有嗜睡、眩晕，大剂量引起语言障碍、惊厥，甚至呼吸抑制。

2. 心脏毒性 大剂量可有心动过缓、房室传导阻滞等。用药期间应密切观察血压、心电图，有条件可监测利多卡因血药浓度。严重房室传导阻滞、休克、慢性心功能不全禁用。

苯妥英钠（phenytoinum natricum）

苯妥英钠既是抗癫痫药，也是抗心律失常药。抗心律失常作用与利多卡因相似，主要用于室性心律失常，特别是强心苷中毒所致的室性心律失常更为有效，是首选药；对其他原因如心肌梗死、心脏手术等所引起的室性心律失常也有效。低血压、心动过缓、严重房室传导阻滞者禁用。

✖ 练一练

患者，女性，67 岁。入院诊断：慢性心功能不全。服用地高辛 3 天后出现心悸、气短，医师给予补钾后心悸仍不能有效缓解，应选用何药进行治疗：

A. 阿托品　　　　　B. 普萘洛尔　　　　　C. 苯妥英钠

D. 胺碘酮　　　　　E. 肾上腺素

答案解析

美西律（mexiletine）

美西律化学结构、作用与利多卡因相似，口服有效，作用持续时间可达 6～8 小时。可用于各种室性心律失常，特别是心肌梗死后急性室性心律失常效果较好，对利多卡因治疗无效的患者往往有效。

（三）ⅠC 类药物

普罗帕酮（propafenone）

【体内过程】　普罗帕酮，又名心律平，口服吸收率为 95%，初期服药首关效应明显，血浆蛋白结合率为 95%，半衰期为 3～6 小时。主要肝脏代谢，肾脏排泄。

【药理作用】　普罗帕酮能明显抑制 Na^+ 内流发挥作用，作用强于奎尼丁，减慢心房、心室和浦肯野纤维传导。延长 APD 和 ERP，对复极过程影响比奎尼丁弱。有轻度的 β 肾上腺素受体和钙通道阻滞作用。

【临床应用】　普罗帕酮口服用于预防或治疗室性、室上性心律失常。静脉注射，可中止阵发性室性、室上性心动过速，预激综合征伴室上性心动过速，电转复后室颤发作等。

【不良反应与用药注意】　普罗帕酮的不良反应常见心动过缓、窦性停搏、传导阻滞、头晕、定向障碍、恶心、呕吐等，静脉注射可引起血压下降甚至休克。严重窦性心动过缓、窦性停搏、病态窦房结综合征、高度房室传导阻滞、心力衰竭、心源性休克者禁用。

二、Ⅱ类——β 受体阻断药

本类药物主要通过阻断 β 受体而对心脏发生影响，还具有阻滞 Na^+ 内流、促进 K^+ 外流等作用，部分药物同时能绝对或相对延长 ERP。

普萘洛尔（propranolol）

普萘洛尔通过阻断 β 受体，减慢窦房结和房室结舒张期自动除极速率，降低其自律性，减慢窦性频率，对由于精神紧张或运动引起的心率过快作用更加明显。主要用于室上性心律失常的治疗，对窦性心动过速、心房纤颤、心房扑动和阵发性室上性心动过速疗效好。对情绪激动、甲状腺功能亢进及嗜铬细胞瘤等引起的室性心律失常也有效。特别适用于伴有心绞痛或高血压的心律失常患者。普萘洛尔阻断 $β_2$ 受体使外周血管收缩痉挛，可引起雷诺症状或间歇性跛行。长期应用突然停药可产生反跳现象，应逐渐减量停药。

❓ 想一想

患者，男性，73 岁，高血压、冠心病病史 15 年，三月前因心悸到医院查出窦性心动过速，医师给予加用普萘洛尔治疗。患者自述 3 天前行走时突感右下肢麻木无力，以至跛行，坐下休息片刻后，症状很快消失，但继续行走一段时间后又再次右下肢无力。

答案解析

请问：患者出现的症状是不是因为使用药物引起的？如何进行解释说明？

同类药物阿替洛尔（atenolol）为长效的选择性 β_1 受体阻断药，对心脏选择性强。抑制窦房结、房室结的自律性，减慢房室结传导，主要用于室性及室上性心律失常（房扑、房颤），也可用于伴糖尿病和哮喘的患者。

三、Ⅲ类——延长动作电位时程药

胺碘酮（amiodarone）

【体内过程】 胺碘酮口服吸收迟缓。生物利用度约为 50%，半衰期为 14～28 天，静脉注射 5 分钟起效。主要在肝内代谢，经胆汁排泄。

【药理作用】 胺碘酮结构与甲状腺素相似，阻滞细胞膜 K^+ 通道，减少 K^+ 外流，较明显地抑制复极过程，延长 APD 和 ERP。并能阻滞 Na^+、Ca^{2+} 通道，对 α 和 β 受体也具有一定的阻断作用。

【临床应用】 胺碘酮为广谱抗心律失常药。口服适用于多种室性和室上性心律失常，对心房扑动、心房纤颤、阵发性室上性心动过速和预激综合征有较好效果，对室性心动过速、室性前期收缩亦有效，对奎尼丁、维拉帕米和 β 受体阻断药治疗无效的顽固性阵发性心律失常有较好的作用。静脉注射适用于阵发性室上性心动过速及经利多卡因治疗无效的室性心动过速。

【不良反应与用药注意】

1. 胃肠道反应 可见恶心、呕吐、食欲不振、腹胀、腹泻等，长期大量应用可导致肝损害。

2. 角膜黄棕色色素沉着 服药 3 个月以上者在角膜中及基底层下 1/3 有黄棕色色素沉着，与疗程及剂量有关，停药后可渐消失。

3. 影响甲状腺功能 可见甲状腺功能亢进，停药数周至数月可完全消失。甲状腺功能低下，老年人较多见，停药后数月可消退，但黏液性水肿可遗留不消，可用甲状腺激素治疗。对碘过敏者禁用。

4. 神经系统反应 可出现震颤、共济失调、近端肌无力、锥体外系反应，与剂量及疗程有关，服药 1 年以上者有周围神经病变，减药或停药后渐消退。

5. 心血管反应 大剂量使用可导致窦性心动过缓（40 次/分以下）、房室传导阻滞、Q-T 间期延长等。

6. 呼吸系统反应 肺部不良反应多发生在长期大量用药者（一日 0.8～1.2g），最为严重的是肺纤维化，甚至可致死亡，需停药并用肾上腺皮质激素治疗。

四、Ⅳ类——钙通道阻滞药

维拉帕米（verapamil）

【体内过程】 维拉帕米口服吸收良好，首关消除明显，生物利用度为 10%～30%，血浆蛋白结合率为 90%，主要经肝代谢，3%～4% 原型药经肾排出。

【药理作用】 维拉帕米选择性阻滞心肌 Ca^{2+} 通道，抑制 Ca^{2+} 内流，降低自律性，减少或取消后除极和触发活动，减慢房室结的传导性，有利于消除折返，延长 ERP。窦房结和房室结对本药较为敏感。

【临床应用】 维拉帕米为治疗阵发性室上性心动过速的首选药物，对室上性和房室结折返激动引起的心律失常效果较好，对急性心肌梗死、心肌缺血及强心苷中毒引起的室性期前收缩有效。对心房纤颤与心房扑动可减慢心室率，对室性心律失常疗效差。

【不良反应与用药注意】 常见恶心、呕吐、头痛、眩晕、颜面潮红等，静脉给药可引起窦性心动过缓、低血压。不宜与 β 受体阻断药合用，以免引起心动过缓、传导阻滞，甚至停搏。病态窦房结综合征、房室阻滞及严重心功能不全者应慎用或禁用。

地尔硫䓬（diltiazem）

地尔硫䓬药理作用、临床应用与维拉帕米相似，可抑制窦房结及房室结功能，使房室结传导减慢，ERP 延长。可用于阵发性室上性心动过速。

💗护爱生命

　　心律失常是常见的循环系统疾病之一，而室性心律失常是心脏性猝死的主要原因之一，心律失常的发病率在快速上升，且呈年轻化和不断增长的趋势。通常根据心律失常患者的症状、类型及其对血液动力学的影响判断其是否需要治疗，治疗方法上可分为非药物治疗和药物治疗。

　　护士应熟悉心律失常的非药物治疗方法，包括压迫眼球、按摩颈动脉窦、捏鼻用力呼气和屏气等反射性兴奋迷走神经的方法；电复律、电除颤、心脏起搏器植入和消融术等电学治疗方法以及外科手术等。日常护理中应叮嘱患者避免情绪波动，戒烟、酒；不宜饮浓茶、咖啡；坚持锻炼，预防感染；积极治疗各种器质性心脏病，纠正自主神经功能失调；坚持服药，不得随意增减或中断治疗。

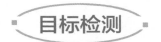

答案解析

一、选择题

【A1／A2 型题】

1. 使用奎尼丁治疗房颤常合用强心苷，因为后者能
   A. 拮抗奎尼丁的致血管扩张作用　　　　　　　B. 拮抗奎尼丁对心脏的抑制作用
   C. 提高奎尼丁的血药浓度　　　　　　　　　　D. 增强奎尼丁的抗心律失常作用
   E. 对抗奎尼丁致心室率加快的作用

2. 下列哪种情况不属于奎尼丁的禁忌证
   A. 完全性房室传导阻滞　　　　　　　　　　　B. 充血性心力衰竭
   C. 新发病的心房纤颤　　　　　　　　　　　　D. 严重低血压
   E. 地高辛中毒

3. 利多卡因对哪种心律失常无效
   A. 心肌梗死致室性心律失常　　　　　　　　　B. 强心苷中毒致室性心律失常
   C. 心室纤颤　　　　　　　　　　　　　　　　D. 室上性心律失常
   E. 室性早搏

4. 有关利多卡因的叙述，哪一项是错误的
   A. 促进复极相 K^+ 外流，缩短 APD
   B. 抑制 4 相 Na^+ 内流，促进 4 相 K^+ 外流，降低自律性
   C. 使缺血心肌的传导速度加快
   D. 主要作用于希 – 浦系统
   E. 中毒剂量对窦房结有抑制作用

5. 治疗急性心肌梗死所致室性心律失常的首选药物是
   A. 奎尼丁　　　　B. 胺碘酮　　　　C. 普萘洛尔　　　　D. 利多卡因　　　　E. 维拉帕米

6. 治疗强心苷中毒所致室性心律失常最佳的药物是
   A. 奎尼丁　　　　B. 苯妥英钠　　　　C. 异丙肾上腺素　　D. 麻黄碱　　　　E. 肾上腺素

7. 关于普萘洛尔的叙述，下列哪一项是错误的

    A. 降低窦房结的自律性

    B. 治疗量延长浦氏纤维的 APD 和 ERP

    C. 减慢房室传导

    D. 治疗量延长房室结的 APD 和 ERP

    E. 阻断心脏的 β 受体

8. 患者，男，60 岁，5 年前诊断为"室上性心律失常"，用药物治疗后出现角膜黄棕色微粒沉着，这种抗心律失常药是

    A. 利多卡因   B. 胺碘酮   C. 奎尼丁   D. 氟卡尼   E. 维拉帕米

9. 能使心肌自律细胞的自律性降低，传导速度减慢，ERP 延长的药物是

    A. 利多卡因   B. 美西律   C. 苯妥英钠   D. 维拉帕米   E. 阿托品

【A3/A4 型题】

(10~11 题共用题干)

患者，女，68 岁，高血压性心脏病 10 余年，外出旅游途中突觉心悸、头晕、胸闷、乏力，迅速到医院就诊，体格检查：心界扩大，心律不齐、第一心音强弱不等。心电图提示：心房颤动。

10. 该患者首选的治疗药物是

    A. 奎尼丁   B. 胺碘酮   C. 普萘洛尔   D. 利多卡因   E. 维拉帕米

11. 该药的禁忌是

    A. 心肌梗死

    B. 雷诺病

    C. 焦虑症

    D. 充血性心力衰竭

    E. 支气管哮喘

二、简答题

患者，男，65 岁，参加同学聚会时，突感心前区疼痛，立刻含服"速效救心丸"不能缓解，心率 120 次/分，伴胸闷、乏力，迅速到医院就诊，诊断为：急性心肌梗死并发心律失常。

请分析该患者应选用什么药物进行治疗？采用哪种给药方式？

(蒋琳)

书网融合……

    📑重点回顾   e微课   📖习题

第十六章 抗慢性心功能不全药

PPT

📖 导学情景

情景描述：患者，女，50岁，出现间断性呼吸困难1年半。常于劳累后心慌气促，咳嗽、咯黄痰，偶有痰中带血，卧位呈现呼吸困难改为坐位获得减轻。经体格检查和X线检查，诊断为慢性心功能不全。治疗：给予毒毛花苷K和螺内酯治疗。

情景分析：结合体格检查、X线检查，诊断为：慢性心功能不全。给予抗慢性心功能不全药物进行治疗。

讨论：该患者选择上述药物治疗的选药依据是什么？如何开展用药指导？

学前导语：根据作用环节不同，抗慢性心功能不全药一般分为利尿药、ACEI、ARB、β受体阻断药、强心苷类等。护理工作者需要知晓药物疗效和不良反应等，进行合理用药护理服务与宣教工作。

慢性心功能不全又称为充血性心力衰竭（congestive heart failure，CHF），是由多种原因导致心肌收缩力减弱，心脏泵血功能降低，心排出量减少，不能满足全身组织器官代谢需要的一种病理状态。临床以组织血液灌流不足及肺循环和（或）体循环淤血为主要特征，表现为水肿、呼吸困难、心率加快、肝脾肿大、颈静脉怒张、食欲减退等症状。当前用于治疗CHF的药物包括正性肌力药、减轻心脏负荷药和其他抗慢性心功能不全药等。

第一节 正性肌力药

一、强心苷类正性肌力药 📱微课

强心苷（cardiac glycoside）是一类由苷元和糖结合而成，具有强心作用的苷类化合物，主要从洋地黄类植物中提取，故又称洋地黄类药物。常用的药物有地高辛（digoxin）、洋地黄毒苷（digitoxin）和毒毛花苷K（strophanthin K）等。

【体内过程】 常用强心苷类药物口服吸收率、血浆蛋白结合率、消除速率及其给药方式见表16-1。

表 16 - 1　常用强心苷类药物内过程比较表

药物	给药途径	口服吸收（%）	蛋白结合率（%）	肝肠循环（%）	肝代谢（%）	肾排泄（%）	半衰期（$t_{1/2}$）（小时）
洋地黄毒苷	口服	90 ~ 100	97	26	30 ~ 70	10	120 ~ 168
地高辛	口服	50 ~ 80	25	7	5 ~ 10	60 ~ 90	33 ~ 36
毒毛花苷 K	静脉注射	3 ~ 10	5	少	0	90 ~ 100	19

【药理作用】

1. 正性肌力作用（增强心肌收缩力）　强心苷对心脏有高度的选择性，增强心肌收缩力，对衰竭心脏作用更为显著，其正性肌力作用具有以下 3 个特点。

（1）加快心肌收缩速度　使心肌收缩有力而敏捷，使收缩期缩短，舒张期相对延长。有利于静脉回流和增加冠状动脉供血量，有利于心脏充分休息，改善心脏功能。

（2）降低衰竭心脏的耗氧量　心肌耗氧量取决于室壁张力（或心室容积）、心率和心肌收缩力等因素，其中以室壁张力尤为重要。心脏衰竭时，强心苷加强心肌收缩力虽使心肌耗氧量增加，但由于心肌收缩力增强后心排出量增加，心腔内残余血量减少，心室容积缩小，室壁张力下降，使心肌耗氧量减少；同时因使心率减慢，也可降低耗氧量，所以心肌总耗氧量减少。这是强心苷区别于儿茶酚胺类药物的主要特点。

（3）增加衰竭心脏的排出量　强心苷增强心肌收缩力，直接增加心排出量，同时通过减压反射，降低交感神经张力，使血管舒张，心排出量增加。强心苷对正常人不增加心脏的搏出量，因为对正常人还有收缩血管提高外周阻力的作用，由此降低了心脏排出量。

强心苷类的作用机制是抑制心肌细胞膜上的 Na^+、K^+-ATP 酶，使 Na^+-K^+ 交换减少，Na^+-Ca^{2+} 交换增加，从而使 Ca^{2+} 内流增加，导致心肌细胞内 Ca^{2+} 增多，心肌收缩力增强。

2. 负性频率作用（减慢心率）　治疗量强心苷对正常心率影响较小，但对充血性心力衰竭患者则可反射性兴奋迷走神经，抑制窦房结，减慢心率。

3. 负性传导作用（减慢传导）　通过反射性兴奋迷走神经，减慢房室传导，大剂量可直接抑制房室传导，甚至出现房室传导阻滞，严重者可致心脏停搏。

4. 其他作用　强心苷还可降低血液中的肾素活性，进而减少 Ang Ⅱ 和醛固酮的含量；对心功能不全患者有明显的利尿作用。

练一练

下列哪项不是强心苷的药理作用

A. 正性肌力作用　　　　　　　B. 负性传导作用

C. 负性频率作用　　　　　　　D. 利尿作用

E. 降压作用

答案解析

【临床应用】

1. 治疗 CHF　强心苷对不同原因所致的心功能不全疗效有差异。其中对伴有心房颤动和心室率快的 CHF 疗效最好；对心瓣膜病、高血压性心脏病、先天性心脏病等所引起的低排出量 CHF 疗效较好；但对严重贫血、甲状腺功能亢进及维生素 B_1 缺乏等原因所诱发的 CHF 疗效较差；对肺源性心脏病、心肌炎的 CHF 疗效差，且易致中毒。对伴有机械性梗阻型病变，如缩窄性心包炎及重度二尖瓣狭窄所致的 CHF 无效。

2. 治疗某些心律失常

（1）心房纤颤　是心房发生极快而细弱的纤维性颤动，心房率可达 400～600 次/分钟，且不规则，其主要危害是心房过多的冲动传至心室，引起心室频率过快，导致严重的循环障碍。强心苷通过反射性兴奋迷走神经及直接抑制房室结，抑制房室传导，减慢心室率，改善循环功能。心房纤颤伴心衰时可首选强心苷。

（2）心房扑动　是快速而规律的心房异位节律，心房率可达 250～300 次/分钟，由于心房扑动的冲动较强而规则，容易传入心室，故心室率快且难控制。强心苷通过不均一地缩短心房不应期，使心房扑动转为心房颤动，进而通过抑制房室传导，减慢心室率，消除心房扑动的主要危害。

（3）阵发性室上性心动过速　强心苷可兴奋迷走神经，降低心房的兴奋性以终止阵发性室上性心动过速的发作，有效但少用。

【不良反应与用药注意】　强心苷类药物安全范围小，一般临床治疗量已接近中毒量的 60%，且个体差异大，其中毒症状与心功能不全的症状不易鉴别，容易发生中毒。故在用药过程中应密切观察患者的反应，做到药物剂量个体化，监测血药浓度，以减少不良反应的发生率。

1. 强心苷的不良反应

（1）胃肠道反应　为强心苷最常见的早期中毒症状，表现为厌食、恶心、呕吐及腹泻等。剧烈呕吐可导致失钾而加重强心苷中毒，是减量或停药的指征，要注意补钾，并应与 CHF 引起的胃肠道症状相鉴别。

（2）神经系统反应及视觉异常　表现为眩晕、头痛、疲倦、失眠、幻觉、视觉障碍等。黄视症、绿视症是强心苷中毒特有的神经系统反应，是强心苷中毒的先兆，也是停药的指征之一。

（3）心脏毒性反应　是强心苷最严重的毒性反应，可致多种类型的心律失常。常见表现有：①快速型心律失常，最多见最早见的是室性期前收缩，也可出现二联律或三联律，房性、房室结性以及室性心动过速，甚至室颤等；②缓慢型心律失常，主要有房室传导阻滞、窦性心动过缓。出现一定次数的室性期前收缩或窦性心动过缓（心率低于 60 次/分钟）均是停药的指征。

2. 强心苷中毒的防治

（1）避免强心苷中毒的诱发因素　如低钾血症、高钙血症、低镁血症、心肌缺氧、肝肾功能不全及联合用药等。与排钾利尿药合用要注意补钾；使用期间严禁静脉注射钙剂。

（2）明确中毒的先兆和停药指征　如出现视觉障碍、室性期前收缩、二联律、三联律、室性心动过速、房室传导阻滞、窦性心动过缓等，应立即停药。对严重的室性心动过速，则需积极治疗。

（3）合理使用抗心律失常药　①快速型心律失常：氯化钾是治疗强心苷中毒所致的快速型心律失常的有效药物。钾离子能与强心苷竞争 Na^+，K^+ – ATP 酶，减少强心苷与酶的结合，从而减轻或阻止毒性的发生和发展。因为 K^+ 能抑制传导，对于并发传导阻滞的强心苷中毒者，不能用钾盐。苯妥英钠对强心苷中毒引起的快速型心律失常疗效较好。利多卡因用于强心苷中毒导致的重症室性心动过速和心室颤动的解救。②缓慢型心律失常：如心动过缓和房室传导阻滞，可应用阿托品治疗。

3. 强心苷的用药方法

（1）全效量法　先给全效量，即在短期内给予足量强心苷以达到充分疗效；再给维持量，即补充每日体内消除的量以维持疗效。此法显效快但易导致强心苷中毒，临床已少用。

（2）每日维持量法　对轻度的慢性心功能不全患者，给予中效的地高辛，可不必先给全效量，而是每日给予维持量，经过 4～5 个半衰期后达到稳定血药浓度，充分发挥疗效。其优点是既能达到治疗目的，又可减少强心苷中毒的发生。

答案解析

? 想一想

某 CHF 患者，经用地高辛进行治疗 3 周后，患者出现剧烈呕吐，心脏听诊为室性期前收缩。请问：患者是否要考虑停药？针对新病情，应该采用哪些药物治疗措施？

二、非苷类正性肌力药

1. 拟交感神经药 本类药物选择性激动 β_1 受体，增强心肌收缩力，降低外周血管阻力，提高衰竭心脏输出量，但易引起心率加快，心肌耗氧量增加而诱发心律失常。故一般仅用于其他药物治疗无效且无禁忌证的 CHF 患者。常用药物有多巴酚丁胺（dobutamine）和异布帕明（ibopamine）等。

2. 磷酸二酯酶抑制药 本类药物能选择性抑制磷酸二酯酶Ⅲ，减少 cAMP 的降解，增加心肌细胞内 cAMP 的水平，发挥正性肌力作用和舒张血管作用，改善心脏功能。常用药物有米力农（milrinone）及维司力农（vesnarinone）等。

米力农（milrinone）

仅供短期静脉给药治疗严重 CHF 患者，可明显改善心收缩功能和舒张功能，缓解症状，提高运动耐力。因其对患者的生存有不利影响，故不主张长期用药。

维司力农（vesnarinone）

口服有效，临床报道能降低 CHF 患者的病死率。

第二节 减轻心脏负荷药

一、利尿药

利尿药是治疗 CHF 的基础药物，通过排钠利尿，减少血容量和回心血量，降低心脏的前、后负荷，消除或缓解静脉充血及其所引发的肺水肿和外周水肿，是慢性心功能不全的主要治疗措施之一。轻度 CHF 可单用噻嗪类；中度 CHF 可选用噻嗪类与留钾利尿药合用；严重 CHF 宜选用高效能利尿药如呋塞米静脉注射。

二、血管扩张药

这类药物通过扩张小静脉和小动脉，降低心脏前、后负荷，改善心脏功能，改善血流动力学变化，提高运动耐力和改善生活质量，缓解心力衰竭的症状。

1. 主要扩张小动脉药 如肼屈嗪（hydralazine），本药能扩张动脉，降低心脏后负荷；也可增加肾血流量，故适用于伴有肾功能不全或不能耐受 ACEI 的患者。

2. 主要扩张小静脉药 如硝酸酯类，常用硝酸甘油、硝酸异山梨酯等。其基本作用是扩张静脉，减少回心血量，缓解肺循环淤血；扩张动脉，降低心脏的后负荷，增加心排出量，增加组织供血，增加肾血流量；还能增加冠脉血流量，增加心肌的供血量，改善心脏功能。临床适用于伴有心肌缺血的 CHF 患者。

3. 主要扩张小动脉和小静脉药 如硝普钠（sodium nitroprusside），本药能扩张小静脉和小动脉，降低心脏的前、后负荷，增加心排出量，恢复心脏功能。静脉滴注用于危急的 CHF 患者。

第三节　其他抗慢性心功能不全药

一、血管紧张素转化酶抑制药

常用血管紧张素转化酶抑制药物（ACEI）包括卡托普利（captopril）、依那普利（enalapril）、西拉普利（cilazapril）、贝那普利（benazepril）等。

【药理作用】　本类药物通过抑制血管紧张素 I 转化酶，减少血管紧张素 II（Ang II）的生成，改善心脏功能。其机制为减少 Ang II 的生成，抑制缓激肽的降解，扩张小动脉，降低外周阻力，减轻心脏后负荷；抑制醛固酮分泌，减少水钠潴留和回心血量，减轻心脏前负荷；降低组织中 Ang II 的浓度，有效阻抑和逆转心肌肥厚、心肌纤维化及血管壁的增厚。

【临床应用】　用于慢性心功能不全，对重度及难治性心功能不全疗效尤佳，与利尿药合用，疗效更好。

【用药注意】　ACEI 宜从小剂量开始，逐步增至最大耐受量。对本类药物过敏或因干咳而不能耐受的患者，可改用血管紧张素 II 受体拮抗药。

二、血管紧张素 II 受体阻断药

本类药物能直接阻断血管紧张素 II 与其受体（AT$_1$）的结合，阻止 Ang II 对心血管系统产生的作用，长期应用可逆转心肌肥厚、左室重构及心肌纤维化。疗效与 ACEI 相似，且不良反应较少，无咳嗽、血管神经性水肿等不良反应。常用的血管紧张素 II 受体阻断药（ARB）有氯沙坦（losartan）、厄贝沙坦（irbesartan）等。

三、β 受体阻断药

β 受体阻断药由于对心肌有抑制作用，曾被列为 CHF 禁用药，但随着临床治疗学的进展，发现本类药长期应用可以改善 CHF 的症状，提高患者生活质量，降低病死率。目前已被推荐为治疗 CHF 的常规药。与 ACEI 合用，进一步增加疗效。常用药物有卡维地洛、美托洛尔、比索洛尔等。

【药理作用】

1. 拮抗交感神经活性　阻断心脏 β$_1$ 受体，降低交感神经张力，减慢心率，减轻心脏负荷，降低心肌耗氧量。

2. 抑制 RAAS 的激活　可抑制肾素分泌，减少血管紧张素 II 的生成和醛固酮的释放，扩张血管，减轻水钠潴留，降低心脏前后负荷，有利于控制 CHF。

3. 上调肾上腺素 β$_1$ 受体　长期应用可以上调心脏的 β$_1$ 受体，改善心肌收缩功能。

4. 抗心肌和血管重构　通过拮抗交感神经系统和 RAAS，发挥抗心肌和血管重构作用，是本类药治疗 CHF 重要依据。

【临床应用】　β 受体阻断药对扩张型心肌病及缺血性 CHF，长期应用可阻止临床症状恶化，改善心功能，降低猝死和心律失常发生率。初期应用时要注意适应证，从小剂量开始并与强心苷合用。

【用药注意】

（1）治疗 CHF 时应在使用利尿药、ACEI 或地高辛等药物的基础上，在病情相对稳定的前提下应用，从小剂量开始，并严密监测患者呼吸、脉搏、血压、心率、尿量、水肿程度、末梢循环情况等，根据用药反应，缓慢调整剂量。

（2）CHF病人在能够耐受又不引起心力衰竭加重的情况下，应坚持长期服用本类药，可阻止病情进展，改善症状，提高患者生活质量。

（3）禁用于支气管哮喘、心动过缓、二度及以上房室传导阻滞（安置起搏器者除外）等，CHF患者有明显水钠潴留，需经利尿达到正常体重后再开始应用。

👁 看一看

治疗心力衰竭新药 Vericiguat

Vericiguat 是一种口服制剂，每日用药一次，是首创的可溶性鸟苷酸环化酶（sGC）激动剂。sGC是一氧化氮（NO）信号传导途径中的重要酶。当 NO 与 sGC 结合时，该酶催化了 cGMP 合成，cGMP 在调节血管张力、心脏收缩性和心脏重塑中发挥作用。心衰时由于 NO 合成显著减少，sGC 不能被充分激活，导致心脏功能出现障碍。而 sGC 激动剂 Vericiguat 不依赖 NO 也能增加细胞内 cGMP 水平，从而改善心脏功能。结合其他疗法，Vericiguat 用于治疗心衰恶化后射血分数低于 45% 的症状性慢性心功能不全患者，可以降低死亡率，更长久地保持健康。

♥ 护爱生命

《中国心血管病报告2018》中报告，我国心血管疾病持续上升，推算我国心血管疾病现有患病人数有 2.9 亿。心血管疾病的病因与多种因素有关，如遗传因素、环境因素、饮食习惯（高脂高糖饮食、抽烟酗酒等）、缺乏锻炼等。所以，为了降低心血管疾病发病率和死亡率，提高生活质量，患者要积极参加体育锻炼、养成良好生活习惯，合理应用药物治疗，关爱身体，保护生命。

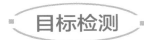

目标检测

答案解析

一、选择题

【A1／A2 型题】

1. 强心苷中毒引起的快速型心律失常，应首选
    A. 普萘洛尔　　　B. 美西律　　　C. 苯妥英钠　　　D. 阿托品　　　E. 硝苯地平

2. 强心苷正性肌力作用的作用机制是
    A. 抑制心肌细胞膜上 β_1 受体　　　　　　　　B. 兴奋心肌细胞膜上 α 受体
    C. 抑制心肌细胞膜上的 Na^+,K^+-ATP 酶　　　D. 直接兴奋交感神经
    E. 兴奋迷走神经

3. 强心苷临床上主要用于治疗
    A. 慢性心功能不全　　　B. 室性心律失常　　　C. 传导阻滞
    D. 心绞痛　　　　　　　E. 高血压

4. 强心苷和高效能利尿药合用治疗心力衰竭时注意补充
    A. 钙盐　　　B. 镁盐　　　C. 钾盐　　　D. 钠盐　　　E. 血容量

5. 口服吸收最完全的强心苷是
    A. 地高辛　　　B. 卡托普利　　　C. 洋地黄毒苷　　　D. 毒毛花苷K　　　E. 多巴酚丁胺

6. 强心苷治疗充血性心力衰竭的主要理论依据是

    A. 加强心肌收缩力，降低心肌耗氧量

    B. 心肌收缩力增强，衰竭心脏的心排出量增加，衰竭心脏的心肌耗氧量显著降低

    C. 直接作用于窦房结细胞

    D. 减慢心率，使心肌耗氧量减少

    E. 负性传导作用

7. 下列不是强心苷临床应用的是

    A. 心房纤颤   B. 充血性心力衰竭

    C. 心房扑动   D. 室性期前收缩

    E. 阵发性室上性心动过速

8. 强心苷最严重的不良反应是

    A. 黄视症   B. 中枢神经系统反应

    C. 心脏毒性   D. 肝损伤

    E. 消化系统反应

9. 对下列心力衰竭，地高辛疗效最佳的是

    A. 心脏瓣膜病引起的心力衰竭   B. 先天性心脏病引起的心力衰竭

    C. 伴有心房颤动和心室率快的心力衰竭   D. 甲状腺功能亢进引起的心力衰竭

    E. 维生素 B_1 缺乏所诱发的 CHF

【X 型题】

10. 强心苷加强心肌收缩力的作用特点有

    A. 增加心脏输出量   B. 加快心率

    C. 降低衰竭心脏耗氧量   D. 增加衰竭心脏的输出量

    E. 舒张期相对延长

11. 强心苷心脏毒性的诱发因素有

    A. 低血钾   B. 高血钙

    C. 低血镁   D. 合用高效利尿药

    E. 心肌缺血

二、简答题

    患者，男，45 岁。患有风湿性心脏病二尖瓣狭窄合并关闭不全，出现心悸、气短、下肢浮肿，医生给予口服地高辛 0.25mg，氢氯噻嗪 25mg，1 个月后患者感到恶心、呕吐，心电图显示：窦性心律，心率 70 次/分，室性期前收缩二联律。请问：出现上述症状的主要原因是什么？是哪些因素导致地高辛毒性出现？请简述地高辛中毒的治疗和防治措施有哪些？

（陈达林）

书网融合……

  重点回顾   微课   习题

第十七章　抗心绞痛药

PPT

学习目标

知识目标：

1. **掌握**　硝酸酯类的药理作用、临床应用、主要不良反应及用药注意事项。
2. **熟悉**　其他抗心绞痛药物的药理作用、临床应用、主要不良反应及用药注意。
3. **了解**　硝酸酯类与 β 受体阻断药合用的药理学基础。

技能目标：

学会观察抗心绞痛药物疗效、解释药物作用，判断药物不良反应，能采用相应用药护理措施，正确开展合理用药宣教工作。

素质目标：

培养专业、敬业精神，提高为心绞痛患者提供护理用药服务的能力。

导学情景

情景描述：患者，男，57 岁，该患者既往有哮喘发作史。近 2 个月在情绪激动、劳累时多次自感心前区闷痛，每次持续数分钟，伴乏力、冷汗头昏、左上肢酸痛，休息或服用硝酸甘油后症状缓解。

情景分析：患者诊断为稳定型心绞痛，给予抗心绞痛药物硝酸甘油进行治疗。

讨论：请问上述药物应用的依据是什么？如何进行用药护理？

学前导语：常用抗心绞痛药主要有硝酸酯类药及亚硝酸酯类、β 受体阻断药、钙通道阻滞药等。护理工作者需要知晓药物疗效和不良反应等，进行合理用药护理服务与宣教工作。

　　心绞痛是由于冠状动脉供血不足，心肌急剧、短暂的缺血缺氧引起的临床综合征，是冠状动脉粥样硬化性心脏病的常见症状，发作时典型症状为心前区或胸骨后阵发性绞痛或闷痛，如不能缓解可发展为急性心肌梗死。心绞痛根据临床特点常分为：①稳定型心绞痛，较常见，多由劳累、情绪激动等因素诱发，经休息或舌下含服硝酸甘油后症状缓解；②不稳定型心绞痛，发作持续时间长，疼痛强度高，较小活动量即可诱发，休息时也可能自发出现，舌下含服硝酸甘油不易缓解，可能恶化导致心肌梗死或猝死；③变异型心绞痛，常由冠状动脉痉挛收缩诱发，多发于安静时，在一般活动或夜间休息时也可能发生，易导致心肌梗死。

　　心绞痛的发作主要是心肌细胞供氧与耗氧失衡所致。抗心绞痛药通过增加心肌供氧、降低心肌耗氧，恢复心肌氧供平衡，从而发挥缓解心绞痛的作用。目前常用的抗心绞痛药物包括以下三类，见表 17 - 1。

表 17 - 1　常用抗心绞痛药物分类

药物分类	代表药物
硝酸酯类药及亚硝酸酯类	硝酸甘油、单硝酸异山梨酯等
β 受体阻断药	普萘洛尔等
钙通道滞药	硝苯地平、地尔硫䓬、维拉帕米等

第一节　硝酸酯类及亚硝酸酯类药

本类药物均有硝酸多元酯结构，脂溶性高，化学结构中的—O—NO$_2$是发挥药效的关键结构，故作用相似，起效速度和维持作用时间有所不同，其中硝酸甘油最常用。此外，还有硝酸异山梨酯、单硝酸异山梨酯等。

硝酸甘油（nitroglycerin）

硝酸甘油是硝酸酯类的代表药，应用于临床已经百余年，具有起效快、使用方便、经济等优点，至今仍是防治心绞痛最常用的药物。

👁 看一看

诺贝尔与硝酸甘油

1847 年，意大利化学家苏布雷罗成功合成了硝酸甘油。作为烈性炸药，硝酸甘油被广泛应用于工业生产，但由于化学性质不稳定，生产和使用时经常出事故。1865 年，瑞典化学家诺贝尔改进生产方法后，在硝酸甘油的基础上发明了安全炸药，并建立了世界上第一座硝酸甘油炸药工厂，从而获得了巨额财富。诺贝尔用他的巨额遗产建立诺贝尔基金，用于奖励世界上为和平、物理、化学、医药、文学做出贡献的人。就这样，诺贝尔奖诞生了。硝酸甘油但直到一百多年后在三位医学家的共同努力下，其治疗心绞痛的机制才得到理论上的支持，他们也因此获得诺贝尔医学（或生理学）奖。

【体内过程】　硝酸甘油口服给药受首关消除影响，生物利用度低，故多采用舌下含服，通过口腔黏膜吸收，含服后 1 ~ 2 分钟起效，作用持续 20 ~ 30 分钟。本药也可经皮肤给药或静脉滴注。

【药理作用】　硝酸甘油的基本作用是松弛平滑肌，但对不同组织器官的选择性有所不同，其中对血管平滑肌的作用最显著。对冠状动脉有明显舒张作用，对静脉舒张作用较动脉强，对小阻力血管舒张作用弱。其作用机制主要通过释放 NO，促进血管平滑肌细胞内第二信使 cGMP 的生成增多，减少细胞内 Ca^{2+} 浓度而松弛血管平滑肌。

1. 降低心肌耗氧量　小剂量硝酸甘油明显扩张静脉血管，减少回心血量，降低心肌耗氧量；较大剂量时显著扩张动脉血管，心脏射血阻力降低，做功减少，心肌耗氧量降低。

2. 扩张冠状动脉　硝酸甘油能明显扩张输送血管和侧支血管，血液从阻力较大的非缺血区流向阻力较小的缺血区，增加对缺血区的血液供应（图 17 - 1）。

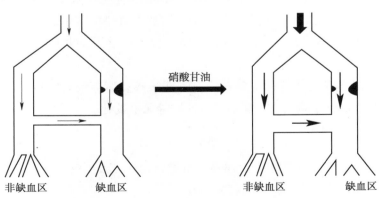

图 17 - 1　硝酸甘油对冠状动脉的作用部位示意图

3. 增加心内膜下血液供应 心绞痛发作时，心室壁张力和心室内压均增高，心内膜下区域缺血最严重。硝酸甘油扩张动、静脉血管，降低心室壁张力和心室内压，增加心外膜向心内膜的有效灌注压，有利于改善心内膜下缺血。

4. 保护缺血心肌细胞 释放的 NO 促进内源性前列腺素类物质的生成与释放，这些物质对心肌细胞具有直接保护作用，可减轻心肌细胞缺血性损伤。

【临床应用】

1. 防治各型心绞痛 舌下含服硝酸甘油可缓解各型心绞痛急性发作，是稳定型心绞痛发作的首选药。皮肤外用贴剂可预防发作，对于发作频繁的重症患者多采用静脉给药。

2. 急性心肌梗死 多采用静脉给药，及早应用可缩小梗死面积，减轻心肌损伤。

3. 急、慢性心功能不全 通过扩张动、静脉血管的作用，可减轻心脏前、后负荷，降低心肌耗氧，辅助治疗急、慢性心功能不全。

【不良反应与用药注意】 微课

1. 舒张血管引起的不良反应 表现为搏动性头痛、颜面部潮红、眼内压和颅内压升高等；大剂量可导致直立性低血压或晕厥，反射性引起交感神经兴奋，使心率加快、心肌耗氧量增加，反而导致心绞痛加重，合用 β 受体阻断药可缓解。告知患者用药时尽量取坐位或半卧位。用药后可能出现视力下降或视物模糊，颅内压升高者、颅脑外伤、青光眼患者禁用。

2. 高铁血红蛋白血症 剂量过大或持续用药引起的，表现为呕吐、发绀等。

3. 耐受性 连续用药 2~3 周左右可出现，出现耐受性后，轻者必须增加用量，但会加重不良反应，重者即使增加用量也无法达到满意疗效。停药 1~2 周后可消除，小剂量、间断给药可减少耐受性的产生。

？ 想一想

患者，女，72 岁，有高血压、高脂血症病史，做剧烈活动后自感心前区疼痛，需舌下含服硝酸甘油才能缓解胸痛症状。

请问：为什么硝酸甘油可以缓解患者的症状？

答案解析

4. 用药注意

（1）硝酸甘油挥发性强，见光易分解，应密封于深色药瓶内，保存在干燥、阴凉处。舌下含服后若没有舌尖麻刺感或无头胀感，说明药物可能失效。应注意药品生产日期，开封后药物失效速度更快，3 个月左右应及时更换新药。缓解心绞痛急性发作时，含服一片硝酸甘油后若效果不佳，5 分钟后可再用一次，最多连续用 3 次，如果 15 分钟后仍无法缓解，要考虑是否发生心肌梗死，应立即入院进一步治疗。

（2）硝酸甘油有多种剂型，缓释剂应整粒服，不能嚼碎；喷雾给药时应喷于舌下或口腔黏膜上，不可将药物吸入；贴膜剂应贴于胸腹、大腿前部及前臂等无毛发处。

练一练

患者，男性，56 岁，劳累后短暂胸骨后闷痛 3 个月，近日与人生气，突感心前区闷痛，出冷汗、脸色苍白、有窒息感，应选择下列何药治疗

A. 地高辛　　B. 胺碘酮　　C. 硝酸甘油　　D. 维拉帕米　　E. 氨茶碱

答案解析

硝酸异山梨酯（isosorbide dinitrate）

硝酸异山梨酯的药理作用及作用机制与硝酸甘油相似，作用较弱，起效较慢，但作用维持时间较长。主要用于预防心绞痛发作和心肌梗死后长期治疗。本药治疗剂量个体差异较大，剂量大时易致头痛、低血压等不良反应，缓释制剂可减轻。

单硝酸异山梨酯（isosorbide mononitrate）

单硝酸异山梨酯作用及应用与硝酸异山梨酯相似，多用于冠心病的长期治疗、预防各型心绞痛，也适用于心肌梗死后的治疗及慢性心衰的长期治疗。

第二节　β 受体阻断药

本类药物众多，药理作用及临床应用广泛，本章主要介绍其抗心绞痛作用。β 受体阻断药可减少心绞痛患者发作次数、改善心肌缺血、减少心肌耗氧量、改善缺血区代谢和缩小心肌梗死范围，现已作为一线防治心绞痛的药物。其中普萘洛尔（propranolol）、美托洛尔（metoprolol）和阿替洛尔（atenolol）等在临床较常用。

普萘洛尔（propranolol）

【药理作用】

1. 降低心肌耗氧量　阻断心脏 β_1 受体，减慢心率，减弱心肌收缩力，使心肌耗氧量降低，发挥抗心绞痛作用。

2. 改善缺血区心肌供血　①用药后，非缺血区的血管阻力增高，促使血液向已代偿舒张的缺血区阻力血管流动，增加缺血区供血，缓解心绞痛；②心率减慢，能延长心脏舒张期，冠脉灌流时间增加，有利于血液由心外膜血管流向易缺血的心内膜下区，改善心肌缺血状况。

3. 改善心肌代谢　通过提高心肌缺血区对葡萄糖的摄取和利用，促进氧合血红蛋白解离出自由氧，增加全身组织供氧，有利于保护缺血区心肌细胞线粒体的结构和功能的完整性，改善心肌能量代谢。

【临床应用】　用于稳定型、不稳定型心绞痛，对伴有高血压或快速型心律失常的患者更适用；也可用于减少心肌梗死发作次数，缩小梗死范围。不宜用于冠状动脉痉挛引起的变异型心绞痛。

【不良反应与用药注意】　常见不良反应有恶心、呕吐、轻度腹泻等消化道症状；阻断心脏的 β_1 受体，易引起心动过缓；阻断支气管平滑肌的 β_2 受体，收缩支气管平滑肌，增加呼吸道阻力。故心动过缓、房室传导阻滞、心功能不全、支气管哮喘患者禁用。长期应用后对血脂也有影响，禁用于血脂异常的患者。应告知长期用药的患者，不能随意骤然停药，以免发生停药反跳现象，导致心绞痛加剧或诱发心肌梗死。

第三节　钙通道阻滞药

钙通道阻滞药是临床用于预防和治疗心绞痛的常用药，特别是对变异型心绞痛疗效好。本类药物化学结构不同，种类较多，但都具有阻滞心肌细胞和平滑肌细胞的 L 型电压依赖性钙通道，抑制 Ca^{2+} 内流的作用，因而广泛应用于心血管系统疾病。常用抗心绞痛的钙通道阻断药有硝苯地平（nifedipine）、维拉帕米（verapamil）、地尔硫䓬等。

【药理作用】

1. 降低心肌耗氧量　阻断血管平滑肌细胞 Ca^{2+} 内流，扩张血管，降低外周血管阻力，减轻心脏后负荷；减弱心肌收缩力，减慢心率，最终使心肌耗氧量降低。

2. 扩张冠脉血管　扩张冠状动脉的输送血管和阻力血管，解除冠脉痉挛，增加心肌供血；此外还增加侧支循环，改善心肌供血供氧。

3. 保护缺血心肌　通过阻断 Ca^{2+} 内流，减轻心肌缺血时发生的细胞内"钙超载"，保护心肌细胞线粒体结构和功能。

【临床应用】　硝苯地平对变异型心绞痛疗效最好；维拉帕米对变异型心绞痛多不单独用药，可用于稳定型和不稳定型心绞痛，特别适用于伴有心律失常的心绞痛患者。本类药以扩张血管作用为主，适用于伴有高血压、支气管哮喘的心绞痛患者。

【不良反应与用药注意】　一般不良反应有颜面潮红、头痛、眩晕、乏力、恶心、心悸、踝部水肿等，还可引起水钠潴留。硝苯地平能增加心肌梗死的发生率，能强烈扩张外周血管，血压过度降低引起反射性心动过速，会增加心肌耗氧量，需引起注意。使用维拉帕米、地尔硫草的患者心率若低于50 次/分，需警惕可能发生心功能不全。

第四节　抗心绞痛药的联合应用

缓解心绞痛发作时，若使用单一治疗药物效果不理想时，可适当联合应用上述抗心绞痛药，可参考以下联合用药方案。

1. β 受体阻断药与硝酸酯类药物合用　如普萘洛尔与硝酸酯类药物合用可协同抗心绞痛。普萘洛尔可对抗硝酸酯类药物引起的反射性心率加快及心肌收缩力加强，硝酸酯类药物可纠正普萘洛尔引起的冠脉收缩和心室壁张力升高的缺点，两者取长补短，可增强抗心绞痛效果。但合用时需注意两类药物均可降压，若降压过快，冠脉血流量减少，不利于治疗心绞痛，应调整用量，从小剂量开始逐渐加量，以达到最佳疗效。

2. 硝酸酯类与钙通道阻滞药合用　硝酸酯类主要扩张静脉，钙通道阻滞药主要扩张小动脉，尤其扩张冠脉作用强。但硝苯地平与一般硝酸酯类药物合用要注意引起的反射性心动过速、头痛等不良反应。

3. 钙通道阻滞药与 β 受体阻断药合用　如硝苯地平可纠正普萘洛尔引起的外周阻力增加、心室壁张力增大、冠脉血管收缩的缺点，两药合用可预防多数心绞痛的发生，纠正各自的不良反应。但维拉帕米与 β 受体阻断药在合用过程中可能引起心脏抑制作用，合用时需注意调整用药剂量，监测血压，对心绞痛伴有心力衰竭者慎用。

4. 钙通道阻滞药、β 受体阻断药与硝酸酯类药物合用　对于应用两种不同类型的抗心绞痛药物治疗仍无法控制的稳定型心绞痛，联合应用三类药物可能有效，但应注意不良反应会显著增加表 17-2。

表 17-2　常用抗心绞痛药物作用特点及合用特点

作用	硝酸酯类	β 受体阻断药	钙通道阻滞药	硝酸酯类 + β 受体阻断药/钙通道阻滞药
血压	↓	↓	↓	↓↓
心率	↑	↓	↓	↓
心肌收缩力	↑	↓	↓	不变或抑制
心室壁张力	↓	↑	↓	不变
射血时间	缩短	延长	延长	不变
舒张期灌流时间	缩短	延长	延长	不变
侧支血流量	↑	↑	↑	↑
心室容积	↓	↑	↑	不变或缩小

护爱生命

冠心病是当代威胁人类中老年健康的疾病之一，合理应用药物预防和治疗是降低其发病率的重要手段。中国中医药博大精深，在冠心病改善症状以及治疗方面具有不可或缺的补充作用。尤其在治疗慢性稳定型心绞痛方面，已经有相当多的研究证实了传统中药对治疗、改善慢性稳定型心绞痛患者预后方面拥有值得期待的疗效，如速效救心丸、通心络、冠心舒通胶囊、麝香保心丸、复方丹参滴丸、参芍胶囊等，但是中成药所含成分复杂，建议患者在医师指导下选择药品。中医药参与冠心病心绞痛发作治疗时，能较好地缓解症状，且能改善部分客观指标，如调节血脂、降低血液黏稠度等，引起的不良反应相对较少，可以作为与西医药互补的一种手段。合理用药防治心绞痛的同时，也要在日常生活中养成良好的生活习惯，注意调节膳食结构，进行身体锻炼，树立正确的人生观，提高群防意识，从而保障人们健康水平的逐步提高。

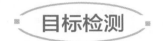

答案解析

一、选择题

【A1／A2 型题】

1. 硝酸酯类抗心绞痛药物中最常用的是

    A. 硝酸甘油　　　　　　　　　　　　　　　B. 硝酸异山梨酯

    C. 单硝酸异山梨酯　　　　　　　　　　　　D. 硝苯地平

    E. 普萘洛尔

2. 有关硝酸甘油，下述描述正确的是

    A. 为硝酸多元酯结构，脂溶性高　　　　　B. 缓解心绞痛急性发作时建议采用口服方式给药

    C. 口服给药吸收快而完全，生物利用度高　D. 舌下含服后 20 ~ 30 分钟开始起效

    E. 连续用药不易产生耐受性

3. 下列哪个抗心绞痛药物不宜口服

    A. 地尔硫䓬　　　B. 维拉帕米　　　C. 普萘洛尔　　　D. 硝酸甘油　　　E. 硝苯地平

4. 硝酸酯类药的基本药理作用是

    A. 降低心肌收缩力　　　　　　　　　　　　B. 缩短射血时间

    C. 增加冠脉流量　　　　　　　　　　　　　D. 松弛血管平滑肌

    E. 降低心肌氧耗量

5. 稳定型心绞痛发作时应首选的药物是

    A. 普萘洛尔　　　　　　　　　　　　　　　B. 硝酸甘油

    C. 单硝酸异山梨酯　　　　　　　　　　　　D. 硝酸异山梨酯

    E. 硝苯地平

6. 下列哪项不属于硝酸甘油的不良反应

    A. 心率加快　　　B. 眼压升高　　　C. 直立性低血压　D. 引起哮喘　　　E. 面色潮红

7. 患者，男，56 岁，有冠心病史，今早晨练时心绞痛发作，服用硝酸甘油后，面、颈部出现潮红，患者用药后出现的症状与下列哪个作用有关

    A. 心率加快　　　B. 收缩血管　　　C. 扩张血管　　　D. 减慢心率　　　E. 减慢传导

8. 一般用于预防心绞痛发作，选用下列哪种药物

    A. 硝苯地平   B. 硝酸甘油   C. 普萘洛尔   D. 维拉帕米   E. 硝酸异山梨酯

9. 变异型心绞痛不宜选用

    A. 普萘洛尔   B. 硝苯地平   C. 硝酸异山梨酯   D. 硝普钠   E. 硝酸甘油

10. 对变异型心绞痛疗效最好的药物是

    A. 普萘洛尔   B. 硝苯地平   C. 硝酸异山梨酯   D. 硝普钠   E. 硝酸甘油

【A3/A4 型题】

患者，女，57 岁，有高血压病史，3 个月前开始间断出现左前胸心前区疼痛，伴冷汗等症状，自述左肩背部同时也有痛感，每次持续 5～10 分钟，休息后可缓解。入院后诊断为冠心病心绞痛，医嘱发作时用硝酸甘油治疗。

11. 如果需要指导患者用药，请指出下列哪项不正确

    A. 告知患者舌下含服

    B. 告知患者含服后应坐位，不可突然改变体位

    C. 告知患者药物应保存在深色瓶内

    D. 告知患者用药后出现的搏动性头痛、颈、面部皮肤潮红，是药物副作用，不必过度紧张。

    E. 告知患者舌下含化后，如有烧灼热、舌尖麻辣或头胀感，说明药物已失效

12. 硝酸甘油与下列哪个药合用可取长补短，提高疗效

    A. 氢氯噻嗪   B. 普萘洛尔   C. 阿托品   D. 地高辛   E. 肾上腺素

13. 如患者同时患有支气管哮喘，不宜用下列哪个药物治疗

    A. 硝酸甘油   B. 硝苯地平   C. 硝酸异山梨酯   D. 维拉帕米   E. 普萘洛尔

【X 型题】

14. 关于硝酸甘油与普萘洛尔联合应用的叙述，下列哪些说法正确

    A. 增强疗效   B. 两药取长补短

    C. 避免普萘洛尔兴奋心脏   D. 避免普萘洛尔降压过度

    E. 避免硝酸甘油引起的心率加快

二、简答题

患者，男，67 岁，有高血压、冠心病史，3 周前回家上楼梯时发生心前区疼痛等症状，送至医院后，诊断为心绞痛发作，指导患者使用硝酸甘油，症状很快缓解，患者出院回家。随后，患者认为应该每天舌下含服硝酸甘油，这样就能防止心绞痛发作，自行到药店购买药物后每天服用 1 片。3 周后某天因提重物上楼，患者再次发生心绞痛，虽然及时舌下含服了随身携带的硝酸甘油，但症状并没有缓解。

请分析为什么患者再次发生心绞痛时，使用硝酸甘油却无效？

（刘泱泱）

书网融合……

      重点回顾   微课   习题

第十八章　调血脂药

PPT

学习目标

知识目标：

1. **掌握**　他汀类药物的药理作用、临床应用及不良反应。
2. **熟悉**　其他调血脂药物的作用特点及临床应用。
3. **了解**　调血脂药物的分类。

技能目标：

能运用调血脂药物知识，为高脂血症患者合理选择药物，指导患者合理用药，减少不良反应发生。

素质目标：

培养专业、敬业精神，提高为血脂异常患者提供护理用药服务的能力。

导学情景

情景描述：患者，女，25 岁。自述近 2 天来双目浮肿、头晕、耳鸣、情绪不佳，近来饮食多油脂，近 1 年来常饮酒及碳酸饮料。经检查，总胆固醇 6mmol/L，三酰甘油 3mmol/L。诊断为高脂血症。给予洛伐他汀片进行治疗。并建议患者改变生活习惯，低脂低糖饮食，限制饮酒，适当增加运动。

情景分析：患者诊断为高脂血症，应给予调血脂药物进行治疗。

讨论：请问以上药物的应用依据是什么？如何进行用药护理？

学前导语：调血脂药可分为他汀类、胆汁酸结合树脂类、贝特类和烟酸类。护理工作者需要知晓药物疗效和不良反应等知识，进行合理用药护理服务与宣教工作。

血脂是指血浆或血清中所含的脂类，包括胆固醇（cholesterol，CH）、三酰甘油（triglyceride，TG）、磷脂（phospholipid，PL）和游离脂肪酸（free fatty acid，FFA）等。胆固醇又分为胆固醇酯（cholesterol ester，CE）和游离胆固醇（free cholesterol，FC），两者相加之和称为总胆固醇（total cholesterol，TC）。总胆固醇或三酰甘油超过正常范围则称为高脂血症。一般将高脂血症分为六个类型，各类型特点见表 16 - 1。

表 16 - 1　高脂血症类型

类型	脂蛋白变化	血脂变化	
		CH	TG
I	CM ↑	↑	↑ ↑ ↑
II a	LDL ↑	↑ ↑	—
II b	LDL，VLDL ↑	↑ ↑	↑ ↑
III	IDL ↑	↑ ↑	↑ ↑
IV	VLDL ↑	↑	↑ ↑
V	CM，VLDL ↑	↑	↑ ↑

血脂与载脂蛋白（apolipoprotein，apo）结合形成脂蛋白（lipoprotein，LP）进行转运和代谢。脂蛋白可分为乳糜微粒（chylomicron，CM）、极低密度脂蛋白（very low density lipoprotein，VLDL）、低密度脂蛋白（low density lipoprotein，LDL）、中密度脂蛋白（intermediate density lipoprotein，IDL）和高密度脂蛋白（high density lipoprotein，HDL）。各种脂蛋白在血浆中有基本恒定的浓度以维持相互间的平衡，若比例失衡则称为脂代谢失常。

第一节　降低总胆固醇和低密度脂蛋白的药物

一、他汀类药物

他汀类（statins）是羟甲基戊二酸单酰辅酶A（3 - hydroxy - 3 - methylglutaryl CoA，HMG - CoA）还原酶抑制药。常用药物有洛伐他丁（lovastatin）、辛伐他汀（simvastatin）、普伐他汀（pravastatin）、阿托伐他汀（atorvastatin）和氟伐他汀（fluvastatin）等。

【体内过程】　口服吸收好，生物利用度较高。内酯型药物需要经肝脏转化为有活性的羟酸型。药物多在肝脏代谢，经胆汁由肠道排出，少部分由肾脏排出。

【药理作用】

1. 调血脂作用　他汀类有明显调血脂作用。通过抑制 HMG - CoA 还原酶活性，使 CH 合成受阻，降低血中 CH 浓度，并降低血浆 LDL 水平。由于各种他汀类与 HMG - CoA 还原酶亲和力不同，故调血脂作用有所差异。常用他汀类药物调血脂特点见表 16 - 2。

表 16 - 2　常用他汀类药物调血脂特点

药物及剂量（mg/d）	血脂及脂蛋白变化（%）			
	TC	LDL - C	HDL - C	TG
洛伐他汀（10）	- 30.0	- 37.9	+ 3.0	- 20.1
普伐他汀（20）	- 23.7	- 34.5	+ 3.1	- 12.0
辛伐他汀（10）	- 27.4	- 35.5	+ 4.2	- 18.3

注：+ 升高；- 降低。

2. 其他作用　他汀类药物还可改善血管内皮功能，提高血管内皮对扩血管物质的反应性。抑制血管平滑肌细胞的增殖，抑制血小板聚集并提高纤溶活性，减轻动脉粥样硬化过程中的炎症反应。以上功能均有利于他汀类药物发挥抗动脉粥样硬化作用。

【临床应用】　他汀类药物主要适用于高胆固醇为主的高脂血症，用药后可降低 TC、TG 及 LDL，是Ⅱ、Ⅲ型高脂蛋白血症的首选药。还可用于继发肾病综合征及 2 型糖尿病的高脂血症。亦可用于预防心脑血管急性事件、血管形成术后再狭窄等。

练一练

治疗Ⅱ型高脂蛋白血症首选药物是

A. 烟酸　　　　　　　B. 苯扎贝特　　　　　　C. 考来烯胺

D. 考来替泊　　　　　E. 洛伐他汀

答案解析

【不良反应与用药注意】 微课

他汀类药物不良反应较少且轻，大剂量应用时偶见胃肠道反应，也可见头痛、肌痛、皮肤潮红等暂时性反应。部分患者出现无症状转氨酶升高、肌酸磷酸激酶升高，停药后可恢复正常。较严重的不良反应是横纹肌溶解症，患者出现全身肌肉疼痛、乏力、发热，可导致肾功能损害甚至急性肾衰竭。以辛伐他汀和西立伐他汀发病率高。孕妇、活动性肝病（转氨酶持续升高）者禁用，有肝病史者慎用。

👁 看一看

横纹肌溶解症与拜斯亭事件

横纹肌溶解症是指因遗传或获得性疾病导致的横纹肌损伤。横纹肌细胞膜完整性改变、细胞内容物漏出，多伴有肌肉疼痛、痉挛、水肿、乏力或急性肾衰竭等临床表现。横纹肌溶解症是他汀类药物最严重的不良反应，可致患者死亡。

拜斯亭是德国拜耳公司研发生产的一种他汀类降脂药，通用名为西立伐他汀钠片。于 1997 年上市。截至 2001 年，美国服用该药品患者中超 400 人发生横纹肌溶解症，其中 31 人死亡，其他国家共反馈 21 例拜斯亭致死报告。为保证患者安全，2001 年 8 月拜耳公司宣布停止拜斯亭的生产和销售。

二、胆汁酸结合树脂类药物

胆汁酸结合树脂又称胆酸螯合剂。本类药物不易被消化酶分解，通过与胆汁酸结合阻止胆汁酸的肝肠循环，使大量胆汁酸排出体外，促进了 CH 的转化和消耗，降低血浆 TC 和 LDL 水平，但可使 HDL 升高。常用药物包括考来烯胺（cholestyramine）和考来替泊（colestipol）。适用于 II_a 及 II_b 型高脂血症，对后者应合用降低 TG 和 VLDL 的药物。与他汀类合用可延缓动脉粥样硬化发生和发展进程，降低冠心病发病率，还可用于胆汁酸过多沉积于皮肤引起的瘙痒。

常见胃肠道反应，一般两周后可消失。药物在肠道内可与脂溶性维生素（A、D、E、K）、铁剂等结合，影响吸收。故长期应用应补充以上维生素及钙剂。

第二节 降低三酰甘油和极低密度脂蛋白的药物

❓ 想一想

请问调血脂药分为哪几类，每一类的代表药物是什么？

答案解析

一、贝特类药物

20 世纪 60 年代第一个贝特类药物氯贝丁酯（clofibrate）上市，因不良反应较多，现已少用。新型贝特类药物有吉非贝齐（gemfibrozil）、苯扎贝特（bezafibrate）、非诺贝特（fenofibrate）等。本类药物口服吸收快且完全，在血中与血浆蛋白结合。主要在肝内代谢，部分药物有肝肠循环，主要经肾排泄。

【药理作用】 贝特类药物能降低血浆中的 TG、TC、VLDL、LDL，升高 HDL。其中非诺贝特和苯扎贝特作用较强。此外还可抑制血小板聚集、抗凝血、增加纤溶酶活性，由此发挥抗动脉粥样硬化作用。

【临床应用】　本类药物适用于原发性高 TG 血症，对 VLDL 升高为主的高脂蛋白血症也有较好的作用。还可用于伴 2 型糖尿病的高脂蛋白血症。

【不良反应与用药注意】　常见胃肠道反应、失眠、头痛、乏力、皮疹等。偶见肌痛、尿素氮及转氨酶升高。与他汀类药物联用可增加肌毒性的发生。肝胆疾病患者、肾功不全患者及妊娠期妇女、儿童禁用。

二、烟酸类药物

烟酸（nicotinic acid）

烟酸又称尼古丁酸，与烟酰胺统称维生素 PP，属于水溶性维生素。

大剂量烟酸能降低血浆中 TG、VLDL 及 LDL 的水平，升高 HDL。抑制血栓素 A_2 及前列环素（PGI_2）的生成。具有扩张周围血管的作用。烟酸是广谱调血脂药，对 Ⅱ、Ⅲ、Ⅳ、Ⅴ 型高脂血症患者均有疗效，尤其适用于 Ⅱb 与 Ⅳ 型。本药还可用于动脉粥样硬化和心肌梗死的治疗。

口服易出现胃肠道反应，餐时或餐后服药可减轻。用药初期常见皮肤潮红及瘙痒，可给予阿司匹林减轻症状。大剂量可引起血糖、尿酸升高，长期应用可导致肝功能异常。消化性溃疡、糖尿病、痛风患者禁用。

♥ 护爱生命

治疗高脂血症，应根据患者自身情况选择合适的药物。如原发性高脂血症应首选他汀类，高三酰甘油血症患者宜选用贝特类，烟酸类则具有广谱调血脂作用。患者应坚持合理用药，与此同时也应注意合理饮食。

高脂血症患者的膳食应遵循低热量、低胆固醇、低脂肪、低糖、高纤维饮食的原则，此外还应控制乙醇的摄入。严重高三酰甘油血症患者忌饮酒，否则可能诱发急性胰腺炎，重者可危及生命。

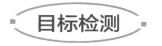

目标检测

答案解析

一、选择题

【A1／A2 型题】

1. 他汀类药物的药理作用为
   - A. 抑制体内胆固醇氧化酶
   - B. 阻断 HMC‐CoA 转化为甲羟戊酸
   - C. 使肝脏 LDL 受体表达减弱
   - D. 具有促进细胞分裂的作用
   - E. 具有增强细胞免疫的作用

2. 关于他汀类药物的叙述，以下哪项是正确的
   - A. 口服无效
   - B. 口服吸收较差
   - C. 口服吸收较好
   - D. 无需肝脏代谢
   - E. 主要经肾脏排泄

3. 治疗原发性高胆固醇血症的首选药是
   - A. 考来烯胺　　B. 烟酸　　C. 洛伐他汀　　D. 考来替泊　　E. 苯扎贝特

4. 治疗 Ⅲ 型高脂蛋白血症的首选药是
   - A. 考来烯胺　　B. 烟酸　　C. 辛伐他汀　　D. 考来替泊　　E. 苯扎贝特

5. 以下哪项不是他汀类药物的不良反应
　　A. 冠心病　　　　B. 腹胀　　　　C. 腹痛　　　　D. 头痛　　　　E. 横纹肌溶解症

6. 他汀类药物最严重的不良反应是
　　A. 直立性低血压　　B. 恶性高血压　　C. 致突变　　　　D. 致畸　　　　E. 横纹肌溶解症

7. 以下哪种情况不适用他汀类药物
　　A. 原发性高胆固醇血症　　　　　　　　　　　　B. 继发于 2 型糖尿病高脂蛋白血症
　　C. 继发于肾病综合征的高脂蛋白血症　　　　　　D. 怀孕 3 个月的高胆固醇血症患
　　E. 冠心病患者

8. 以下哪种药物可阻断肠道胆固醇吸收
　　A. 考来烯胺　　　B. 烟酸　　　　C. 洛伐他汀　　D. 苯扎贝特　　E. 吉非贝齐

9. 长期应用应补充脂溶性维生素的药物是
　　A. 考来烯胺　　　B. 烟酸　　　　C. 洛他他汀　　D. 辛伐他汀　　E. 苯扎贝特

10. 长期应用应预防骨质疏松的药物是
　　A. 阿托伐他汀　　B. 烟酸　　　　C. 考来烯胺　　D. 辛伐他汀　　E. 苯扎贝特

11. 以下哪项不是氯贝丁酯的不良反应
　　A. 胃肠道反应　　B. 头痛　　　　C. 皮疹　　　　D. 血压升高　　E. 肝功能异常

12. 调血脂药中，可抑制血栓素 A_2 生成的药物是
　　A. 辛伐他汀　　　B. 氯贝丁酯　　C. 苯扎贝特　　D. 烟酸　　　　E. 瑞舒伐他汀

13. 下列药物中不属于调血脂药物的
　　A. 瑞舒伐他汀　　B. 非诺贝特　　C. 考来烯胺　　D. 烟酸　　　　E. 双香豆素

【A3/A4 型题】

(14～15 题共用题干)

患者，男，66 岁，身高 180cm，体重 100kg。诊断为原发性高胆固醇血症，建议患者加强运动、调整饮食，并服药进行治疗。服药 4 个月后，患者运动后突感疲乏、肌痛、发热、化验结果显示血肌酸升高。

14. 患者血肌酸升高可能是使用了以下哪种药物的不良反应
　　A. 考来烯胺　　　B. 苯扎贝特　　C. 烟酸　　　　D. 洛伐他汀　　E. 氯贝丁酯

15. 根据患者的用药史和血液检测结果，该药物的不良反应为
　　A. 肌肉毒性　　　B. 肝毒性　　　C. 心脏毒性　　D. 耳毒性　　　E. 肾毒性

二、简答题

患者，女性，67 岁，近期体检时被诊断高脂蛋白血症，医嘱给予阿托伐他汀，每日一次，每次 10mg，晚餐后服用。

1. 请问医生给予患者阿托伐他汀的用药依据是什么？

2. 患者用药时，还应注意哪些问题？

(张旻璐)

书网融合……

📄 重点回顾

ⓔ 微课

📄 习题

第十九章　影响凝血系统的药物

<table>
<tr><td rowspan="1">学习目标</td><td>

知识目标：

1. **掌握**　维生素 K、肝素、双香豆素、氨甲苯酸、链激酶等药物临床应用、不良反应。

2. **熟悉**　促凝血药、抗凝血药、抗血小板药、促纤维蛋白溶解药的分类及代表药。

3. **了解**　机体凝血和抗凝血机制。

技能目标：

能够根据患者病情准确选择药物，采用适当护理措施避免严重不良反应发生，科学开展用药宣教工作。

素质目标：

护佑健康，具有全心全意为凝血异常患者服务的南丁格尔精神。

</td></tr>
</table>

📖 导学情景

情景描述：患儿，男，5 日龄。体重 3650g，出生后奶粉喂养，体力欠佳。从昨日夜间起出现吐血，呕吐物中含有暗红色血块。

情景分析：患者诊断为新生儿出血。给予维生素 K 注射液治疗。

讨论：处方中的维生素 K 注射液的给药目的是什么？患儿用药期间可能会出现哪些不良反应，如何减轻？

学前导语：促进凝血和抗凝血的药物分类较多。护理工作者需要知晓药物应用和不良反应等，进行合理护理服务与沟通工作。

人体血液中存在着凝血系统和纤溶系统，见图 19-1，二者在正常情况下保持动态平衡，共同维持血液的流动性。当二者失衡，会导致出血或血栓性疾病的发生。

PPT

第一节　促凝血药

促凝血药根据作用机制不同可分为：促凝血因子生成药、抗纤维蛋白溶解药、促血小板生成药、血管收缩药。

一、促进凝血因子生成的药物

维生素 K（vitamin K）📱微课

维生素 K_1 存在于绿色植物中，维生素 K_2 是人体肠道细菌代谢产生，二者均为脂溶性，需胆汁协助吸收。维生素 K_3、K_4 为水溶性人工合成维生素。

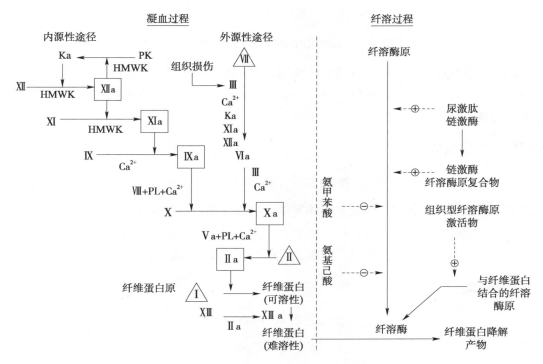

图 19-1 凝血和纤溶过程及药物作用

【药理作用】 维生素 K 作为肝脏中 γ-羧化酶的辅酶参与凝血因子 Ⅱ、Ⅶ、Ⅸ、Ⅹ 在肝脏的合成。当维生素 K 缺乏时，肝脏合成上述凝血因子仅为无活性的前体蛋白，导致凝血障碍，凝血酶原时间延长而出血。

【临床应用】

1. 维生素 K 缺乏引起的出血 常见于：①维生素 K 吸收障碍，如阻塞性黄疸、胆瘘、肝病及慢性腹泻导致胆汁分泌不足，影响维生素 K 吸收；②维生素合成不足，如早产儿、新生儿合成维生素 K 不足；长期使用广谱抗菌药者，抑制肠道细菌合成维生素 K。

2. 凝血酶原过低导致的出血 治疗长期应用水杨酸类及抗凝血药香豆素类等过量引起的出血。

【不良反应与用药注意】

维生素 K 毒性低。静脉注射过快时，可出现面部潮红、出汗、血压急剧下降甚至休克。口服维生素 K_3 或维生素 K_4 可引起恶心、呕吐等胃肠道反应，肠道吸收不良患者应采用肌内注射。新生儿使用过量可诱发高胆红素血症、黄疸、溶血性贫血。维生素 K_3 注射液对缺乏葡萄糖-6-磷酸脱氢酶的患者可诱发溶血性贫血，肝癌晚期或肝硬化患者出血，使用该品无效。

✎ 练一练

患儿，男性，3 个月。病前因呼吸道感染曾应用广谱抗生素。临床表现：面色苍白，烦躁不安，拒乳，抽搐，注射部位出血。根据患者病情，应选用下列哪种药物予以治疗

A. 维生素 K   B. 肝素   C. 枸橼酸钠

D. 维生素 C   E. 叶酸

答案解析

二、抗纤维蛋白溶解药

抗纤维蛋白溶解药通过抑制纤维蛋白酶原的激活因子，使纤溶酶原不能被激活，从而抑制纤维蛋

白的溶解。代表药物有氨甲苯酸、氨甲环酸、抑肽酶等。

氨甲苯酸（P – aminomethylbenzoic acid，PAMBA）

氨甲苯酸能竞争性抑制纤溶酶原激活物的作用，阻止纤溶酶原转化为纤溶酶，抑制纤维蛋白溶解而止血。临床用于纤溶亢进引起的出血，如内脏出血、术后出血、链激酶或尿激酶过量引起的出血等。过量导致血栓形成。

三、促血小板生成药

酚磺乙胺（etamsylate）

酚磺乙胺又称止血敏，促进血小板生成并增强血小板的黏附性和聚集功能，促使血小板释放凝血活性物质，缩短凝血时间而止血。临床用于防治术后出血、内脏、眼底、鼻黏膜出血及血小板减少性紫癜等。不良反应少，可见恶心、头痛、皮疹、低血压等，偶见变态反应。

四、血管收缩药

垂体后叶素（pituitrin）

垂体后叶素包括加压素和缩宫素。加压素能直接收缩小静脉、小动脉和毛细血管，对内脏血管作用明显，用于肺咯血、肝门静脉高压引起的上消化道出血。增加肾远曲小管和集合管对水的重吸收，治疗尿崩症。大剂量缩宫素用于产后止血。静脉注射过快出现面色苍白、心悸、胸闷、胸痛、心悸等症状，出现以上现象，立刻停药。高血压、冠心病、动脉硬化、心力衰竭患者禁用。

第二节　抗凝血药

抗凝血药是指通过干扰机体凝血过程的某些环节而阻止血液凝固的药物，临床用于防治血栓形成或扩大。其分为体内体外抗凝血药、体内抗凝血药和体外抗凝血药。

一、体内体外抗凝血药

肝素（heparin）

肝素存在于哺乳动物的内脏中，以肺脏和小肠黏膜中含量最高。

【体内过程】　肝素为大分子物质，带大量阴电荷。不易透过生物膜，口服在肠道被破坏而失活，肌内注射易引起局部刺激或出血症状，故常静脉注射给药。

【药理作用】　肝素在体内、体外均发挥抗凝作用，作用迅速而强大，主要通过增强抗凝血酶Ⅲ（$AT_{Ⅲ}$）对凝血因子Ⅱa、Ⅸa、Ⅹa、Ⅺa、Ⅻa的灭活作用，并阻止血小板聚集和纤维蛋白的形成。

【临床应用】

1. **血栓栓塞性疾病**　肝素能够防止血栓栓塞性疾病的发生，如急性心肌梗死、血栓性静脉炎、肺栓塞等。

2. **弥散性血管内凝血（DIC）**　早期应用肝素可防止微血栓形成，改善重要器官的供血，避免因纤维蛋白原及其他凝血因子的耗竭而引发继发性出血。

3. **体外抗凝血**　肝素可应用于血液透析、血液标本、心导管检查及医疗器械的抗凝处理。

【不良反应与用药注意】　肝素毒性较低，过量易致自发性出血，一旦出现立即停药，用硫酸鱼精蛋白对抗。偶见血小板减少、骨质疏松和自发性骨折。肝素过敏、有出血倾向、血友病、血小板功能不全和血小板减少症、紫癜、产后出血、外伤、严重肝功能不全等患者禁用。

低分子量肝素（low molecular weight heparin，LMWH）

低分子量肝素作用与肝素相似，具有毒性小、作用强、半衰期长、个体差异小，可用于门诊患者等优势。临床常用的低分子量肝素有替地肝素、依诺肝素等，用于防治深静脉血栓和肺栓塞、预防术后血栓形成、血液透析和体外循环抗凝血预处理、不稳定型心绞痛和急性心肌梗死等。

👁 **看一看**

肝素类药物的新用途

肝素（低分子量肝素）通过下调多种炎症相关物质的表达对胰腺炎、哮喘、肺炎及炎症性贫血等炎症相关疾病具有一定疗效；二者还可通过抑制肿瘤新生血管，延长患者生命期；LMWH通过抑制恶性疟原虫红细胞的玫瑰花结形成或抑制感染红细胞对人皮肤微血管内皮细胞的黏附达到抗疟作用，成为治疗恶性疟原虫的候选药物。

此外，肝素类药物在抗病毒、促进伤口愈合、促进神经细胞（神经干细胞）的增殖分化、预防和治疗镰状细胞贫血、预防术后粘连、减轻肺部炎症等方面也有较好表现。

二、体内抗凝血药

香豆素类药物（coumarin）

本类药物常用的有华法林（warfarin）、双香豆素（dicoumarol）、醋硝香豆素（acenocoumarol）等，均为口服抗凝血药，作用和应用相似。双香豆素口服吸收慢而不规则，华法林和醋硝香豆素吸收迅速且完全。三者均可通过胎盘屏障，主要通过肾脏排泄，部分经乳汁排泄。

【药理作用】　本类药物的结构与维生素 K 相似，可竞争性抑制后者，阻止 Ⅱ、Ⅶ、Ⅸ、Ⅹ 等凝血因子的合成而抗凝。仅在体内抗凝，体外无效。对已活化的凝血因子无影响，故起效慢。停药后因凝血因子的形成尚需时间，故作用时间较持久。

【临床应用】　本类药物能防治血栓栓塞性疾病，如心房纤颤、心脏瓣膜病引起的血栓栓塞；预防术后或创伤后静脉血栓形成，如人工瓣膜置换术后的静脉血栓。

【不良反应与用药注意】　本类药物过量易引起自发性出血，表现为瘀斑、紫癜、牙龈出血、伤口出血等。轻度出血减量或停药即可缓解，严重出血者给予维生素 K 或输入新鲜血液。妊娠期妇女、肝功能不全、严重高血压、凝血功能障碍、有出血倾向等患者禁用。

❓ **想一想**

体内抗凝血的药物具有哪些共同不良反应？

答案解析

三、体外抗凝血药

枸橼酸钠（sodium citrate）

枸橼酸钠与血浆中钙离子形成难解离的络合物，妨碍其促凝作用，用于体外抗凝血，如血液保存等。输入含枸橼酸钠的血液过速或过量，可引起低血钙，导致抽搐甚至心功能不全，可静脉注射葡萄糖酸钙或氯化钙解救。婴幼儿因酶系统发育不全，进入体内的枸橼酸钠不能及时被氧化，应慎用。

💗 护爱生命

每年 6 月 14 日是世界献血者日（world blood donor day，WBDD）。2021 年世界献血者日的主题是"献血让世界继续跳动"。《中华人民共和国献血法》第二条规定：国家实行无偿献血制度。国家提倡十八周岁至五十五周岁的健康公民自愿献血。

献血对机体具有激活骨髓、提高造血功能，降低血液黏稠度等益处。献血类型有全血和成分血（血小板、粒细胞、造血干细胞、血浆）。我国最常见的是献全血和血小板两种。储血袋中就含有枸橼酸钠可防止血液凝固。

PPT

第三节　抗血小板药

血小板在血栓形成、止血、动脉粥样硬化过程中起重要作用。抗血小板药物能够抑制血小板黏附、聚集和释放等过程，常用药物根据其作用机制可分为：①影响血小板代谢的药物，如阿司匹林、双嘧达莫；②血小板 ADP 受体拮抗剂，如噻氯匹定、氯吡格雷；③GpⅡb/Ⅲa 受体阻断药，如阿昔单抗等。

双嘧达莫（dipyridanole）

双嘧达莫在体内、体外均具有抗血栓作用。其可能作用机制包括：①抑制磷酸二酯酶活性，减少血小板 cAMP 降解；②激活腺苷，从而激活血小板腺苷酸环化酶，增加 cAMP 合成；③使内源性 PGI_2 活性增强；④一定程度抑制血小板环氧酶活性，减少 TXA_2 合成。临床用于人工心脏瓣膜置换术后、血栓栓塞性疾病等。治疗量引起头疼、头晕、胃肠道刺激等不良反应。少数心绞痛患者用药后可出现"窃血"现象，诱发心绞痛发作，应慎用。

噻氯匹定（ticlopidine）

噻氯匹定是强效血小板抑制药，阻碍二磷酸腺苷（ADP）介导的血小板聚集，防止血栓形成。临床用于脑血管和冠状动脉栓塞性疾病，效果优于阿司匹林。不良反应有腹泻、中性粒细胞减少、血小板减少性紫癜、骨髓抑制等。

氯吡格雷（clopidogrel）

氯吡格雷的作用机制与噻氯匹定类似，抗血小板聚集作用更强，不良反应少，对骨髓无明显抑制作用。肝肾功能不良者慎用。

第四节　纤维蛋白溶解药

PPT

纤维蛋白溶解药是一种能使纤维蛋白酶原转变为纤溶酶，促进纤维蛋白降解而溶解新鲜血栓的药物。常用药物包括链激酶、尿激酶、阿尼普酶、瑞替普酶和组织型纤维酶原激活药。

链激酶（streptokinase，SK）

由 β－溶血性链球菌产生的一种蛋白质，能与血浆纤溶酶原结合成复合物，催化纤溶酶原转变为纤溶酶。纤溶酶能溶解刚形成的血栓中纤维蛋白，使血栓溶解，但对形成已久，并已机化的血栓无效。本药用于急性血栓栓塞性疾病。不良反应有出血和过敏，注射部位出现血肿等。禁用于出血性疾病、严重高血压、消化性溃疡及伤口愈合中患者。

目标检测

答案解析

一、选择题

【A1／A2 型题】

1. 维生素 K 对下列哪种出血无效
   A. 新生儿出血
   B. 肝素过量所导致出血
   C. 华法林过量所导致出血
   D. 胆道梗阻所导致出血
   E. 胆瘘所导致出血

2. 肝素过量引起的出血应使用
   A. 维生素 K　　　B. 叶酸　　　C. 鱼精蛋白　　　D. 链激酶　　　E. 氨甲苯酸

3. 华法林过量引起自发性出血应使用
   A. 维生素 K　　　B. 叶酸　　　C. 鱼精蛋白　　　D. 链激酶　　　E. 氨甲苯酸

4. 常用于输血袋中抗凝，主要用于体外抗凝血的药物是
   A. 肝素　　　B. 醋硝香豆素　　　C. 双香豆素　　　D. 叶酸　　　E. 枸橼酸钠

5. 下列哪种药物属于强效血小板抑制药
   A. 肝素　　　B. 噻氯匹定　　　C. 华法林　　　D. 枸橼酸钠　　　E. 链激酶

6. 下列关于链激酶的叙述不正确的是
   A. 由 β – 溶血性链球菌产生的一种蛋白质
   B. 与血浆纤维蛋白溶解酶原结合，使游离的纤溶酶原变成纤溶酶
   C. 有出血倾向的患者禁用
   D. 能促进血小板聚集
   E. 用于急性血栓栓塞性疾病

7. 链激酶属于
   A. 促凝血因子生成药
   B. 补血药
   C. 抗血小板药
   D. 纤维蛋白溶解药
   E. 血容量扩充药

【X 型题】

8. 有关维生素 K 说法正确的是
   A. 天然维生素 K 是脂溶性的
   B. K_3 和 K_4 是水溶性的
   C. 可用于预防早产儿出血
   D. 参与凝血因子合成
   E. 可预防淤积性黄疸患者出血

9. 下列药物能够促进血液凝固的有
   A. 枸橼酸钠　　　B. 氨甲苯酸　　　C. 华法林　　　D. 肝素　　　E. 维生素 K

10. 肝素禁用于下列哪些患者
    A. 有出血倾向者
    B. 肝功能不全者
    C. 急性心肌梗死者
    D. 肝素过敏者
    E. 血小板功能不全者

11. 关于肝素的特点，下列说法正确的是

    A. 体内体外都抗凝   B. 常静脉注射给药

    C. 作用迅速且强大   D. 带大量负电荷

    E. 口服给药起效快

12. 下列药物属于香豆素类的有

    A. 双香豆素   B. 醋硝香豆素   C. 华法林   D. 肝素   E. 枸橼酸钠

二、简答题

    患者，男，50岁，因突然出现左侧肢体瘫痪、语言表达不清入院。影像学检查诊断为右侧缺血性脑卒中，医生给予治疗方案中含有氯吡格雷。请问此药属于哪类药物，有何作用？

（于宜平）

书网融合……

重点回顾   微课   习题

第二十章　影响造血系统的药物

PPT

导学情景

情景描述：患者，女，32 岁。常规体检血常规显示血红蛋白 98g/L，血红细胞 $3.89 \times 10^{12}/L$，平均红细胞体积 79fl，平均红细胞血红蛋白含量 26.7pg，平均红细胞血红蛋白浓度 312g/L，血清铁 $6.5\mu mol/L$，骨髓检查显示红系增生活跃，骨髓铁染色阴性。

情景分析：根据检测结果，患者诊断为缺铁性贫血。给予硫酸亚铁和维生素 C 进行治疗。

讨论：请问上述药物应用的依据是什么？如何进行用药护理？

学前导语：根据血液指标准确判断贫血类型是准确选择药物的前提。分清不同药物治疗贫血的类型才能有效治疗。

第一节　抗贫血药

贫血是指循环血液中的红细胞计数（RBC）、血红蛋白浓度（Hb）或红细胞比容（HCT）低于正常最低值的病理现象。常见的贫血有以下三种类型：①缺铁性贫血（小细胞低色素性贫血），是由于缺乏铁导致血红蛋白合成障碍所致；②巨幼红细胞性贫血（大细胞高色素性贫血），因叶酸和维生素 B_{12} 缺乏导致 DNA 合成障碍所致；③再生障碍性贫血，因感染、药物、放疗等因素引起骨髓造血功能障碍，以全血细胞减少为主要表现，较难治愈。常用抗贫血药物有铁剂、叶酸、维生素 B_{12} 等。

一、抗缺铁性贫血药

常用的铁剂有硫酸亚铁（ferrous sulfate）、枸橼酸铁铵（ferric ammonium citrate）、富马酸亚铁（ferrous fumarate）和右旋糖酐铁（iron dextran）等。

【体内过程】　口服铁剂以 Fe^{2+} 的形式在十二指肠和空肠上段被吸收。维生素 C、胃酸、果糖、半胱氨酸等还原性物质有助于 Fe^{3+} 变成 Fe^{2+}，能促进铁的吸收；鞣酸、高磷、高钙、抗酸药、四环素等均能减少铁的吸收。

Fe^{2+} 吸收后氧化成 Fe^{3+}，与血浆转铁蛋白结合成复合物，转运到肝、脾、骨髓贮存。铁主要通过肠黏膜细胞脱落排泄，少量经胆汁、尿液、汗液排出体外。

【药理作用】　铁参与骨髓合成血红蛋白，与红细胞携氧功能密切相关。

【临床用途】　铁剂用于各种原因引起的缺铁性贫血患者，如：①铁补充相对不足，妊娠期和哺乳期妇女、儿童、营养不良等；②铁吸收障碍，慢性腹泻、萎缩性胃炎；③铁流失过多，消化性溃疡、月经失血过多、子宫肌瘤、痔疮、钩虫病等。

【不良反应与用药注意】微课　铁剂具有胃肠刺激性，可引起恶心、腹痛、腹泻等，饭后服用可减轻。患者出现便秘，可能是由于铁和硫化氢生成硫化铁，减少了硫化氢对肠蠕动的刺激作用。

小儿误服 1g 以上铁剂可引起急性中毒，表现为坏死性胃肠炎、呕吐、腹痛、血性腹泻、休克，甚至死亡。应使用磷酸盐或碳酸盐洗胃，注射去铁胺以结合残留铁剂，解救中毒。

❓ 想一想

处方中常将铁剂与维生素 C 搭配使用的原因是什么？

答案解析

二、抗巨幼细胞贫血药

叶酸（folic acid）

叶酸是由蝶啶、对氨苯甲酸及谷氨酸构成，广泛存在于肉类、水果、绿叶蔬菜中。

【药理作用】　叶酸进入体内转化为具有活性的四氢叶酸（THFA），见图 20-1。

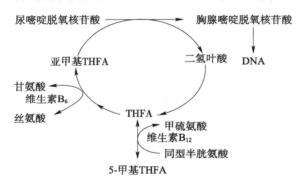

图 20-1　叶酸和维生素 B_{12} 的作用

四氢叶酸通过传递一碳单位，参与氨基酸和核酸的合成，促进红细胞的增生、成熟。叶酸缺乏时引起巨幼红细胞贫血，还可使消化道上皮增殖抑制，引起胃炎等。

【临床应用】

1. 巨幼细胞贫血　叶酸用于各种原因引起的巨幼细胞贫血，与维生素 B_{12} 合用效果更好。对甲氨蝶呤、乙胺嘧啶、甲氧苄啶等所致巨幼细胞贫血，因二氢叶酸还原酶被抑制，应用叶酸无效，需用亚叶酸钙或甲酰四氢叶酸治疗。

2. 恶性贫血　对维生素 B_{12} 缺乏所致"恶性贫血"，大剂量叶酸可纠正血常规，但不能改善神经症状。

3. 预防胎儿先天性神经管畸形　育龄妇女从计划怀孕至怀孕后三个月末，连续口服叶酸可降低此畸形发病率。

维生素 B$_{12}$（Vitamin B$_{12}$）

维生素 B$_{12}$为含钴复合物，广泛存在于动物内脏、牛奶、蛋黄中。

【体内过程】 口服维生素 B$_{12}$必须与胃壁细胞分泌的内因子（糖蛋白）结合，才能免受消化液破坏，在空肠被吸收。维生素 B$_{12}$吸收后大部分储存肝内，超过肝脏储存能力时随尿排出体外。

【药理作用】 维生素 B$_{12}$是细胞分裂和维持神经组织髓鞘完整所需的辅酶。缺乏时，引起神经系统疾病如神经炎、神经萎缩等。

【临床应用】 维生素 B$_{12}$是治疗恶性贫血的首选药物，也可用于巨幼红细胞贫血、神经系统疾病、肝脏疾病、白细胞减少症等的辅助治疗。

✎ 练一练

患者诊断为恶性贫血，下列哪个药物是首选

A. 铁制剂　　　　　　　　　B. 叶酸

C. 维生素 B$_{12}$　　　　　　　D. 肝素

E. 枸橼酸钠

答案解析

👁 看一看

B 族维生素

B 族维生素常以辅酶形式参与体内糖、脂肪、蛋白质等物质代谢过程，主要分为 8 类：维生素 B$_1$（硫铵）、维生素 B$_2$（核黄素）、维生素 B$_3$（烟酸）、维生素 B$_5$（泛酸）、维生素 B$_6$（吡哆醇）、维生素 B$_7$（生物素）、维生素 B$_9$（叶酸）、维生素 B$_{12}$（钴胺素）。

除治疗贫血外，B 族维生素还有很多作用。研究表明，补充 B 族维生素会增加神经可塑性并促进脑卒中后康复；维生素 B$_{12}$缺乏可能会导致帕金森病；维生素 B$_6$能够辅助治疗小儿癫痫发作；B 族维生素还与糖尿病肾病和尿毒症有着密切联系。

三、其他抗贫血药

促红细胞生成素（erythropoietin，EPO）

促红细胞生成素是肾脏产生的糖蛋白激素。临床应用的是重组人促红细胞生成素能刺激红系干细胞增殖，加速红细胞增生和成熟，增加红细胞数量和血红蛋白的含量，改善缺氧和能量不足的现象；稳定红细胞膜，增强其抗氧化能力。用于肾功能衰竭合并贫血；肿瘤化疗、骨髓造血功能低下及艾滋病引起的贫血。常见不良反应有血压升高、促凝血、心动过速、水肿等，偶见过敏反应。

第二节　促白细胞生成药

白细胞减少症是由于多种原因引起的周围血中白细胞总数低于正常值的疾病，也是肿瘤放疗、化疗的主要不良反应之一。传统用维生素 B$_4$、鲨肝醇等药物升高白细胞数目，但疗效有限。近年来，集落刺激因子类药物应用广泛，常用药物有非格司亭、莫拉司亭和沙格司亭等。

非格司亭（filgrastim）

非格司亭又称重组人粒细胞集落刺激因子，能促进中性粒细胞成熟，促进成熟的粒细胞从骨髓释放入血且功能增强。用于各种因素引起的白细胞或粒细胞减少症，如肿瘤放疗、化疗，再生障碍性贫血、骨髓发育不良等。

护爱生命

妊娠期贫血是指女性在怀孕过程中出现的红细胞及血红蛋白相对减少或绝对减少不能满足生理功能需求而产生的疾病。贫血是妊娠期间常见疾病之一。造成妊娠期贫血可能原因是：怀孕期间母体总血容量迅速增加，为满足胎儿生长发育的需要，铁的需求量大幅度上升（尤其孕中后期），铁摄入不足或吸收不良造成贫血；叶酸或维生素 B_{12} 摄入不足将导致红细胞 DNA 合成障碍，导致巨幼红细胞性贫血。

目标检测

答案解析

一、选择题

【A1/A2 型题】

1. 纠正女性因月经过多导致的贫血宜选用

    A. 铁剂   B. 叶酸   C. 维生素 B_{12} D. 亚叶酸钙   E. 维生素 K

2. 铁剂使用过量引起胃肠道坏死，解救应用

    A. 去铁胺   B. 鱼精蛋白   C. 维生素 K   D. 碳酸氢钠   E. 枸橼酸钠

3. 口服铁剂最常见的不良反应是

    A. 胃肠道刺激   B. 便秘   C. 坏死性胃肠炎   D. 血性腹泻   E. 血压下降

4. 妨碍铁剂在肠道吸收的物质是

    A. 维生素 C   B. 枸橼酸钠   C. 半胱氨酸   D. 高磷、高钙   E. 稀盐酸

5. 患者，25 岁，胃溃疡，近期感到疲乏无力，面色苍白，血常规显示贫血。最好使用

    A. 叶酸   B. 维生素 B_{12} C. 硫酸亚铁   D. 右旋糖酐   E. 枸橼酸钠

6. 巨幼红细胞性贫血应用下列哪种药物治疗

    A. 铁剂   B. 重组人促红细胞生成素

    C. 枸橼酸钠   D. 叶酸 + 维生素 B_{12}

    E. 维生素 K

7. 巨幼红细胞贫血合并神经症状时必须应用

    A. 维生素 B_{12} B. 叶酸   C. 亚叶酸钙

    D. 粒细胞集落刺激因子   E. 硫酸亚铁

8. 维生素 B_{12} 的适应证为

    A. 弥散性血管内凝血   B. 纤溶亢进所致的出血

    C. 双香豆素类过量引起的出血   D. 恶性贫血和巨幼红细胞贫血

    E. 血栓栓塞性疾病

9. 放疗时白细胞减少可选用

    A. 阿司匹林   B. 肝素

    C. 重组人促红素   D. 重组组织型纤维蛋白溶酶原激活剂

    E. 非格司亭

二、简答题

患者，男，32 岁，胃溃疡伴有慢性出血，大便潜血（＋），患者近日感无力、心悸，诊断为慢性失血性贫血。患者应在治疗溃疡的药物基础上，添加什么药物？服药期间应注意什么？

（于宜平）

书网融合……

 重点回顾　　 微课　　 习题

第二十一章　镇咳药和祛痰药

导学情景

情景描述：患者，25 岁，15 日前细菌感染发热，体温 38.5℃。退烧后，持续咳嗽 1 周，影响正常工作和休息，无其他症状。

情景分析：结合体格检查，诊断为上呼吸道感染。使用药物复方氢溴酸右美沙芬糖浆、溴己新、阿莫西林进行治疗。

讨论：请问上述各种药物应用的依据是什么？如何进行用药护理？

学前导语：镇咳药分为中枢性镇咳药和外周性镇咳药；祛痰药分为痰液稀释药和黏痰溶解药。护理工作者需要知晓药物疗效和不良反应等，进行合理用药护理服务与宣教工作。

PPT

第一节　镇咳药

咳嗽是一种保护性反射，可促进痰液及异物排出，但剧烈而频繁的咳嗽可增加患者痛苦或引起并发症。镇咳药可通过抑制延脑咳嗽中枢，或抑制咳嗽反射弧中某一环节发挥镇咳作用。根据作用部位不同，镇咳药可分为中枢性镇咳药和外周性镇咳药。

一、中枢性镇咳药

可待因（codeine）

【体内过程】　口服后 20 分钟起效，肌内注射后 15～60 分钟达到血药峰值浓度。经肝脏代谢，$t_{1/2}$ 为 3～4 小时。

【药理作用】

1. 镇咳作用　可待因是阿片生物碱之一，可直接抑制延髓咳嗽中枢，镇咳作用为吗啡的 1/4，镇咳剂量不抑制呼吸。

2. 镇痛作用　可待因通过激动中枢阿片受体，产生镇痛作用，镇痛作用弱于吗啡，成瘾性和依赖性较轻。

【临床应用】　可待因用于各种原因引起的剧烈干咳，对胸膜炎干咳伴胸痛者尤为适用。

【不良反应及用药注意】　偶见恶心、呕吐、便秘，大剂量可致中枢兴奋、烦躁不安并抑制呼吸，长期用药产生耐受性和成瘾性。因抑制咳嗽反射，使痰不易咳出，故本药仅适用于无痰剧烈干咳，多痰者禁用。

❤ 护爱生命

可待因又称为甲基吗啡，是从罂粟当中提取的一种生物碱，常添加于复方止咳药中，具有成瘾性。联合国麻醉药品管制的成瘾药物中就包含可待因。连续长时间服用复方可待因口服液，停药后出现烦躁不安、乏力、急躁、情绪低落、失眠、心动过速等戒断症状。2018 年，国家药品监督管理局决定对含可待因的复方感冒药的说明书中"儿童用药"修订为"18 岁以下儿童禁用本品"。

右美沙芬（dextromethorphan）

右美沙芬为人工合成的吗啡衍生物，镇咳作用与可待因相似或略强。适用于各种原因引起的咳嗽，如上呼吸道感染、急慢性支气管炎、支气管哮喘及肺结核所致咳嗽。常与抗组胺药合用。不引起镇痛、催眠作用，治疗量对呼吸中枢无抑制作用。安全范围大，偶有口干、头晕、轻度嗜睡、便秘等。妊娠期妇女及痰多患者慎用。

喷托维林（pentoxyverine）🖥微课

喷托维林能抑制咳嗽中枢，镇咳强度约为可待因的 1/3，并具有轻度阿托品样作用和局部麻醉作用。可一定程度松弛支气管平滑肌和抑制呼吸道感受器，通过中枢和外周作用镇咳。适用于上呼吸道感染引起的急性干咳。偶有轻度头痛、头晕、口干、便秘等阿托品样不良反应，前列腺肥大、青光眼及心功能不全患者慎用。

二、外周性镇咳药

苯佐那酯（benzonatate）

苯佐那酯为丁卡因衍生物，有较强的局部麻醉作用。能抑制肺牵张感受器和感觉神经末梢，阻断咳嗽冲动的传导而止咳，其镇咳作用比可待因弱。临床用于治疗刺激性干咳、阵咳，也可用于支气管镜检查或支气管造影前预防咳嗽。有轻度嗜睡、鼻塞、眩晕等不良反应。服用时勿将药丸咬破以免产生口腔麻木感。

苯丙哌林（benproperine）

苯丙哌林起效迅速，维持时间长，镇咳强度为可待因的 2 ~ 4 倍。镇咳机制为抑制肺及胸膜牵张感受器引起的肺 - 迷走神经反射，对平滑肌具有解痉作用；兼有抑制咳嗽中枢作用，具有中枢和外周双重镇咳作用。用于各种原因引起的刺激性干咳。不良反应有口干、乏力、头晕、厌食、腹部不适和皮疹等。

✎ 练一练

患者，女，30 岁，因受凉引起感冒，表现为鼻塞、流涕，几日后出现咳嗽，干咳无痰，听诊无肺啰音，患者应选用下列药物

A. 溴己新　　B. 右美沙芬　　C. 氯化铵　　D. 氨溴索　　E. 沙丁胺醇

答案解析

PPT

第二节　祛痰药

痰液的排出可减少对呼吸道黏膜的刺激，间接起到镇咳、平喘作用，有利于控制继发性感染。祛痰药是通过将痰液变稀或溶解的方式使痰液易于咳出的药物。

一、痰液稀释药

氯化铵（ammonium chloride）

氯化铵口服后对胃黏膜产生局部刺激，引起恶心，反射性引起呼吸道腺体分泌增加，使黏痰稀释，易于咳出。本药常与其他药物配伍制成复方制剂。用于治疗急性呼吸道炎症初期黏痰不易咳出的患者；氯化铵呈弱酸性，能够酸化血液和体液，用于加速碱性药物的排泄和纠正代谢性碱中毒。服用后引起胃肠道不适，宜饭后使用，大剂量应用可致酸中毒。代谢性酸中毒、消化性溃疡、严重肝肾功能障碍者禁用。

同类药物还有愈创甘油醚、酒石酸锑钾、碘化钾等。

？想一想

如果患者咳嗽伴有咳痰困难，但无法使用祛痰药，这种情况下是否适合使用镇咳药？为什么？

答案解析

二、黏痰溶解药

乙酰半胱氨酸（acetylcysteine）

乙酰半胱氨酸能与痰液中黏蛋白肽链的二硫键（—S—S—）结合，使黏蛋白分子裂解，降低痰液黏性，易于咳出。雾化吸入用于黏痰阻塞气道引起呼吸困难者，紧急情况可直接气管内滴入，迅速使痰液变稀，便于吸引排痰。本药有特殊臭蒜味，可引起恶心、呕吐；对呼吸道有刺激作用，易引起呛咳，甚至支气管痉挛。可与异丙肾上腺素交替应用以增强疗效，减轻不良反应。支气管哮喘、肝功能不全者慎用。

羧甲司坦（carbocisteine）

羧甲司坦可使痰液中黏蛋白二硫键断裂，使痰液黏稠度降低而易于咳出。起效快，用于治疗呼吸道炎症所致痰液黏稠不易咳出者。不良反应偶见轻度头晕及消化道不适等症状。有消化性溃疡病史患者慎用。

溴己新（bromhexine）

溴己新直接作用于支气管腺体，促进黏液分泌细胞的溶酶体酶释放，裂解痰中黏多糖，降低黏痰黏稠度；激动呼吸道胆碱受体，使呼吸道腺体分泌增加，黏痰变稀，易于咳出。用于急慢性支气管炎、哮喘等呼吸道疾病黏痰不易咳出者。偶见恶心、胃部不适、氨基转移酶升高等不良反应。消化性溃疡、肝功能不全者慎用。

本类药物还有氨溴索和溴凡克新。氨溴索是溴己新的代谢产物，比溴己新毒性小、作用强。溴凡克新能使痰液中的酸性黏多糖纤维断裂，使黏痰液化而易于咳出。

看一看

新型祛痰药

桉柠蒎肠溶软胶囊是新型祛痰药，其有效成分有桉油精、柠檬烯和 α-蒎烯。与氨溴索、愈创木酚甘油醚、乙酰半胱氨酸、羧甲司坦等传统祛痰药不同，其作用于黏液纤毛系统，可碱化黏液，调节黏液的 pH 值，降低黏液的黏滞度；发挥 β-拟交感效应，刺激纤毛摆动，利于黏液转运排出；调节黏液分泌等。其具有疗效更为显著，患者使用安全，依从性好，价格低廉等优点。

目标检测

答案解析

一、选择题

【A1/A2 型题】

1. 通过激动阿片受体镇咳的药物是
   A. 可待因　　　　B. 右美沙芬　　　　C. 氯化铵　　　　D. 喷托维林　　　　E. 苯佐那酯

2. 可待因的主要临床用途有
   A. 支气管哮喘　　B. 镇咳　　　　　C. 预防偏头痛　　D. 祛痰　　　　　E. 止泻

3. 下列药物属于中枢镇咳药的是
   A. 氨溴索　　　　B. 右美沙芬　　　C. 氯化铵　　　　D. 羧甲司坦　　　　E. 沙丁胺醇

4. 下列属于外周镇咳药的是
   A. 可待因　　　　B. 右美沙芬　　　C. 喷托维林　　　D. 苯佐那酯　　　　E. 沙丁胺醇

5. 具有中枢和外周双重镇咳作用的药物是
   A. 可待因　　　　B. 右美沙芬　　　C. 苯丙哌林　　　D. 苯佐那酯　　　　E. 沙丁胺醇

6. 下列关于镇咳药的说法错误的是
   A. 不能用于痰多阻碍呼吸道者
   B. 可用于痰多难咳出者
   C. 喷托维林具有中枢和外周双重作用镇咳
   D. 苯佐那酯具有局麻作用
   E. 苯丙哌林通过中枢和外周双重作用镇咳

7. 能直接刺激支气管腺体，裂解黏痰中黏多糖的是
   A. 溴己新　　　　B. 乙酰半胱氨酸　C. 氯化铵　　　　D. 喷托维林　　　　E. 异丙托溴铵

8. 下列药物不属于黏痰溶解药的是
   A. 溴己新　　　　B. 乙酰半胱氨酸　C. 氯化铵　　　　D. 氨溴索　　　　　E. 羧甲司坦

9. 下列关于氯化铵特点说法错误的是
   A. 刺激胃黏膜引起恶心
   B. 分泌更多痰液以稀释痰液，易于咳出
   C. 弱碱性药物，可酸化尿液
   D. 弱酸性药物，可加速碱性药物排出
   E. 为减少刺激可饭后服用

10. 下列药物不能使痰液稀释的药物是
    A. 氯化铵　　　　B. 酒石酸锑钾　　C. 愈创甘油醚　　D. 碘化钾　　　　E. 苯佐那酯

11. 能裂解痰中黏蛋白的是
    A. 可待因　　　　B. 乙酰半胱氨酸　C. 氯化铵　　　　D. 喷托维林　　　E. 异丙托溴铵

12. 祛痰的作用机制不包括
    A. 反射性引起呼吸道分泌　　　　　　　　B. 裂解痰液中黏蛋白
    C. 抑制咳嗽中枢　　　　　　　　　　　　D. 分泌更多痰液以稀释痰液
    E. 促进黏液分泌溶酶体酶释放

13. 祛痰药溴己新的活性代谢产物是
    A. 氨溴索　　　　B. 右美沙芬　　　C. 氯化铵　　　　D. 羧甲司坦　　　E. 乙酰半胱氨酸

二、简答题

患者，男，65 岁，患慢性支气管炎 26 年。半月前因感冒支气管炎加重，出现咳嗽、胸闷、痰多、呼吸困难，前来就诊。入院检查：体温 37.9℃，白细胞 11×10^9/L，听诊两肺哮鸣音。诊断为慢性支气管炎急性发作。用药方案：氨茶碱 + 溴己新 + 阿莫西林。请分析组方中氨茶碱、溴己新的作用。

（于宜平）

书网融合……

📖 重点回顾　　　ℯ 微课　　　⏺ 习题

第二十二章　平喘药

📖 **导学情景**

情景描述：患者，女，25岁。今日凌晨突发呼气性呼吸困难，伴胸闷、咳嗽，自行吸入沙丁胺醇，效果不佳后来院。入院检查：唇发绀，大汗淋漓，胸廓饱满，听诊双肺有哮鸣音。白细胞12.3×10^9/L，胸部 X 线提示双肺透亮度增高。

情景分析：结合体格检查，诊断为支气管哮喘急性发作。给予二羟丙茶碱、甲泼尼龙琥珀酸钠、氨溴索、头孢曲松静脉滴注。

讨论：请问其中二羟丙茶碱和甲泼尼龙琥珀酸钠有何作用？

学前导语：不同平喘药具有不同特点，应根据患者检查结果选择相应药物并采用合适护理措施。

　　支气管哮喘是一种慢性炎症性疾病，表现为气道慢性炎症或气道高反应性，伴有喘息、气急、胸闷或咳嗽反复发作。平喘药是能够预防和缓解哮喘喘息症状的药物。目前常用的平喘药有支气管平滑肌松弛药、抗过敏平喘药、抗炎平喘药等。

第一节　支气管平滑肌松弛药

PPT

一、茶碱类

氨茶碱（aminophylline）

【体内过程】　氨茶碱口服吸收较好，2~3小时达最大效应，维持5~6小时，对重症哮喘可采用静脉滴注，亦可直肠给药。

【药理作用】 🖥 微课

1. 平喘作用　氨茶碱能松弛支气管平滑肌，尤其是痉挛状态的平滑肌，其可能的机制有：①抑制磷酸二酯酶，使 cAMP 的含量增加；②促进内源性儿茶酚胺释放；③阻断腺苷受体。

2. 强心利尿作用　氨茶碱直接作用于心脏，增强心肌收缩力，增加心输出量；增加肾血流量和肾小球滤过率，抑制肾小球对 Na^+、Cl^- 的重吸收，增加尿量。

3. 抗炎作用 小剂量氨茶碱即可减少炎症介质释放，降低气道反应性。

4. 其他作用 氨茶碱松弛胆道平滑肌，缓解胆道痉挛。

【临床应用】

1. 支气管哮喘 氨茶碱口服用于预防和治疗慢性支气管哮喘；静脉给药用于急性哮喘发作或哮喘持续状态。

2. 心源性哮喘 氨茶碱可与强心苷、吗啡等配伍使用治疗心源性哮喘，也可用于急性心功能不全的辅助治疗。

3. 胆绞痛 氨茶碱可与其他解痉药配伍使用治疗胆绞痛。

【不良反应与用药注意】

1. 局部刺激 氨茶碱碱性较强，口服可致恶心、呕吐，饭后服用可减轻刺激性。

2. 中枢兴奋 少数患者会出现烦躁不安、失眠等反应，应避免睡前使用，也可配伍镇静催眠药使用。静脉注射过快可能出现头晕、头痛，甚至惊厥。

3. 急性中毒 氨茶碱静脉注射过快或剂量过大，可致心悸、心律失常、血压骤降、惊厥等，严重者可出现呼吸、心脏骤停。静脉注射时应充分稀释并缓慢注射。老年人和心、肝、肾功能不全者用药酌减。

同类药物还有胆茶碱（choline theophyllinate）和二羟丙茶碱（diprophylline）等，两药平喘作用不及氨茶碱，但刺激性小，不良反应轻。

二、β 肾上腺素受体激动药

本类药物通过激动气道平滑肌细胞膜上的 $β_2$ 受体，激活腺苷酸环化酶，增加平滑肌细胞内 cAMP 浓度，使支气管平滑肌松弛；抑制肥大细胞和中性粒细胞释放炎性介质及过敏介质，对各种原因引起的支气管平滑肌痉挛有强大的舒张作用。本类药物分为非选择性 β 受体激动药和选择性 $β_2$ 受体激动药。β 受体激动药有肾上腺素、异丙肾上腺素等，其特点是作用迅速、强大而短暂，不良反应多。本节重点介绍选择性 $β_2$ 受体激动药。

沙丁胺醇（salbutamol）

沙丁胺醇为短效 $β_2$ 受体激动药，吸入给药 5~15 分钟起效，作用维持 3~6 小时；口服给药 30 分钟起效，作用维持 6 小时。临床用于支气管哮喘、肺气肿和喘息型支气管炎患者的支气管痉挛。预防用药时多口服给药，缓释剂和控释剂可延长作用时间，适用于预防哮喘夜间突发。控制急性发作常用气雾吸入或静脉给药。一般剂量不良反应少，偶见手指震颤、恶心、头晕等；大剂量可致心动过速，久用易产生耐受性。心力衰竭、甲状腺功能亢进、糖尿病患者慎用。

✎ 练一练

患者，女性，53 岁，诊断为支气管哮喘急性发作，使用布地奈德、沙丁胺醇吸入，氨茶碱静脉滴注治疗。请问，其中沙丁胺醇的作用机制与激动下列哪个受体的作用相关

A. $α_1$ 受体　　　　　B. $α_2$ 受体

C. $β_1$ 受体　　　　　D. $β_2$ 受体

E. $β_3$ 受体

答案解析

特布他林（terbutaline）

特布他林为短效 β_2 受体激动药，作用较沙丁胺醇为弱。吸入给药 5 分钟起效，作用维持 4~6 小时。静脉注射 15 分钟起效，作用维持 1.5~4 小时。适用于哮喘等支气管狭窄的肺部疾病。

克仑特罗（clenbuterol）

克仑特罗为长效 β_2 受体激动药，支气管松弛作用较沙丁胺醇强且持久，另有增加纤毛运动和溶解痰液作用，不良反应较沙丁胺醇少。适用于哮喘等支气管狭窄的肺部疾病。

此外还有福莫特罗、沙美特罗、班布特罗等长效 β_2 受体激动药，口服给药作用可维持 24 小时。

三、M 胆碱受体阻断药

异丙托溴铵（ipratropine）

异丙托溴铵选择性阻断支气管平滑肌的 M_1 受体。常吸入给药，适用于对 β 受体激动药不耐受的支气管哮喘患者。青光眼患者慎用。

？ 想一想

支气管平滑肌松弛药如何分类？其代表药物有哪些？

答案解析

PPT

第二节 抗过敏平喘药

抗过敏平喘药通过抑制过敏性炎性介质释放和拮抗炎性介质的作用而实现预防和治疗支气管哮喘发作。

色甘酸钠（sodium cromoglicate）

色甘酸钠口服不易吸收，常用干粉喷雾吸入给药。本药能稳定肥大细胞膜，抑制组胺、慢反应物质等炎性介质释放；降低哮喘患者对非特异刺激的敏感性。起效慢，用药数日至数周后起效。适用于预防哮喘发作，对过敏性哮喘效果较好，对已发作哮喘无效；对过敏性鼻炎、春季角膜炎和胃肠道过敏性疾病均有效。不良反应少，偶见刺激性呛咳、咽喉刺痛，甚至诱发支气管痉挛，与 β_2 受体激动药同时吸入可避免。

👁 看一看

支气管哮喘靶向治疗药

靶向治疗药物对于常规药物难以控制的支气管哮喘具有重要意义。目前临床已有多种针对炎症介质的单克隆抗体和小分子化学合成药物用于治疗哮喘。

能与靶向游离 IgE 结合的单克隆抗体奥马珠单抗于 2005 年首次被批准进入欧洲市场，适用于过敏原诱导性重症哮喘，尤其是血清中 IgE 含量较高或至少一项皮肤点刺试验阳性的重症哮喘患者。

抗 IL-5 的人源性单克隆抗体美泊利单抗和雷曲珠单抗已被 FDA、欧洲药品管理局批准用于重症哮喘的治疗，尤其适用于嗜酸性粒细胞含量高者。

Dupilumab 为人源化靶向 IL-4 受体 α 亚单位的单克隆抗体，2018 年 10 月 FDA 将其纳入中、重度嗜酸性粒细胞型哮喘的附加治疗，可降低重症哮喘的恶化率。

<h3 style="text-align:center">酮替芬（ketotifen）</h3>

酮替芬能同时阻断 H_1 受体、5 – HT 受体，抑制磷酸二酯酶，增强 β_2 受体激动药的平喘作用。可口服，预防各种原因引起的哮喘，对已发作的哮喘无效；与茶碱类、β_2 受体激动药合用可防治轻、中度哮喘；对慢性荨麻疹、过敏性鼻炎及食物过敏等也有效。不良反应有口干、头晕、嗜睡等。

PPT

第三节　抗炎平喘药

一、糖皮质激素

糖皮质激素（glucocorticoids，GCs）是目前最有效的抗炎平喘药。根据给药方式可分为全身给药和局部给药两类。因全身给药不良反应广泛且严重，现多采用气雾吸入给药。常用的吸入型糖皮质激素有倍氯米松、氟替卡松、布地奈德等。重度或严重哮喘发作应及时静脉注射氢化可的松、甲泼尼龙等，症状缓解后方可逐渐减量，改用口服和吸入剂型维持。

<h3 style="text-align:center">倍氯米松（beclomethasone）</h3>

倍氯米松为地塞米松的衍生物，局部抗炎作用强大。气雾吸入直接作用于气道，松弛支气管平滑肌的同时抗炎平喘。适用于哮喘持续状态。不良反应少，对肾上腺皮质无抑制作用。长期吸入，少数患者可出现声音嘶哑、口咽部白色念珠菌感染。妊娠早期和婴儿慎用。本药起效慢，开始吸入前两周应同时口服糖皮质激素如泼尼龙或泼尼松龙，待呼吸道炎症控制后，逐渐减少口服药物的用量。

二、白三烯调节药

白三烯是哮喘发病过程中一种重要的炎性介质，能够收缩呼吸道平滑肌并促进炎症细胞在呼吸道聚集，促进呼吸道上皮、成纤维细胞等增殖，从而参与呼吸道炎症和重塑过程。常用的抗白三烯药物包括扎鲁司特（zafirlukast）、孟鲁司特（montelukast）、普仑司特（pranlukast）等。扎鲁司特用于 12 岁以上儿童和成人支气管哮喘的预防和长期治疗；孟鲁司特用于支气管哮喘的预防和长期治疗、预防运动引起的支气管痉挛及过敏性鼻炎；普仑司特用于支气管哮喘的预防和长期治疗。

❤护爱生命

2017 年 2 月 19 日，国家呼吸系统疾病临床医学研究中心、首都医科大学附属北京儿童医院、中华医学会儿科分会呼吸学组等共同主办的我国首个儿童哮喘计划在京启动。中国儿童哮喘行动计划（CCAAP）以创新传统纸质版和手机应用程序（APP）两者为工具，明确了儿童哮喘的规范管理方案，为患者诊疗和家庭管理提供了标准化、个性化依据，实现将医生诊疗决策、哮喘基本治疗知识教育和患儿依从执行医嘱三者相结合。目前对 6 岁以上儿童哮喘的长期治疗方案以 β_2 受体激动剂、糖皮质激素和白三烯调节剂为主；6 岁以下患儿以糖皮质激素为主。

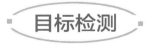

答案解析

一、选择题

【A1／A2 型题】

1. 下列平喘药中选择性 β_2 受体激动药是

A. 色甘酸钠　　　B. 肾上腺素　　　C. 地塞米松　　　D. 多巴酚丁胺　　　E. 沙丁胺醇

2. 某 12 岁小学生，经常春天因哮喘发作不能上学。下列药物中发作期应用无效的是

    A. 色甘酸钠   B. 异丙托溴铵   C. 地塞米松   D. 氨茶碱   E. 沙丁胺醇

3. 色甘酸钠的作用机制

    A. 阻断 M 受体   B. 激动 β 受体

    C. 阻断腺苷受体   D. 稳定肥大细胞

    E. 直接松弛支气管平滑肌

4. 主要用于预防过敏性哮喘的是

    A. 色甘酸钠   B. 异丙托溴铵   C. 地塞米松   D. 氨茶碱   E. 沙丁胺醇

5. 为减少不良反应，用糖皮质激素平喘时应选用

    A. 口服   B. 肌内注射   C. 皮下注射   D. 气雾吸入   E. 静脉注射

6. 吸入型糖皮质激素的主要不良反应为

    A. 红斑和视物模糊   B. 口咽部真菌感染

    C. 腹绞痛和腹泻   D. 耳鸣和高血压

    E. 口干和皮疹

7. 重度或严重哮喘发作时，应采用下列哪种方式给予糖皮质激素

    A. 口服   B. 吸入   C. 舌下给药   D. 静脉注射   E. 局部外用

8. 关于扎鲁司特下列说法错误的是

    A. 通过抗白三烯而平喘   B. 用于支气管哮喘的预防

    C. 可用于成人支气管哮喘患者   D. 可用于 12 岁以下支气管哮喘患者

    E. 用于支气管哮喘的治疗

【A3/A4 型题】

(9 ~ 10 题共用题干)

患者，女，24 岁，因春游踏青出现咳嗽伴喘息，呼吸困难。查体：喘息貌，口唇发绀，肺部可闻广泛哮鸣音。诊断为支气管哮喘。

9. 下列药物中通过减少白三烯而平喘的药是

    A. 色甘酸钠   B. 异丙托溴铵   C. 孟鲁司特   D. 氨茶碱   E. 沙丁胺醇

10. 下列平喘药中起效慢，开始吸入前应同时口服糖皮质激素的是

    A. 胆茶碱   B. 沙丁胺醇   C. 倍氯米松   D. 氨茶碱   E. 孟鲁司特

二、简答题

患者，女，34 岁，喘息，呼吸困难发作 1 天，过去曾有类似发病史。查体：气促、发绀、双肺满布哮鸣音，心率 120 次/分，心律齐，无杂音。院外使用氨茶碱、特布他林无效。除立即给予患者吸氧外，静脉滴注氢化可的松。请分析"静脉滴注氢化可的松"的原因。

（于宜平）

书网融合……

重点回顾   微课   习题

第二十三章　抗消化性溃疡药物

PPT

导学情景

情景描述：患者男性，65 岁，近来常于餐后出现上腹疼痛，伴有明显反酸、嗳气症状，疼痛呈烧灼样，规律性发作，至餐后 2~3 小时可逐渐缓解。既往有高血压、高脂血症病史多年，一年余前因头晕、头痛就诊，诊断为腔隙性脑梗，现长期用阿司匹林、辛伐他汀、美托洛尔治疗。

情景分析：结合体格检查、胃镜检查，患者被诊断为胃溃疡。给予奥美拉唑、枸橼酸铋钾、阿莫西林等抗消化性溃疡药物进行治疗。

讨论：请问上述各种药物应用的依据是什么？如何进行用药护理？

学前导语：根据作用环节不同，抗消化性溃疡药一般分为中和胃酸药、抑制胃酸分泌药、胃黏膜保护药、抗幽门螺杆菌药等。护理工作者需要知晓药物疗效和不良反应等，进行合理用药护理服务与宣教工作。

消化性溃疡是指发生在胃和十二指肠的慢性溃疡，其发病机制复杂，尚未完全阐明，但多数研究认为主要与黏膜损伤因素（胃酸、胃蛋白酶、幽门螺旋杆菌等）和黏膜保护因素（胃黏液、HCO_3^-、前列腺素类物质等）之间平衡失调有关。抗消化性溃疡药物主要调节两者的平衡，减轻症状，促进溃疡愈合，防止复发和减少并发症，包括中和胃酸药、抑制胃酸分泌药、胃黏膜保护药及抗幽门螺杆菌药四类。

第一节　中和胃酸药 📱微课

本类药物多为弱碱盐，口服后能中和过多胃酸，升高胃内 pH 值，并能降低胃蛋白酶活性，减轻胃酸和胃蛋白酶对胃和十二指肠黏膜的侵蚀，缓解疼痛，促进溃疡愈合。此外，某些药物还能形成胶状保护膜，阻止胃酸和胃蛋白酶直接接触溃疡面和胃黏膜，发挥保护作用。本类药物主要用于消化性溃疡及胃酸分泌过多症的辅助治疗，单用效果差且不良反应多，故常采用联合用药或复方制剂以增强疗效，减少不良反应。

碳酸氢钠（sodium bicarbonate）

碳酸氢钠口服吸收后迅速中和胃酸，作用强、起效快，作用持续时间短暂。中和胃酸时产生大量 CO_2，引起腹胀、嗳气等反应，还可引起继发性胃酸分泌增多，重者可引起胃肠穿孔，故不宜单独用于胃酸过多症的治疗，常与其他药配伍应用。禁用于严重胃溃疡患者，不应与大量牛奶或奶制品同服。

碳酸钙（calcium carbonate）

碳酸钙中和胃酸作用较强、快而持久。中和胃酸后产生大量 CO_2，进入小肠的 Ca^{2+} 可促进胃泌素释放，导致反跳性胃酸分泌增加；有收敛作用，会引起便秘。

氢氧化镁（magnesium hydroxide）

氢氧化镁抗酸作用较强，起效快，无溃疡面保护作用。Mg^{2+} 口服具有导泻作用，可产生轻度腹泻，腹泻患者慎用。

氢氧化铝（aluminum hydroxide）

氢氧化铝中和胃酸作用较强，起效慢，作用持久。口服难吸收，遇水可形成凝胶，中和胃酸后产生的氧化铝具有收敛、止血和致便秘作用，与氢氧化镁合用可减轻。其凝胶剂对溃疡面具有保护作用。长期应用会影响肠道对磷酸盐的吸收，引起骨质软化。

练一练

患者，女，52岁，诊断为胃溃疡，下列治疗药物中哪个药物服用后会引起腹泻
A. 氢氧化镁　　　　B. 碳酸钙　　　　C. 氢氧化钠
D. 氢氧化铝　　　　E. 碳酸氢钠

答案解析

第二节　抑制胃酸分泌药

胃酸是由胃壁细胞分泌，胃壁细胞上有 H_2 受体、M_1 受体和胃泌素受体参与胃酸分泌，当这些受体分别被激动时，均可进一步激活胃壁细胞上的 $H^+ - K^+ - ATP$ 酶，将胃壁细胞内大量 H^+ 转运到胃腔，使胃酸分泌增加。所以，能阻断上述受体或抑制 $H^+ - K^+ - ATP$ 酶的药物都具有减少胃酸分泌的作用。抑制胃酸分泌药包括 H_2 受体阻断药、$H^+ - K^+ - ATP$ 酶抑制药、M胆碱受体阻断药及胃泌素阻断药4类，具体作用机制见图23-1。

一、H_2 受体阻断药

常用药物有西咪替丁（cimetidine）、雷尼替丁（ranitidine）、法莫替丁（famotidine）等，主要通过选择性阻断胃壁细胞膜上 H_2 受体，减少胃酸分泌。

西咪替丁（cimetidine）

【药理作用】　西咪替丁选择性阻断胃壁细胞膜上的 H_2 受体，抑制基础胃酸分泌作用强，对低血糖、M受体激动药、咖啡因等刺激引起的胃酸分泌也有抑制作用。

【临床应用】　西咪替丁主要用于消化性溃疡，能减轻溃疡引起的疼痛，促进溃疡的愈合；还可应用于无并发症的胃食管反流综合征、急性胃黏膜出血和预防应激性溃疡的发生，较大剂量用于治疗卓-艾综合征。

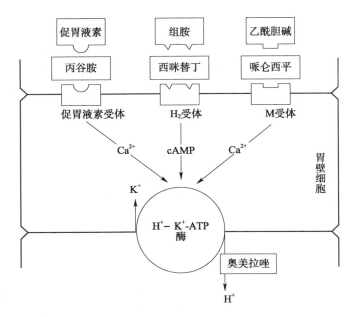

图 23 - 1　抑制胃酸分泌药作用机制示意图

【不良反应与用药注意】

1. 消化系统反应　常见口干、便秘、腹泻，长期服用可引起肝损害。

2. 中枢神经系统反应　常见头痛、头晕、嗜睡等症状，剂量过大可有烦躁不安、幻觉等。

3. 其他　对骨髓有一定的抑制作用，可见粒细胞减少。久用有抗雄激素作用，长时间大剂量服用可引起内分泌紊乱，表现为男性乳腺发育、阳痿，女性溢乳等现象，停药后消失。

雷尼替丁（ranitidine）

雷尼替丁为第二代 H_2 受体阻断药，抑酸作用强度是西咪替丁的 5～10 倍，对消化性溃疡疗效优于西咪替丁，复发率低。不良反应少且轻，治疗量不引起内分泌紊乱，无中枢神经系统不良反应。8 岁以下儿童禁用，孕妇慎用。

二、H^+,K^+-ATP 酶抑制药

H^+,K^+-ATP 酶抑制药（PPI 类药）是目前应用最广的抑制胃酸分泌药，包括奥美拉唑（omeprazole）等。

奥美拉唑（omeprazole）

奥美拉唑是第一个用于临床治疗消化性溃疡的 H^+,K^+-ATP 酶抑制药。

【药理作用】　选择性与 H^+,K^+-ATP 酶形成酶抑制剂复合物，抑制向胃腔转运 H^+，达到抑制胃酸分泌的目的。此外，本药有增加胃黏膜血流量及抗幽门螺旋杆菌作用，有利于溃疡愈合。

【临床应用】　用于治疗消化性溃疡、反流性食管炎、应激性溃疡、卓 - 艾综合征等。静脉注射用于胃黏膜急性出血。对消化性溃疡的疗效高于 H_2 受体阻断药，适当延长用药后复发率低。

【不良反应与用药注意】　较轻，少数患者可能出现恶心、腹痛、失眠、头痛、头晕、口干、皮疹等。本药抑制胃酸分泌作用强、时间长，除卓 - 艾综合征外，一般消化性溃疡病不宜大剂量长期应用。长期应用需定期检查胃黏膜有无肿瘤样增生。

三、M₁受体阻断药

哌仑西平（pirenzepine）

哌仑西平对胃壁细胞 M₁受体有阻断作用，抑制胃酸及胃蛋白酶分泌，同时能解除胃肠平滑肌痉挛。大量使用会出现口干、视力模糊等阿托品样作用。青光眼、前列腺肥大及孕妇禁用。

四、胃泌素受体阻断药

丙谷胺（proglumide）

丙谷胺竞争性阻断胃泌素受体，抑制胃酸和胃蛋白酶的分泌，同时对胃黏膜有保护作用，可促进溃疡愈合。主要用于消化性溃疡、慢性胃炎等，疗效不及 H₂受体阻断药，较少单独使用。

👁 **看一看**

钾离子竞争性酸阻断剂

钾离子竞争性酸阻断剂（P – CAB）是一类具有弱碱性、高亲脂性的新型抑制胃酸分泌药物，代表药有沃诺拉赞、伏诺拉生等，通过竞争性抑制 $H^+ - K^+ - ATP$ 酶的 K^+ 结合位点，阻止 H^+ 和 K^+ 的交换，从而抑制胃酸分泌，这个过程是可逆的。与不可逆的 PPI 类药物相比，P – CAB 起效更快，作用更强，且持续时间更稳定，个体差异小。临床试验表明本类药可用于与胃酸分泌过多相关疾病的治疗，包括消化性溃疡、反流性食管炎等，是 PPI 类药物的有效替代品。

第三节 胃黏膜保护药

胃黏膜保护药主要通过增强胃黏膜的细胞屏障或（和）黏液—HCO_3^- 屏障，减轻胃酸和胃蛋白酶对胃黏膜的损伤，促进创面愈合，发挥抗溃疡作用。

硫糖铝（sucralfate）

硫糖铝在胃黏膜上皮细胞和溃疡基底部形成保护层，保护胃黏膜免受侵蚀，同时能抑制胃蛋白酶活性，促进胃黏液和 HCO_3^- 盐分泌，利于溃疡修复、愈合。主要用于治疗胃及十二指肠溃疡、反流性食管炎、慢性胃炎等。本药需在酸性环境中才能发挥作用，故不宜与抗酸药和抑制胃酸分泌药合用。久用可引起便秘，偶有口干、恶心、皮疹、头晕等，连续应用不宜超过 2 个月。

枸橼酸铋钾（bismuth potassium citrate）

【药理作用与临床应用】 在胃酸条件下产生沉淀，形成弥散性保护膜覆盖于溃疡表面，减少胃酸、胃蛋白酶等对溃疡面的刺激；同时抑制胃蛋白酶活性、促进黏液分泌，有利于溃疡愈合。与抗菌药协同产生抗幽门螺杆菌作用。用于治疗胃及十二指肠溃疡、慢性胃炎，尤其适于伴幽门螺杆菌感染者。

【不良反应与用药注意】 较少，用药后口中可能有氨味，牙齿、舌及大便变黑，偶有恶心、呕吐，停药后可消失。长期大剂量服用可引起急性肾衰竭，出现铋性脑病先兆应立即停药。孕妇及严重肾功能不全者禁用。

? 想一想

患者患有十二指肠溃疡，服用奥美拉唑、枸橼酸铋钾、克拉霉素进行治疗，近几日自诉排黑色便。请问患者出现的症状是不是因为使用药物引起的？如何进行解释说明？

答案解析

米索前列醇（misoprostol）

米索前列醇是前列腺素衍生物，能抑制基础胃酸分泌，增强胃黏膜屏障功能，还可减少胃蛋白酶分泌。主要用于胃及十二指肠溃疡、急性胃炎引起的消化道出血。不良反应轻微、短暂，有恶心、腹泻、腹痛、头痛等。本药对子宫平滑肌有兴奋作用，妊娠期妇女及对前列腺素类药物过敏者禁用。

第四节　抗幽门螺杆菌药

目前已证明幽门螺杆菌是消化性溃疡、慢性胃炎等多种胃肠道疾病的重要致病因子，杀灭幽门螺杆菌对治疗消化性溃疡及防止复发很重要。临床常用于抗幽门螺杆菌的抗菌药有阿莫西林、氨苄西林、甲硝唑、四环素、庆大霉素、克拉霉素、呋喃唑酮等。在体外实验中，幽门螺杆菌对多种抗生素都非常敏感，但实际上使用单一的抗生素很难在体内根除幽门螺杆菌感染，且易产生耐药性，故目前根治幽门螺杆菌阳性的消化性溃疡临床常采用联合用药方案，治疗方案大致分为以 $H^+ - K^+ - ATP$ 酶抑制药为基础或以铋剂为基础的两大类方案。

♥ 护爱生命

随着消化性溃疡患者数量不断增多，关于消化性溃疡的一系列问题也困扰着人们。导致消化性溃疡的病因很多，包括感染、药物、遗传、精神、生活习惯等因素。其中药物是引起消化性溃疡的一类重要因素，例如以阿司匹林为代表的非甾体类解热镇痛抗炎药、应用广泛的糖皮质激素类药、治疗恶性肿瘤的化疗药物等，这些药物在应用过程中都会对胃黏膜产生损伤，如果同时合并细菌或病毒感染，明显提高消化性溃疡发生率。所以针对以上消化性溃疡的诱发因素，应当注意合理用药、调整饮食和生活习惯，将疾病拒之门外，提高生活质量。

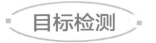 目标检测

答案解析

一、选择题

【A1／A2 型题】

1. 下列不属于抗消化性溃疡药物的是

　　A. 雷尼替丁　　　　B. 奥美拉唑　　　C. 阿托品　　　D. 硫糖铝　　　E. 碳酸氢钠

2. 服用氢氧化铝可能导致的不良反应是

　　A. 口干和视力模糊　　　　　　　　　　　B. 灰黑色大便

　　C. 便秘　　　　　　　　　　　　　　　　D. 突发性心律失常

　　E. 出现复视、对光敏感

3. 属于 H₂ 受体阻断药的是

  A. 克拉霉素 B. 奥美拉唑 C. 氢氧化铝 D. 雷尼替丁 E. 枸橼酸铋钾

4. 属于 $H^+ - K^+ - ATP$ 酶抑制药的是

  A. 雷尼替丁 B. 克拉霉素 C. 奥美拉唑 D. 氢氧化铝 E. 枸橼酸铋钾

5. 下列哪个药长期应用可引起胃黏膜肿瘤样增生

  A. 氢氧化铝 B. 西咪替丁 C. 米索前列醇 D. 枸橼酸铋钾 E. 奥美拉唑

6. 通过保护胃黏膜达到抗消化性溃疡目的的药物是

  A. 四环素 B. 氨苄西林 C. 奥美拉唑 D. 硫糖铝 E. 氢氧化镁

7. 下列治疗消化性溃疡的药物可引起大便呈灰黑色的是

  A. 硫糖铝 B. 西咪替丁 C. 奥美拉唑 D. 氢氧化铝 E. 枸橼酸铋钾

8. 患者，男，63 岁，诊断为消化性溃疡，医生为其开具了抗菌药物，该患者应用抗菌药的目的是

  A. 保护胃黏膜   B. 抗幽门螺杆菌

  C. 抑制胃酸分泌   D. 清除肠道寄生菌

  E. 减轻溃疡病的症状

【A3/A4 型题】

(9 ~ 10 题共用题干)

患者，48 岁，诊断为胃溃疡伴十二指肠溃疡。医生处方：西咪替丁一次 0.2 ~ 0.4g，一天 4 次于餐后及睡前服，连服 4 ~ 8 周。

9. 处方中西咪替丁的作用是

  A. 中和胃酸 B. 保护黏膜 C. 抑制胃酸分泌 D. 杀菌 E. 解痉

10. 应用该药后可能引起的不良反应不包括

  A. 排出黑便 B. 口干、便秘 C. 头痛、头晕 D. 男性乳房发育 E. 女性溢乳

二、简答题

患者，男性，25 岁，一年前被诊断为十二指肠溃疡，医生为其开具西咪替丁口服，疗效不佳，为增强疗效，医生建议加用枸橼酸铋钾，与西咪替丁同时口服，请分析这两种药能同时服用吗？应告知患者哪些用药注意事项。

(刘泱泱)

书网融合……

📑重点回顾   🅔微课   🕐习题

第二十四章 治疗消化不良、便秘及腹泻药物

PPT

导学情景

情景描述：患者，女，30 岁。近一个月出现食欲减退，上腹部不适，饱腹感明显，经检查，排除器质性病变。诊断：慢性消化不良。

情景分析：诊断为：慢性消化不良。给予甲氧氯普胺进行治疗。

讨论：请问上述药物应用的依据是什么？用药期间应注意哪些问题？

学前导语：促胃肠动力药主要用于胃肠运动功能低下引起的消化不良症状。常用的药物有多潘立酮、甲氧氯普胺等。针对不同症状，采用不同种类的药物进行治疗。护理工作者需要知晓药物疗效和不良反应等，进行合理用药护理服务与宣教工作。

第一节 助消化药

助消化药多数可促进食物的消化和吸收，少数是抑制肠道内容物过度发酵的药物。主要用于消化道分泌功能减弱或消化不良。

胃蛋白酶（pepsin）

胃蛋白酶由动物胃黏膜制得，因其在酸性环境中可以分解蛋白质，故常与稀盐酸配伍使用，辅助治疗胃酸、胃蛋白酶分泌不足引起的消化不良。遇碱易被破坏，故不与碱性药物配伍使用。

胰酶（pancreatin）

胰酶主要包括胰蛋白酶、胰淀粉酶、胰脂肪酶。主要用于慢性胰腺炎引起的消化不良。常制成肠溶片制剂，不宜与酸性药物配伍使用。

乳酶生（lactasin）

乳酶生为活乳酸杆菌的干燥制剂，能分解肠道内糖类产生乳酸，提高肠内 pH，抑制腐败菌繁殖，

减少发酵和产气。用于消化不良、肠胀气、腹泻及小儿消化不良性腹泻。宜饭前服用，不与抗菌药或吸附剂合用，否则活性降低或失效。

练一练

下列不宜与酸性药物配伍使用的是

A. 胃蛋白酶　　　　　　B. 胰酶　　　　　　C. 氢氧化镁

D. 乳酶生　　　　　　　E. 以上都不是

答案解析

第二节　促胃肠动力药

促胃动力药是一类能增强并协调胃肠节律性运动的药物。主要用于胃肠运动功能低下引起的消化不良症状。常用的药物有多潘立酮、甲氧氯普胺、西沙必利等。

多潘立酮（domperidone）📱微课

多潘立酮口服吸收迅速，首关消除明显，生物利用度低。不易通过血 – 脑屏障，无明显的锥体外系反应。主要作用于外周的胃肠多巴胺受体，属于多巴胺受体阻断药，具有加强胃肠蠕动，促进胃排空，防止食物反流，发挥胃肠推动作用。临床主要用于消化不良，如反流性食管炎、胃炎、胃轻瘫等。不良反应轻，偶见头痛、头晕、腹痛、腹泻等。长期用药可促进泌乳素的释放。

甲氧氯普胺（metoclopramide）

甲氧氯普胺又名胃复安，为多巴胺受体阻断药。对中枢和外周多巴胺受体均有阻断作用。①阻断胃肠多巴胺受体，增加胃肠蠕动，加速胃排空和肠道内容物的推进；②阻断中枢催吐化学感受区（CTZ）的多巴胺受体而产生止吐作用。临床用于慢性消化不良引起的恶心、呕吐和肿瘤放化疗引起的呕吐；也用于胃轻瘫、反流性食管炎、胃炎等。不良反应主要为出现乏力、嗜睡等。大剂量或长期使用可引起锥体外系反应。

西沙必利（cisapride）

西沙必利又称为全胃肠动力药，选择性作用于胃肠肌间神经丛胆碱能神经末梢，促进乙酰胆碱释放。促进食管、胃、小肠至结肠的运动。主要用于治疗胃肠运动障碍性疾病，如反流性食管炎、胃轻瘫、慢性功能性及非溃疡性消化不良、功能性便秘等。不良反应可见腹泻、腹痛等，大剂量可引起 Q – T 间期延长以及心律失常。有心律不齐或器质性心脏病患者慎用。

👁 看一看

酒石酸西尼必利片

2018 年 1 月 20 日，酒石酸西尼必利（希笛尼）成为治疗功能性消化不良新药，具有"双靶点、全动力"的特点，兼顾疗效与安全性，可显著改善早饱、餐后饱胀不适、腹胀症状，疗效优于多潘立酮。治疗 4 周总体症状改善率达到 92.94%，并且不良事件发生率显著低于多潘立酮。目前临床治疗功能性消化不良的促胃动力药物较为有限，希笛尼上市打破中国促胃动力领域 17 年没有新药上市的局面，给患者带来了全新选择。

第三节 泻 药

泻药是一类能增加肠内水分，促进胃肠蠕动，软化粪便或润滑肠道，促进排便的药物。主要用于治疗便秘、清洁肠道和促进肠道排泄等。按作用机制分为容积性泻药、接触性泻药（刺激性）和润滑性泻药三类。

一、容积性泻药

硫酸镁（magnesium sulfate）

硫酸镁口服具有导泻、利胆作用；静脉注射可产生抗惊厥、降压作用；外用热敷可消肿止痛。因此，给药途径不同可产生不同的药理作用。

【药理作用和临床应用】

1. 导泻 硫酸镁口服后，使肠内形成高渗透压状态，阻止肠内水分吸收，扩张肠道，从而刺激肠壁引起肠道蠕动，促进排便。一般空腹服用并大量饮水，导泄作用快而强。临床主要用于便秘、排除肠内毒物，清洁肠道。

2. 利胆 口服 33% 的硫酸镁溶液或用导管直接注入十二指肠，可反射性引起胆囊收缩，促进胆囊排空，产生利胆的作用。临床用于阻塞性黄疸、慢性胆囊炎及胆结石的治疗。

3. 抗惊厥、降压 硫酸镁具有较强的中枢抑制作用，用于高热引起的惊厥及妊娠高热引起的子痫；Mg^{2+} 可拮抗 Ca^{2+}，使血管舒张，起到降压作用，用于高血压危象或妊娠期高血压等。

4. 消肿止痛 50% 硫酸镁溶液热敷患处，促进局部血液循环，可消肿止痛。

【不良反应与用药注意】 硫酸镁泻下作用较剧烈，可刺激肠壁引起盆腔充血和失水。静脉注射硫酸镁过量或过快，易导致中毒，引起血压下降，呼吸抑制。故中枢抑制性药物（如镇静催眠药）中毒或有中枢抑制症状的患者不宜用硫酸镁抢救。

纤维素类（celluloses）

蔬菜水果中天然的和半合成的多糖及纤维素衍生物如甲基纤维素、羧甲基纤维素等，口服不被肠道吸收，通过增加肠道内容物并使粪便湿软，促进排便。作用缓慢而副作用小，对妊娠或轻度便秘有效。

二、接触性泻药

比沙可啶（bisacodyl）

比沙可啶口服或直肠给药后，产生的活性代谢产物对结肠有较强的刺激作用，引起排便反应。用于急、慢性便秘和习惯性便秘等，也可用于腹部 X 线检查、内窥镜检查及术前的肠道排空等。由于对肠道刺激性大，服药时不得咀嚼和压碎，以免引起肠痉挛、腹痛，服药前后 2 小时内不得服用牛奶或抗酸药。

三、润滑性泻药

液状石蜡（liquidparafHn）

液状石蜡是一种矿物油，口服在肠道不吸收，并阻止水分吸收，产生润滑肠壁和软化粪便的作用，使粪便易于排出。适用于老人、儿童、高血压、动脉瘤等患者的便秘，久用可干扰钙、磷及脂溶性维生素的吸收。

？ 想一想

泻药分为几类？各类的代表药物有哪些？

答案解析

第四节　止泻药

腹泻是消化系统常见的一种疾病，常伴有肛门不适、排便急迫感、失禁等症状。在对因治疗的同时，应适当给予止泻药。目前常用的止泻药有肠蠕动抑制药、收敛止泻药和吸附止泻药。

一、肠蠕动抑制药

地芬诺酯（diphenoxylate）

地芬诺酯作用于肠道平滑肌，通过抑制肠黏膜感受器，减少肠蠕动，延缓肠内容物的推进，增加肠内水分的吸收。用于急、慢性功能性腹泻及慢性肠炎。不良反应轻而少，长期大剂量服用易成瘾，本药可加强中枢抑制药的作用，故不宜与阿片类，巴比妥类等中枢抑制药的合用。

洛哌丁胺（loperamide）

洛哌丁胺结构和作用与地芬诺酯相似，但对胃肠道选择性更高，止泻作用更强。主要用于急、慢性腹泻，对胃、肠部分切除后以及甲状腺功能亢进引起的腹泻疗效也较好。不良反应类似地芬诺酯，成瘾性小，过量可用纳洛酮解救。

二、收敛止泻药

鞣酸蛋白（tannalbin）

鞣酸蛋白口服后在胃内不分解，进入小肠后释放出鞣酸，使肠黏膜表面的蛋白质凝固，形成一层保护膜，减少炎性渗出物，减轻对肠黏膜的刺激以及肠蠕动，发挥收敛止泻作用。用于急性胃肠炎、非细菌性腹泻及小儿消化不良等。

三、吸附止泻药

蒙脱石（dioctahedral smectite）

蒙脱石口服后可均匀覆盖于整个肠腔表面，吸附胃肠道内的病原体、细菌毒素、有毒物质及多种气体等，防止吸收并随粪便排出体外，从而减轻肠黏膜损伤。主要用于细菌病毒性腹泻。

♥ 护爱生命

当今社会，不健康、不规律的生活习惯已经让现代人的肠道加速衰老。5 月 29 日是"世界肠道健康日"，旨在提醒人们注意身体发出的警示，关注肠道健康。肠道菌群结构与肠道健康息息相关。当肠道内益生菌数量大于或者等于有害菌的数量时，菌群结构就趋于平衡状态，肠道正常功能得以维持。相反，当肠道内有害菌数量多于益生菌时，肠道健康就会亮红灯，从而出现便秘、腹泻、腹痛、消化不良等肠道问题。益生菌是活的微生物，当摄入足够数量时对宿主的健康起到有益的作用。如酪酸梭菌二联活菌胶囊是目前常用益生菌，适用于急性非特异性感染引起的腹泻，抗生素、慢性肝病等多种原因引起的肠道菌群失调及相关的急慢性腹泻和消化不良。

目标检测

答案解析

一、选择题

【A1/A2 型题】

1. 乳酶生是

    A. 胃肠解痉剂　　　B. 抗酸药　　　　　C. 活乳酸菌制剂　D. 酶制剂　　　　E. 抗菌药物

2. 以下无嗜睡副作用的是

    A. 苯海拉明　　　　B. 多潘立酮　　　　C. 氯丙嗪　　　　D. 异丙嗪　　　　E. 甲氧氯普胺

3. 硫酸镁剂量相同时导泻作用效果主要取决于

    A. 饮水量　　　　　B. 给药时间　　　　C. 性别　　　　　D. 年龄　　　　　E. 病理状态

4. 不宜与抗菌药或吸附剂合用，否则活性降低或失效的助消化药是

    A. 胃蛋白酶　　　　B. 胰酶　　　　　　C. 硫酸镁　　　　D. 乳酶生　　　　E. 骨骼肌松弛

5. 排除肠内毒物宜选用

    A. 地芬诺酯　　　　B. 西沙必利　　　　C. 开塞露　　　　D. 硫酸镁　　　　E. 药用炭

6. 主要用于细菌病毒性腹泻的是

    A. 硫酸镁　　　　　B. 硫酸钠　　　　　C. 蒙脱石　　　　D. 地芬诺酯　　　E. 开塞露

（7~8 题共用题干）

患者，50 岁，习惯性便秘 3 年，近一个月便秘加重、腹痛、腹胀。检查无器质性病变。医生给予硫酸镁导泄。

7. 应采用何种给药方式

    A. 应采用静脉注射　　　　　　　　　　　　B. 应采用肌内注射

    C. 应口服给药，并大量饮水　　　　　　　　D. 应采用皮下注射

    E. 应采用外用热敷

8. 该药不具有的临床应用是

    A. 导泻　　　　　　B. 利胆　　　　　　C. 降压　　　　　D. 治疗胃溃疡　　E. 抗惊厥

【X 型题】

9. 容积性泻药包括

    A. 碳酸氢钠　　　　B. 药用炭　　　　　C. 氢氧化镁　　　D. 纤维素类　　　E. 硫酸镁

10. 口服高浓度的硫酸镁后可引起

    A. 导泻　　　　　　B. 降低血压　　　　C. 抑制呼吸　　　D. 促进胆汁排泄　E. 骨骼肌松弛

11. 具有止泻作用的药物是

    A. 鞣酸蛋白　　　　B. 蒙脱石　　　　　C. 氢氧化镁　　　D. 地芬诺酯　　　E. 硫酸镁

12. 通过抑制延髓催吐化学感受区，发挥止吐作用的药物有

    A. 甲氧氯普胺　　　B. 氯丙嗪　　　　　C. 吗啡　　　　　D. 东莨菪碱　　　E. 丙胺太林

13. 不能与乳酶生合用的药物是

    A. 阿莫西林　　　　B. 西沙比利　　　　C. 蒙脱石　　　　D. 胃蛋白酶　　　E. 纤维素类

14. 长期服用液状石蜡可妨碍下列哪些物质的吸收

　　A. 维生素 A　　　　B. 维生素 D　　　　C. 维生素 C　　　　D. 钙　　　　E. 磷

15. 硫酸镁的主要作用有

　　A. 导泻　　　　　　B. 利胆　　　　　　C. 抗惊厥　　　　D. 降压　　　　E. 消肿止痛

二、简答题

患者，男性，20 岁，最近一个月食欲不佳，左上腹部不适，饱腹感明显，排便次数减少，经诊断为胃轻瘫，医嘱给予多潘立酮口服，症状有所缓解。请分析用药合理性及其不良反应。

（吴小玲）

书网融合……

📄 重点回顾　　　　　ⓔ 微课　　　　　📱 习题

第二十五章 利尿药和脱水药

PPT

📖 导学情景

情景描述：患者，48岁，因双下肢及眼睑浮肿、乏力入院，入院检查。患者自述3周前咽部不适，近1周自感双腿发胀。晨起时浮肿明显伴尿量减少，尿量较红。经体格检查和化验检查，诊断为链球菌引起的急性肾小球肾炎。给予呋塞米、青霉素等药物治疗。

情景分析：结合体格检查、化验检查，诊断为：链球菌引起的急性肾小球肾炎。给予利尿药和抗生素进行治疗。

讨论：请问利尿药应用的依据是什么？如何开展用药指导？

学前导语：利尿药一般分为高效能、中效能、低效能利尿药。护理工作者需要知晓药物疗效和不良反应等，开展合理用药护理服务与宣教工作。

第一节 利尿药

利尿药（diuretics）是一类作用于肾脏，增加电解质和水的排出，使尿量增多的药物。临床上主要用于治疗各种原因引起的水肿，也可用于高血压、尿崩症、高钙血症、青光眼等疾病的治疗。

利尿药的作用强度主要取决于其作用部位，常用的利尿药按其利尿效能和作用部位可分为3类：①高效能利尿药，主要作用于髓袢升支粗段，利尿作用强大，代表药呋塞米；②中效能利尿药，主要作用于髓袢升支粗段皮质部和远曲小管始段，利尿作用中等，代表药氢氯噻嗪；③低效能利尿药，主要作用于远曲小管末段和集合管，代表药螺内酯。

一、利尿药作用的生理学基础与作用机制

尿液的生成是通过肾小球的滤过、肾小管和集合管的重吸收和分泌来实现的。利尿药主要通过影响肾小管和集合管的重吸收及分泌功能而发挥利尿作用（图25-1）。

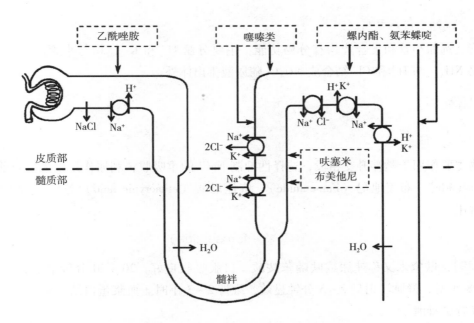

图 25 - 1 肾小管功能和利尿作用部位

（一）肾小球的滤过

正常成年人每日经肾小球滤过产生的原尿约为 180L，但排出的终尿仅有 1 ~ 2L，这表明约 99% 的原尿在流经肾小管和集合管时被重吸收，仅有 1% 的原尿成为终尿排出体外。因此利尿药对肾小球滤过率的影响临床实际意义不大。

（二）肾小管和集合管重吸收与分泌

1. 近曲小管 原尿中 60% ~ 70% 的 Na^+ 在近曲小管起始段被重吸收。Na^+ 的重吸收有两种方式：①Na^+ 泵，尿液流经近曲小管时，Na^+ 被转运至上皮细胞内，然后由 Na^+ 泵（Na^+, K^+ – ATP 酶）将 Na^+ 主动转移到细胞间液；②H^+ – Na^+ 交换，其 H^+ 主要来自于上皮细胞内的 CO_2 和 H_2O 在碳酸酐酶（CA）作用下生成的 H_2CO_3，后者解离为 H^+ 和 HCO_3^-，H^+ 则由肾小管上皮细胞分泌到小管液，同时小管液中的 Na^+ 交换到细胞内被重吸收。

作用于近曲小管的药物利尿作用弱，原因是近曲小管及其以下各段对 Na^+ 和 H_2O 的重吸收有代偿性增加。又因 HCO_3^- 排出较多，易致代谢性酸中毒，故作用于此段的药物已较少用。

2. 髓袢升支粗段 原尿中 30% ~ 35% 的 Na^+ 在此部位被重吸收。Na^+ 的重吸收是以 $Na^+ - K^+ - 2Cl^-$ 同向转运机制进行的。此段不伴有水的重吸收，因而在尿液的稀释和浓缩机制中具有重要意义。呋塞米等选择性抑制髓袢升支粗段 $Na^+ - K^+ - 2Cl^-$ 同向转运系统，降低尿液稀释功能和浓缩功能，可产生强大的利尿作用。

3. 远曲小管和集合管 此段有 5% ~ 10% 的 Na^+ 被重吸收。远曲小管可根据其功能分为始段和末段两部分。

在远曲小管始段，氢氯噻嗪等药物抑制此处的 $Na^+ - Cl^-$ 同向转运系统，可影响尿液的稀释过程，但不影响尿液的浓缩过程，利尿作用较作用于髓袢升支粗段的药物弱。

在远曲小管末段和集合管，螺内酯通过拮抗醛固酮，抑制此处的 $Na^+ - K^+$ 交换，减少 Na^+ 的重吸收，增加 Na^+ 和水的排出，产生利尿作用，由于该段的 $Na^+ - K^+$ 经 Na^+ 通道、K^+ 通道转运有一定的限度，利尿作用较弱。

（三）肾小管和集合管分泌

近曲小管、远曲小管和集合管均有分泌功能，主要分泌 H^+ 和 K^+，均与小管内的 Na^+ 进行交换。此外，也分泌 NH_3，与 H^+ 和 Cl^- 结合成 NH_4Cl 随尿液排出体外。

二、常用利尿药

（一）高效能利尿药

本类药物主要作用于髓袢升支粗段，选择性抑制 NaCl 的重吸收，利尿作用强大。目前常用药物有呋塞米（furosemide）、布美他尼（bumetanide）、依他尼酸（ethacrynic acid）等，各药作用特点相似，以呋塞米最常用。

呋塞米（furosemide）

【体内过程】 呋塞米又称速尿或呋喃苯胺酸。口服吸收良好，20～30 分钟显效，1～2 小时达高峰，维持 6~8 小时；静脉注射后 2~5 分钟显效，维持 2~3 小时。血浆蛋白结合率为 95%～99%，大部分以原型经肾脏排泄。

【药理作用】 微课

1. 利尿作用 抑制髓袢升支粗段 $Na^+ - K^+ - 2Cl^-$ 同向转运系统，明显降低了肾脏的稀释与浓缩功能，利尿作用迅速而强大。同时，也可抑制 Ca^{2+}、Mg^{2+}、K^+ 的重吸收，使得尿中 Na^+、Cl^-、Mg^{2+}、K^+、Ca^{2+}、HCO_3^- 的排出增多。

2. 扩血管作用 静脉滴注呋塞米，可直接扩张肾血管，降低肾血管的阻力，使肾血流量尤其是肾皮质深部的血流量增加；在利尿作用中具有重要的意义，也是其预防急性肾衰竭的理论基础；还能扩张全身静脉，降低前负荷和肺动脉楔压。

【临床应用】

1. 各类严重水肿 对心性、肝性及肾性各类水肿均有效。因利尿作用强大，易引起电解质和水的紊乱，对一般水肿不宜常规使用，主要用于其他利尿药无效的顽固性水肿和严重水肿。

2. 急性肺水肿和脑水肿 呋塞米通过其强效利尿和扩张血管作用，减少回心血量，降低左心室舒张末期压力，迅速缓解肺水肿症状，是治疗急性肺水肿的首选药；因其利尿作用，可使血液浓缩，血浆渗透压升高，脑组织脱水，从而降低颅内压，迅速减轻脑水肿。

3. 急、慢性肾衰竭 急性肾衰时，静脉注射大量呋塞米，能降低肾血管阻力，增加肾血流量，改善肾脏缺血；加之强大的利尿作用可冲洗肾小管，从而防止肾小管的萎缩和坏死，这些都有利于预防肾衰的发生和发展。也可用于甘露醇无效的少尿患者，但禁用于无尿的肾衰患者。

✏ 练一练

治疗急性肺水肿的疗效较好的药物是

A. 呋塞米
B. 乙酰唑胺
C. 氢氯噻嗪
D. 螺内酯
E. 氯噻酮

答案解析

4. 其他应用

（1）排出毒物 配合输液可促进药物从尿中排出，主要用于巴比妥类、水杨酸类、溴化物等药物急性中毒的抢救。

（2）高钙血症　呋塞米可抑制 Ca^{2+} 的重吸收，明显增加其排泄，降低血钙。

（3）高血压　不作首选药，当噻嗪类疗效不佳时，或伴有肾功能不全时较为适用。

【不良反应与用药注意】

1. 水和电解质紊乱　因利尿作用强大，易引起低血钾、低血钙、低血钠及低血氯性碱中毒。其中以低钾血症最为常见，低血钾可增加强心苷对心脏的毒性，晚期肝硬化腹水患者可因血钾过低诱发肝性脑病。用药期间，要限制高钠食物摄入，增加高钾食物摄入，并应注意补钾或联用留钾利尿药。长期应用还可引起低血镁，缺镁易诱发缺钾，当缺镁和缺钾并存时，若不纠正缺镁，则难于纠正缺钾。

2. 耳毒性　大剂量快速静脉给药，可引起眩晕、耳鸣、听力下降，多为暂时性，少数为不可逆性，肾功能减退者尤易发生。故静脉注射应缓慢注入，并避免与其他损害听力的药物合用。

3. 胃肠道反应　可见恶心、呕吐、上腹部不适及胃肠出血等症状，长期应用可致胃及十二指肠溃疡，宜饭后服用。

4. 其他　可引起高尿酸血症、高血糖、直立性低血压、视力模糊等，偶有粒细胞减少、血小板减少等。糖尿病、高脂血症、痛风、严重肝肾功能不全患者及孕妇慎用。

【药物相互作用】

1. 与氨基糖苷类药物合用可诱发或加重耳毒性。

2. 因引起低血钾，可增加强心苷的毒性。

3. 与糖皮质激素类药物或两性霉素 B 合用，可增加低钾血症的发生率。

（二）中效能利尿药

中效能利尿药包括噻嗪类（thiazides）和非噻嗪类药物。噻嗪类是临床广泛应用的一类利尿药和降压药，包括氢氯噻嗪（hydrochlorothiazide）、苄氟噻嗪（bendroflumethiazide）、环戊噻嗪（cyclopenthiazide）等，它们作用相似，仅是效价强度和维持时间不同，临床最常用的是氢氯噻嗪。非噻嗪类药物包括氯噻酮、吲达帕胺等。

氢氯噻嗪（hydrochlorothiazide）

【体内过程】　氢氯噻嗪又称双氢克尿塞或双氢氯噻嗪，脂溶性高，口服吸收迅速完全，分布于各组织，以肾脏含量最高。95% 以原型从肾脏排出，少量经胆汁分泌。可透过胎盘屏障，并能从乳汁分泌。

【药理作用】

1. 利尿作用　主要作用部位在髓袢升支粗段皮质部和远曲小管近端，抑制 Na^+-Cl^- 同向转运系统，减少 Na^+、Cl^- 在该处的重吸收而利尿。此外，也可轻度抑制碳酸酐酶，抑制 H^+-Na^+ 交换，促进 K^+-Na^+ 交换，使 K^+ 排出增多。

2. 降压作用　早期通过利尿作用引起血容量下降而降压，长期用药则可扩张外周血管而降压（见第十四章抗高血压药）。

3. 抗利尿作用　本药能明显减少尿崩症患者的尿量，作用机制尚未阐明，可能与排 Na^+ 降低血浆渗透压而改善烦渴，减少饮水量有关。

【临床应用】

1. 各类水肿　对轻、中度心性水肿疗效较好；对肾性水肿的疗效与肾功能损伤程度有关，严重肾功能不全者疗效较差；对慢性肝病引起的水肿疗效较差。

2. 高血压　作为基础降压药，轻度高血压可单用，中、重度高血压常与其他降压药联用。

3. 尿崩症　临床上主要用于肾性尿崩症及用加压素无效的垂体性尿崩症。

4. 肾结石 主要用于预防含钙成分形成的结石。

【不良反应与用药注意】

1. 水、电解质紊乱 如低血钾、低血镁、低血钠、低氯性碱血症等，以低血钾最为常见，用药时应注意补钾或与留钾利尿药合用。

2. 高血糖、高脂血症 长期用药可使糖耐量降低，血糖升高；可升高血浆总胆固醇、三酰甘油的水平，使低密度脂蛋白和极低密度脂蛋白升高，高密度脂蛋白降低。糖尿病、高血脂患者慎用。

3. 高尿酸血症 可使尿酸排出减少而引起高尿酸血症，痛风患者应慎用。

4. 其他 偶见过敏反应、胃肠道反应、粒细胞减少、血小板减少等。

【药物相互作用】

1. 因引起低血钾，可增加洋地黄类药物的毒性。

2. 与糖皮质激素类药物、两性毒素 B 合用，可降低本药的利尿作用，增加低钾血症发生的机会。

3. 因升高尿酸及血糖水平，与抗痛风药或降血糖药合用时应注意调整剂量。

（三）低效能利尿药

螺内酯（spironolactone）

【体内过程】 螺内酯又称安体舒通，口服后 1 天起效，2～3 天达高峰，停药后仍可维持 2～3 天。代谢产物主要经肾排泄，部分经胆汁排泄，约有 10% 以原型经肾排出。

【药理作用与临床应用】 化学结构与醛固酮相似，可与远曲小管和集合管靶细胞的醛固酮受体结合，拮抗醛固酮的排钾保钠作用，促进钠和水的排出。由于本药仅作用于远曲小管和集合管，对肾小管其他各段无作用，故利尿作用弱。其利尿作用与体内醛固酮水平有关。主要用于与醛固酮增多有关的顽固性水肿和腹水，如肝硬化、肾病综合征引起的水肿或腹水。常与排钾利尿药合用，可增强利尿效果并防止血钾紊乱。

【不良反应与用药注意】 最常见的为高钾血症，但以心律失常为首发表现，用药期间必须密切注意血钾和心电图的变化。本药还有抗雄性激素样作用，女性可有面部多毛、月经紊乱、乳房触痛；男性可有乳房发育、勃起障碍，停药后可消失。严重肾功能不全者禁用。

氨苯蝶啶（triamterene）和阿米洛利（amiloride）

氨苯蝶啶（三氨蝶啶）和阿米洛利（氨氯吡咪）虽然化学结构不同，但药理作用相似。两药均主要作用于远曲小管和集合管，通过阻滞钠通道，减少 Na^+ 的重吸收和 K^+ 分泌，使 Na^+ 排出增加而利尿，同时可引起血钾升高。单独使用疗效较差，与排钾利尿药合用治疗心、肝、肾各类水肿。

单独使用易导致高钾血症，肾功能不全者慎用，高血钾者禁用。此外，氨苯蝶啶可抑制二氢叶酸还原酶，引起叶酸缺乏，肝硬化患者服用易导致巨幼红细胞贫血。

❤ **护爱生命**

利尿药是常用药物，合理用药可以纠正或缓解患者症状，消除或减轻患者痛苦。但高效能和中效能利尿药在应用过程中，容易出现水电解质紊乱，尤其以低钾血症多见。低钾血症是指血清钾低于 3.5mmol/L 的一种病理生理状态，表现为全身乏力或肌无力、恶心、呕吐、腹胀、便秘、精神萎靡、反应迟钝、心悸等，严重危及生命。所以，在用药期间，要监测血钾情况，增加高钾食物摄入，并应注意补钾或联用留钾利尿药，避免低钾血症出现而发生意外。我们要坚守职业操守，关爱生命，学会知识，做到合理用药，监测药物不良反应，提高药物治疗效果，减少药物毒性发生。

第二节 脱水药

脱水药又称渗透性利尿药（osmostic diuretics），指能提高血浆渗透压使组织脱水的药物。此类药物的特点是在体内不被或很少被代谢，不易经毛细血管进入组织，易经肾小球滤过但不易被肾小管重吸收的小分子化合物。

甘露醇（mannitol）

甘露醇为己六醇结构，临床多用其20%的高渗液。

【药理作用】

1. 组织脱水作用 20%甘露醇静脉给药后，能迅速升高血浆渗透压，使组织间水分向血浆转移，使组织脱水，减轻水肿，从而降低眼压、颅内压及脑脊液容量和压力。

2. 利尿作用 静脉注射后增加血容量，提高肾小球滤过率；药物经肾小球滤过后，不被肾小管重吸收，在肾小管管腔内形成高渗状态，减少 Na^+ 和水的被重吸收。

【临床应用】

1. 脑水肿及青光眼 静脉给药后可降低颅内压，用于各种原因引起的颅内压升高，是治疗脑水肿、降低颅内压的首选药之一；也可降低青光眼患者的房水量及眼压，用于青光眼手术前降低眼压，短期用于治疗急性青光眼。

2. 预防急性肾小管坏死 急性肾衰早期及时应用甘露醇，通过其脱水、利尿及增加肾血流量作用，可迅速消除水肿和排出有毒物质，从而用于预防急性肾衰竭。

【不良反应与用药注意】 不良反应少见。静脉滴注速度过快可引起恶心、呕吐、头痛、头晕和视力模糊等。静脉滴注时若药液外漏，可致局部组织肿痛，甚至坏死。如发生药液外漏，可用0.5%普鲁卡因溶液局部封闭，并热敷处理。心功能不全者慎用，活动性颅内出血者禁用。

？ 想一想

患者，男性，65岁，有高血压和高脂血症史18年，10小时前突感出现一侧肢体无力、感觉障碍，入院后诊断为脑血栓。立即抢救，医嘱中包括：20%甘露醇注射液250ml，静脉滴注，每6小时1次。请问应用甘露醇的目的是什么？用药期间应注意哪些事项？

答案解析

👁看一看

全新利尿药——托伐普坦

托伐普坦（tolvaptan）是一种血管加压素 V_2 受体拮抗药，通过拮抗血管加压素 V_2 受体，特异性拮抗精氨酸加压素，抑制肾小管对水的重吸收，产生很强的利尿作用。与传统利尿药相比，该药只排水不排钠，能升高血浆中钠离子浓度，减少了由于利尿而引起的水电解质紊乱不良反应，所以该药特别适用于伴有低钠血症的心性水肿患者，增强了肾脏处理水的能力，对治疗心、肝、肾性水肿患者，特别是低钠血症的心性水肿患者有着积极的意义。

答案解析

目标检测

一、选择题

【A1/A2 型题】

1. 既有利尿作用又有降压和抗利尿作用的利尿药是
   A. 呋塞米　　　　B. 螺内酯　　　　C. 氢氯噻嗪　　　　D. 布美他尼　　　　E. 氨苯蝶啶

2. 不良反应中具有耳毒性的利尿药物是
   A. 呋塞米　　　　B. 氢氯噻嗪　　　　C. 氨苯蝶啶　　　　D. 螺内酯　　　　E. 阿米洛利

3. 治疗轻、中度心性水肿首选的利尿药是
   A. 布美他尼　　　　B. 螺内酯　　　　C. 阿米洛利　　　　D. 氢氯噻嗪　　　　E. 呋塞米

4. 呋塞米与氨基糖苷类配伍应用可造成
   A. 耳毒性加重　　　　B. 痛风　　　　C. 骨髓抑制　　　　D. 胃肠道反应　　　　E. 肝功能损害

5. 可用于加速毒物排泄的利尿药物是
   A. 螺内酯　　　　B. 氨苯蝶啶　　　　C. 吲达帕胺　　　　D. 呋塞米　　　　E. 阿米洛利

6. 呋塞米的利尿作用机制是
   A. 增加肾小球的滤过
   B. 抑制近曲小管碳酸酐酶
   C. 抑制髓袢升支粗段髓质部 $Na^+-K^+-2Cl^-$ 同向转运
   D. 抑制远曲小管近端 Na^+-Cl^- 共转运子
   E. 拮抗醛固酮作用

7. 有关螺内酯利尿作用的叙述，错误的是
   A. 利尿作用强大　　　　　　　　　　　　B. 拮抗醛固酮作用
   C. 起效慢而持久　　　　　　　　　　　　D. 对醛固酮增多性水肿疗效好
   E. 留钾利尿药

8. 患者，女性，30 岁，在车祸中头部受伤，检查发现颅内压升高、大脑水肿。下列药物中最适合减轻水肿症状的是
   A. 氨苯蝶啶　　　　B. 呋塞米　　　　C. 氢氯噻嗪　　　　D. 甘露醇　　　　E. 高渗葡萄糖溶液

9. 下列可用于治疗尿崩症的利尿药是
   A. 布美他尼　　　　B. 氢氯噻嗪　　　　C. 氨苯蝶啶　　　　D. 螺内酯　　　　E. 氯噻酮

【X 型题】

10. 高效能利尿药的不良反应有
    A. 引起低钾血症　　　　　　　　　　　　B. 引起高尿酸血症
    C. 可引起耳毒性　　　　　　　　　　　　D. 大剂量可致低血容量
    E. 偶可引起胃肠出血

11. 可引起高血钾的药物有
    A. 呋塞米　　　　B. 氨苯蝶啶　　　　C. 氢氯噻嗪　　　　D. 阿米洛利　　　　E. 螺内酯

12. 甘露醇的特点是
    A. 可用于各种原因引起的颅内压升高

B. 静脉注射给药，主要通过改变血浆渗透压发挥治疗作用

C. 静脉注射后，不易从毛细血管渗入组织

D. 在肾小管不被重吸收，可产生渗透性利尿作用

E. 在体内不易被代谢

13. 可竞争性抑制尿酸排泄的利尿药有

A. 呋塞米　　　　B. 氢氯噻嗪　　　　C. 氨苯蝶啶　　　　D. 螺内酯　　　　E. 阿米洛利

14. 呋塞米可用于治疗的疾病有

A. 急性肺水肿　　　　　　　　　　　　　B. 尿崩症

C. 急性心功能衰竭　　　　　　　　　　　D. 高钙血症

E. 各类水肿

二、简答题

患者，男性，33 岁，4 年前患高血压，近半年来双下肢经常水肿。血压 180/125mmHg，腹水阳性指征，实验室检查血钾降低至 2.35mmol/L，静脉血浆中醛固酮显著增高至 12μg/dl。请问此患者最宜使用的利尿药是什么？若应用该药（上问所述中）疗效下降还可选用什么利尿药？

（陈达林）

书网融合……

重点回顾　　　　　　微课　　　　　　习题

第二十六章　生殖系统药物

PPT

学习目标

知识目标：
1. **掌握**　缩宫素、麦角新碱的药理作用、临床应用及不良反应。
2. **熟悉**　前列腺素的作用特点和临床应用。
3. **了解**　子宫平滑肌抑制药、治疗前列腺增生药的作用特点和临床应用。

技能目标：
根据不同用药目的，采取恰当的护理措施，开展合理用药宣教工作。

素质目标：
具有全心全意为患者进行用药护理服务的良好医德医风。

📖 **导学情景**

情景描述： 患者，女，25岁，首次妊娠，孕26周。产前检查彩超提示胎儿发育畸形，患者及家属要求终止妊娠。

情景分析： 经产科检查，胎位正常，无产道异常，拟进行药物引产，医生医嘱如下：缩宫素注射液2.5U加入0.9%氯化钠注射液500ml混合后静脉滴注，每分钟8滴左右。诱导宫缩引产。

讨论： 请问缩宫素的用药依据是什么？针对该患者，护士应如何进行用药护理？

学前导语： 作用于子宫平滑肌的药物可分为子宫平滑肌兴奋药和子宫平滑肌抑制药。子宫平滑肌兴奋药包括垂体后叶素类、麦角碱类和前列腺素类等。子宫平滑肌抑制药包括β_2肾上腺素受体激动药、钙通道阻滞药、硫酸镁等。

第一节　子宫平滑肌兴奋药和抑制药

一、子宫平滑肌兴奋药

子宫平滑肌兴奋药是一类能选择性兴奋子宫平滑肌的药物。药物作用可因子宫生理状态及药物种类、制剂和剂量的不同而有差异，引起子宫节律性收缩或强直性收缩。药物使子宫产生节律性收缩可用于催产、引产；产生强直性收缩可用于产后止血或子宫复原。如使用不当，可造成子宫破裂与胎儿窒息等严重后果，因此必须严格掌握用药剂量。

（一）垂体后叶素类

缩宫素（oxytocin）

缩宫素又名催产素（pitocin），是由下丘脑室旁核、视上核神经元产生的激素原裂解生成的神经垂体激素。目前临床应用的缩宫素多为人工合成品或者从牛、猪的神经垂体提取分离的制剂，从动物神经垂体提取的制剂中含有缩宫素和微量的加压素，但人工合成品内不含加压素。

【体内过程】 口服极易被消化酶破坏而无效；滴鼻经黏膜很快吸收，作用持续 20 分钟；肌内注射 3～5 分钟起效，作用持续 20～30 分钟；静脉滴注几乎立即起效，维持时间更短，故通常以静脉滴注维持疗效。主要经肝、肾代谢，极少量以原型经肾排泄。

【药理作用】 微课

1. 兴奋子宫平滑肌 缩宫素能直接激动子宫平滑肌细胞膜上的缩宫素受体，加强子宫收缩力和收缩频率。其收缩强度取决于用药剂量和女性激素水平。

（1）用药剂量 ①小剂量缩宫素（2～5U），可加强子宫（尤其是妊娠末期子宫）的节律性收缩，使收缩幅度加大、频率增快，其收缩性质与正常分娩相似，即对子宫底部产生节律性收缩，对子宫颈产生松弛作用，促使胎儿顺利娩出。②大剂量缩宫素（5～10U），则使宫体、宫颈产生同等强度的持续性、强直性收缩，有利于产后止血。

（2）女性激素水平 子宫平滑肌对缩宫素的敏感性受性激素的影响，雌激素能提高子宫平滑肌对缩宫素的敏感性，孕激素则降低其敏感性。在妊娠早期，孕激素水平高，缩宫素对子宫平滑肌收缩作用较弱，可保证胎儿安全发育；在妊娠后期，雌激素水平高，特别是在临产时，子宫对缩宫素的反应更敏感，有利于胎儿娩出。分娩后子宫对缩宫素的敏感性逐渐降低。

练一练

缩宫素用于催产和引产的药理学依据是

A. 小剂量即可引起子宫强直性收缩

B. 刺激乳腺平滑肌收缩，增加乳汁分泌量

C. 刺激子宫平滑肌收缩，模拟正常分娩的子宫收缩作用

D. 妊娠早期对药物敏感性增高

E. 收缩血管

答案解析

2. 促进排乳 乳腺小叶分支被具有收缩性的肌上皮细胞所包绕，其中肌上皮细胞对缩宫素高度敏感，因此，缩宫素能收缩乳腺小叶周围的肌上皮细胞，引起射乳反射，促进排乳，但不增加乳汁的分泌量。

3. 其他作用 大剂量缩宫素能松弛血管平滑肌，引起短暂的血压降低，但易产生快速耐受性。催产剂量的缩宫素不引起血压下降。

【临床应用】

1. 催产和引产 当胎位正常、头盆相称、无产道障碍的产妇由于宫缩乏力难产时，可用小剂量缩宫素缓慢静脉滴注，以增强子宫节律性收缩而催产。死胎、过期妊娠或因疾病必须终止妊娠的患者，可用小剂量静脉滴注引产。

2. 产后止血 产后出血时，立即皮下或肌内注射较大剂量（5～10U）缩宫素，迅速引起子宫平滑肌强直性收缩，压迫子宫肌层内血管而止血。但其作用时间短，可用麦角新碱口服维持疗效。

3. 促进排乳 在哺乳前 2～3 分钟，用枸橼酸缩宫素鼻腔喷雾吸入或以滴鼻剂滴鼻，每次 3 滴，经黏膜吸收后可促进乳汁排出。

想一想

不同剂量的缩宫素有何不同的药理作用和临床应用？

答案解析

【不良反应与用药注意】 缩宫素过量引起子宫持续性强直收缩，可致胎儿窒息或子宫破裂，产生危险，因此作催产或引产时，必须注意下列两点：①严格控制剂量与滴速，根据宫缩及胎心情况及时调整静脉滴注速度，最快不宜超过 30 滴/分，避免发生子宫强直性收缩；②严格掌握禁忌证，产道异常、头盆不称、前置胎盘及三次妊娠以上的经产妇或有剖腹产史的产妇禁用；高敏感产妇可能造成子宫强烈收缩，甚至破裂以及广泛性软组织撕裂，会引起胎儿窒息死亡。

（二）麦角碱类

麦角是寄生在黑麦、小麦等禾本科植物上的干燥菌核，在麦穗上突出如角而得名。麦角中含有多种生物活性成分，均为麦角酸的衍生物，按结构可分为两类：①胺生物碱类，以麦角新碱（ergometrine）为代表，易溶于水，对子宫的兴奋作用强而快，维持时间较短；②肽生物碱类，以麦角胺（ergotamine）和麦角毒（ergotoxine）为代表，难溶于水，对血管作用显著，起效缓慢，但维持时间较久。

【药理作用】

1. 兴奋子宫　能选择性地兴奋子宫平滑肌，其中以麦角新碱最快、最强。与缩宫素比较，作用强而持久，剂量稍大即可引起子宫平滑肌强制性收缩（妊娠后期子宫对麦角碱类的敏感性会增强），且对子宫体和子宫颈的兴奋作用无显著差别，不利于胎儿娩出，故只适用于产后止血及子宫复原，不宜用于催产和引产。

2. 收缩血管　麦角胺能使脑血管收缩，减少脑动脉搏动幅度，从而减轻偏头痛；麦角胺能收缩末梢血管，大剂量使用还会损伤血管内皮细胞，长期使用可致血栓和肢端坏疽。

3. 阻断 α 受体　氨基酸麦角碱类能阻断 α 受体，翻转肾上腺素的升压作用。

【临床应用】

1. 子宫出血　麦角新碱能使子宫平滑肌强直性收缩，机械地压迫血管而止血，可有效治疗产后、刮宫或其他原因所致的子宫出血。

2. 产后子宫复原　产后的最初十天子宫复原过程进行很快，如进行缓慢就易发生出血或感染，因此可以服用麦角制剂以加速子宫复原。

3. 偏头痛　麦角胺能使脑血管收缩，常合用咖啡因，协同收缩脑血管，减少脑动脉搏动幅度，用于诊断和治疗偏头痛。

4. 人工冬眠　麦角毒的氢化物，如双氢麦角碱具有阻断 α 受体及中枢抑制作用，可与异丙嗪、哌替啶组成冬眠合剂，用于人工冬眠疗法。

【不良反应与用药注意】 由于产后和流产后子宫出血的用药时间较短，麦角新碱不良反应较少见。但静脉注射麦角新碱可引起恶心、呕吐、头痛、头晕、耳鸣、腹痛、心悸等，偶见过敏反应，严重者出现呼吸困难、心率过缓等。超量可致麦角样中毒，表现为持久腹泻、手足和下肢皮肤苍白发冷、持续呕吐，甚至惊厥。因本药能经乳汁排出，可使婴儿发生麦角样毒性反应，又可抑制泌乳，故哺乳期妇女不宜使用。麦角流浸膏中含有麦角毒和毒角胺，长期应用可损害血管内皮细胞。胎儿娩出前使用麦角制剂可能发生子宫强直性收缩致胎儿缺氧或颅内出血，禁用于催产及引产。

👁 看一看

解决麦角新碱注射液原料的危机

麦角新碱是妇产科的抢救用药，价格低廉，是易制毒化学品，生产经营和进出口均被严格管制且手续繁琐，曾多次经历原料危机。1938 年麦角新碱由日本山德士公司研制成功并上市，随后我国长期靠进口原料仿制。1960 年，河北新张药业与中国医学科学院共同研发麦角新碱，于 1963 年成功研发原料药上市，填补了当时国内市场空白。随后，麦角新碱被认定是合成致幻剂的主要原料，1999 年联合国规定，禁止麦角新碱原料在国与国之间流通，国内企业无法从国外进口到原料，麦角新碱制剂被迫停产。直到 2009 年，成都倍特收购河北新张药业重启了对麦角新碱菌种的研发，历经 4 年筛选，32 次选育优化终于于 2015 年完成了原料和制剂的研发和优化，重新恢复了麦角新碱制剂的生产。

（三）前列腺素类

临床作为前列腺素类（prostaglandins，PGs）子宫平滑肌兴奋药应用的有：地诺前列酮（dinoprostone，PGE_2）、地诺前列素（dinoprost，$PGF_{2\alpha}$）、硫前列酮（sulprostone）和卡前列素（carboprost）等。

【药理作用】　前列腺素对子宫有收缩作用，其中 PGE_2 和 $PGF_{2\alpha}$ 在分娩中具有重要意义。PGE_2 和 $PGF_{2\alpha}$ 对妊娠各期子宫都有兴奋作用（分娩前的子宫尤为敏感，对妊娠初期和妊娠中期效果较缩宫素强），引起子宫收缩的特性与生理性阵痛相似。

【临床应用】

1. 引产和流产　用于足月或过期妊娠引产，过期流产，清除 28 周前的宫腔内死胎及良性葡萄胎时排除宫腔内异物。

2. 抗早孕　用于停经 49 天内的止孕。

【不良反应与用药注意】　主要有恶心、呕吐、腹痛等胃肠兴奋现象。静脉滴注过量可引起子宫强直性收缩，PGE_2 可使眼压升高，不宜用于青光眼患者。$PGF_{2\alpha}$ 可收缩支气管平滑肌，诱发哮喘，故不宜用于支气管哮喘患者。引产时的注意事项和禁忌证与缩宫素相同。

二、子宫平滑肌抑制药

子宫平滑肌抑制药可抑制子宫平滑肌收缩，使其收缩力减弱，收缩节律减慢，主要用于防治早产和痛经。常用的药物有 β_2 受体激动药、钙通道阻滞药、硫酸镁等。

1. β_2 受体激动药　子宫平滑肌含有 β 受体，且以 β_2 受体占优势。β_2 受体激动药如利托君、沙丁胺醇、特布他林等可以松弛子宫平滑肌，用于防治早产。

利托君（ritodrine）

利托君是选择性 β_2 受体激动药，可特异性兴奋 β_2 受体，减弱妊娠和非妊娠子宫的收缩强度，减少频率，并缩短子宫收缩时间。早产妇女使用本药后，可延缓分娩，使妊娠时间接近正常，用于防治早产。一般先采用静脉滴注，取得疗效后，口服维持疗效。口服用药不良反应少。静脉给药不良反应较严重，多与 β 受体有关，表现为心率加快，收缩压升高及舒张压下降等。

2. 钙通道阻滞药　可以减少子宫平滑肌内钙离子的含量，有良好的松弛子宫平滑肌的作用，被称为抗分娩药，如硝苯地平可防治早产，副作用较小，用药较安全。

3. 硫酸镁　直接作用于子宫平滑肌细胞，与 Ca^{2+} 相拮抗。高浓度的 Mg^{2+} 能在细胞膜上竞争 Ca^{2+} 结合位点，降低细胞内 Ca^{2+} 浓度，从而抑制子宫收缩。对于 β_2 受体激动药禁忌的早产患者、妊娠高血压综合征及子痫的患者尤为适用。临床多采用静脉点滴给药。

第二节　治疗前列腺增生药

良性前列腺增生（benign prostatic hyperplasia，BPH）是中老年男性的一种常见病。典型的前列腺增生症表现为下尿路症状，包括尿频、尿急、尿量减少和尿迟疑等。目前治疗良性前列腺增生的药物主要有三大类：①α_1 受体阻断药，如特拉唑嗪等；②5α-还原酶抑制剂，如非那雄胺等；③其他：如舍尼通等。

一、α₁ 受体阻断药

前列腺体、包膜及膀胱颈部均含有丰富的 α_1 受体，α_1 受体有 α_{1A}，α_{1B}，α_{1C}，α_{1D} 4 种亚型，前列腺平滑肌中 α_{1A} 占 70%。α_1 受体阻断药通过阻断这些部位的 α_1 受体，可使前列腺平滑肌松弛及尿道闭合压下降，改善梗阻症状，缓解排尿困难。这类药物的作用特点是起效快，有些使用几天即可出现效果，但不能缩小前列腺体积，不能延缓疾病的进展。常见药物及作用特点见表 26 - 1。

表 26 - 1　α_1 受体阻断药分类及作用特点

常见药物	作用特点
第一代 酚苄明	非选择性 α_1/α_2 受体阻断药，因同时阻断 α_1 和 α_2 受体，促使去甲肾上腺素的释放，易造成全身的不良反应，如体位性低血压、头痛、气短等
第二代 哌唑嗪（prazosin） 特拉唑嗪（terazosin） 多沙唑嗪（doxazosin） 阿夫唑嗪（alfuzosin）	选择性 α_1 受体阻断药，疗效强于第一代，适用于轻、中度良性前列腺增生，对排尿梗阻症状明显的患者尤为适用。偶见体位性低血压，头晕无力等副作用
第三代 赛洛多辛（silodosin） 坦索罗辛（tamsulusin，坦洛新）	长效选择性 α_{1A} 受体阻断药，选择性作用于位于前列腺和膀胱的平滑肌细胞的 α_{1A} 受体，小剂量即可快速缓解 BPH 引起的尿路梗阻症状，已成为治疗 BPH 的一线临床药物。但该药有逆行射精及勃起功能异常等副作用，因此年轻及有正常性生活的患者应慎重用药

二、5α - 还原酶抑制剂

前列腺增生的病因大多认为与雄激素增多有关，尤其是前列腺组织内的双氢睾酮增多。本类药物可抑制睾酮转化为双氢睾酮所需的 5α - 还原酶，抑制了双氢睾酮的生成，进而降低前列腺内双氢睾酮的含量，达到缩小前列腺体积、改善排尿困难的目的。常用药物包括非那雄胺（finasteride）、依立雄胺（epristeride）、度他雄胺（dutasteride）等，适用于前列腺较大和（或）血清前列腺特异性抗原水平升高的中重度、进展风险高的 BPH 患者。其优势在于长期服用能降低 BPH 患者发生急性尿潴留和需要手术治疗的风险，延缓疾病进展。起效时间相对较慢，需要持续使用 6～12 个月后方可获得最大疗效，停药后症状复发，维持疗效需要长期服药。常见的不良反应包括勃起功能障碍、射精异常、性欲低下，其他不良反应包括男性乳房女性化、乳腺痛和皮疹等。

三、植物制剂

植物制剂通常为花粉类制剂与植物提取物，如前列康、舍尼通和前列安栓等各种中草药或中成药复方制剂，具有非特异性抗炎、抗水肿、促进膀胱逼尿肌收缩与尿道平滑肌松弛等作用。本类药物一般起效较慢，但毒副作用小，临床应用广泛。因本类制剂品种多，成分复杂，对 BPH 有一定疗效，但机制尚未经过阐明。

💗 护爱生命

前列腺增生症状较轻者，不影响生活质量，一般不需要治疗，密切随访即可；对于中、重度症状的患者，则要及时到医院就诊，加用药物控制。然而，对于老年前列腺增生患者来说，需要注意服药过程中带来的一些不良反应。由于老年人往往患有多种慢性疾病，常见的有高血压、心脏病、糖尿病等，而这些病需要长期服药，需警惕药物之间的相互作用。临床发现，平喘药（如氨茶碱），抗高血压药（如普萘洛尔）、胃肠解痉药（如阿托品类生物碱）以及强效利尿药和抗过敏药等都会影响膀胱机能，引起和加重排尿困难，使病情加重。所以老年前列腺疾病患者，在用到上述药物时应该向医生咨询并详细说明自己的病情，以便让医生酌情考虑用药。

答案解析

目标检测

一、选择题

【A1/A2 型题】

1. 下列关于缩宫素对子宫平滑肌的作用特点描述正确的是
    A. 小剂量即可引起子宫强直性收缩
    B. 妊娠早期对药物敏感性增高
    C. 小剂量引起子宫底节律性收缩，子宫颈松弛
    D. 收缩血管、升高血压
    E. 子宫平滑肌对药物的敏感性与体内性激素水平无关

2. 下列不属于缩宫素的临床应用是
    A. 催产　　　　　B. 引产　　　　　C. 产后止血　　　D. 产后促进排乳　E. 防止早产

3. 缩宫素用于催产时的给药途径是
    A. 肌注　　　　　B. 皮下注射　　　C. 口服　　　　　D. 静脉滴注　　　E. 静脉注射

4. 下列属于缩宫素的主要不良反应是
    A. 过量导致子宫高频率甚至持续性强直收缩
    B. 恶心呕吐
    C. 高血压
    D. 腹痛腹泻
    E. 头晕

5. 下列能增强缩宫素对子宫作用的敏感性的是
    A. 胰岛素　　　　B. 糖皮质激素　　C. 雌激素　　　　D. 孕激素　　　　E. 雄激素

6. 麦角新碱禁用于催产、引产的原因是
    A. 作用强大而持久，易致子宫强直性收缩
    B. 作用弱而短，效果差
    C. 吸收慢而不完全，难以达到有效浓度
    D. 妊娠子宫对其不敏感
    E. 对子宫颈的兴奋作用明显小于子宫底

7. 麦角新碱临床应用于
    A. 产后子宫出血　　　　　　　　　　　B. 催产
    C. 扩张及软化宫颈　　　　　　　　　　D. 引产
    E. 催乳

8. 麦角胺治疗偏头痛的作用机制是
    A. 阻断血管平滑肌受体　　　　　　　　B. 抑制前列腺素合成
    C. 增加脑血流量　　　　　　　　　　　D. 收缩脑血管
    E. 镇痛作用

9. 产后子宫复原选择使用
    A. 缩宫素　　　　B. 麦角新碱　　　C. 前列腺素　　　D. 硝苯地平　　　E. 利托君

10. 下列何药具有抗早孕作用

    A. 缩宫素   B. 麦角新碱   C. 前列腺素 E_2 D. 依沙吖啶   E. 硫酸镁

11. 通过选择性抑制 5α – 还原酶而抑制前列腺增生的药物是

    A. 甲睾酮   B. 依立雄胺   C. 盐酸哌唑嗪   D. 特拉唑嗪   E. 丙酸睾酮

12. 盐酸哌唑嗪改善良性前列腺增生症状的作用机制是

    A. 竞争性抑制 5α – 还原酶   B. 非竞争性抑制 5α – 还原酶

    C. 拮抗下尿道 α_1 受体   D. 拮抗下尿道 β 受体

    E. 对抗雌激素

13. 下列适用于治疗前列腺增生症的药物是

    A. α 受体激动药   B. α 受体阻断药

    C. M 受体激动药   D. β 受体激动药

    E. β 受体阻断药

14. 患者，女，29 岁。妊娠39 周，第一胎，宫口全开，无产道障碍，但宫缩无力，宜选用下列药物中的

    A. 利托君   B. 缩宫素   C. 硫酸镁   D. 硝苯地平   E. 维拉帕米

15. 患者，女，30 岁。怀孕 3 个月，因患先天性心脏病而需终止妊娠，下列哪种药物可用于引产

    A. 缩宫素   B. 米索前列醇   C. 麦角新碱   D. 硫酸镁   E. 垂体后叶素

二、简答题

    患者，女，28 岁。待产，晨 1 时出现规律宫缩，上午 8 时，子宫口开放 3cm，医生马上给予缩宫素 5U，用 5% 葡萄糖液 500ml 稀释，静脉滴注给药，同时给予盐酸哌替啶 50mg，肌内注射。请分析医生用药是否合理？并说明原因。

（何秀贞）

书网融合……

    重点回顾   微课   习题

第二十七章　肾上腺皮质激素类药

PPT

学习目标

知识目标：

1. 掌握　糖皮质激素的药理作用、临床应用、不良反应与用药注意。

2. 熟悉　糖皮质激素的生理作用、用法及疗程。

3. 了解　促皮质激素、盐皮质激素类的作用特点及应用。

技能目标：

学会观察糖皮质激素的疗效，判断其不良反应，能够采用相应的用药护理措施，正确开展合理用药宣教工作，指导患者合理用药。

素质目标：

树立高度社会责任感，培养学生关爱患者，认真进行用药护理的职业素养。

导学情景

情景描述：患者，女，28岁，近年来尿量减少，双下肢及眼睑水肿，自感疲倦，前来诊治。经检查尿蛋白（+++），诊断为肾病综合征。医嘱给予泼尼松治疗。

情景分析：结合体格检查结果，给予糖皮质激素类药物进行治疗。

讨论：请问糖皮质激素类药物应用的依据是什么？如何进行用药护理？

学前导语：激素类药物作用广泛，药物种类很多，药理作用随剂量不同而异。护理工作者需要知晓药物疗效和不良反应等，进行合理用药护理服务与宣教工作。

　　肾上腺皮质激素是肾上腺皮质所分泌的激素的总称。肾上腺皮质由外向内依次分为球状带、束状带和网状带三层。肾上腺皮质分泌的激素包括三类：①糖皮质激素，由肾上腺皮质中层束状带分泌，主要有可的松和氢化可的松等，调节体内糖、脂肪和蛋白质的代谢，对水盐代谢影响较小；②盐皮质激素，由肾上腺皮质外层球状带分泌，主要有醛固酮和去氧皮质酮等，调节体内水盐代谢作用，对糖代谢影响较小；③性激素，由肾上腺皮质内层网状带分泌，包括少量的雌激素和雄激素。临床上常用的肾上腺皮质激素主要是指糖皮质激素。

第一节　糖皮质激素类药

　　糖皮质激素类药物在临床作用广泛，且随剂量不同而异。在生理剂量下的糖皮质激素主要影响正常物质代谢过程。应激状态时，机体分泌大量的糖皮质激素，使机体能适应内外环境变化所产生的强烈刺激。超生理剂量的糖皮质激素，除影响物质代谢外，还具有抗感染、抗毒、抗休克和抑制免疫反应等广泛的药理作用。糖皮质激素临床应用非常广泛，但是不适当地使用或者长期大剂量应用可引起多种不良反应和并发症，甚至危及生命。

　　糖皮质激素类药物种类较多，有多种剂型，可全身给药和局部给药。本类药物具有较高的脂溶性，口服给药、注射给药、雾化吸入均易吸收，也可进行皮肤黏膜局部用药。糖皮质激素主要在肝脏代谢，经肾脏排泄。可的松和泼尼松需要在肝脏内分别转化为氢化可的松和泼尼松龙才具有活性发挥作用，因此严重肝功能不全的患者宜选用氢化可的松或泼尼松龙。肝、肾功能不全患者在应用糖皮质激素时半衰期可延长，用药时需注意。根据半衰期的长短，糖皮质激素可分为短效、中效和长效三类。常用糖皮质激素类药物分类和作用比较见表27-1。

表27-1 常用糖皮质激素类药物分类和作用比较

类别	药物	水盐代谢	抗炎作用	半衰期（min）	等效剂量（mg）
短效	可的松	0.8	0.8	90	25
	氢化可的松	1.0	1.0	90	20
中效	泼尼松	0.8	3.5	>200	5
	泼尼松龙	0.8	4.0	>200	5
	甲泼尼龙	0.5	5.0	>200	4
	曲安西龙	0	5.0	>200	4
	对氟米松	0	10.0	>200	2
长效	地塞米松	0	30.0	>300	0.75
	倍他米松	0	35.0	>300	0.6
外用	氟氢可的松	/	12.0	/	/
	氟轻松	/	40.0	/	/

【药理作用】

1. 对代谢的影响 糖皮质激素作用广泛，小剂量可发挥生理作用，主要影响物质代谢。

（1）糖代谢 糖皮质激素主要通过促进糖异生和糖原合成，增加血糖来源，使外周组织对葡萄糖的摄取和利用减缓，减少血糖去路，从而升高血糖。

（2）蛋白质代谢 糖皮质激素能促进肌肉、皮肤等组织的蛋白质分解，抑制蛋白质合成，造成负氮平衡。因此长期用药后可引起生长减慢、肌肉萎缩、骨质疏松、皮肤变薄和伤口愈合延缓等现象。

（3）脂肪代谢 糖皮质激素可促进脂肪分解，抑制脂肪合成。短期使用对脂肪代谢无明显影响。长期大剂量使用可使血浆胆固醇含量升高，并激活四肢皮下的脂酶，促使皮下脂肪分解，使脂肪重新分布于面部、胸、背及臀部，形成"满月脸、水牛背、向心性肥胖"，呈现面圆、背厚、躯干部发胖而四肢消瘦的特殊体态。

（4）水和电解质代谢 糖皮质激素有较弱的盐皮质激素样作用，可保钠排钾，导致水钠潴留，促进钾、钙、磷排出。因此长期使用会将造成血压升高、骨质疏松等。

2. 抗炎作用 糖皮质激素类药物具有强大的抗炎作用，对各种原因所引起的炎症，以及炎症的各个阶段均具有快速、强大、非特异性的抑制作用。

（1）对各种原因引起的炎症均有抑制作用 对细菌、病毒等引起的感染性炎症，烧伤、创伤等引起的物理性炎症，酸、碱等导致的化学性炎症，过敏反应等免疫性炎症均有抑制作用。

（2）对炎症的各个阶段均有抑制作用 在炎症早期，糖皮质激素可抑制毛细血管扩张，降低毛细血管通透性，减轻渗出、水肿，抑制白细胞浸润及吞噬反应，缓解炎症的红、肿、热、痛等症状；在炎症后期，糖皮质激素可抑制毛细血管和成纤维细胞的增生，延缓肉芽组织生长，防止组织粘连和瘢痕形成。

需要注意的是，糖皮质激素在抑制炎症、减轻症状的同时，也降低了机体的防御功能，会引起感染扩散和伤口愈合缓慢。因此临床对感染性炎症的治疗，必须合用足量而有效的抗微生物药。

3. 抗免疫作用 糖皮质激素对免疫反应的多个环节均有抑制作用。小剂量糖皮质激素主要抑制细胞免疫，大剂量糖皮质激素可抑制体液免疫。糖皮质激素还可减少5-羟色胺、缓激肽等过敏性介质的产生，明显缓解过敏症状。

4. 抗毒作用　糖皮质激素能提高机体对细菌内毒素的耐受力，对感染性毒血症所致高热有退热作用，也可迅速缓解昏迷、惊厥、休克等毒血症中毒症状，减轻内毒素对机体的损害。这与糖皮质激素抑制体温调节中枢，降低机体对致热原的敏感性，并能减少内热原的释放有关。但糖皮质激素不能中和、破坏内毒素，也对细菌外毒素无效。

5. 抗休克作用　大剂量糖皮质激素类药物对各种严重休克均有对抗作用，尤其是感染中毒性休克的治疗。其机制可能是：①与抗炎、抗免疫、抗毒作用有关；②稳定溶酶体膜，减少心肌抑制因子的形成和释放，加强心肌收缩力，增加心排血量；③降低血管对某些缩血管活性物质的敏感性，使微循环血流动力学恢复正常，改善休克状态。

6. 其他作用

（1）刺激骨髓造血功能　使循环血液中的红细胞、血红蛋白、中性粒细胞和血小板数目增加，提高纤维蛋白原浓度，缩短凝血时间；降低中性粒细胞游走、吞噬及消化等功能；使血液中淋巴细胞、嗜酸性粒细胞和嗜碱性粒细胞减少。

（2）兴奋中枢神经系统　出现欣快、激动、失眠等反应，可诱发精神失常及癫痫。大剂量可致儿童惊厥。可能与糖皮质激素减少脑内抑制性神经递质 γ-氨基丁酸（GABA）有关。

（3）促进胃酸和胃蛋白酶分泌　提高食欲，促进消化，抑制胃黏液分泌，大剂量或长期应用可诱发或加重消化道溃疡。

（4）诱发骨骼疏松　大剂量或长期应用，可抑制成骨细胞活性，促进胶原和骨基质分解，易致骨骼疏松，可诱发骨折等。

【临床应用】

1. 替代疗法　小剂量糖皮质激素用于原发性腺垂体功能减退症、肾上腺次全切除术后、继发性肾上腺皮质功能减退症的替代疗法。

2. 严重感染和某些炎症的后遗症

（1）严重感染　治疗严重的中毒性感染，如中毒性肺炎、中毒性菌痢、暴发型流行性脑膜炎、重症伤寒、急性粟粒型结核病、猩红热及败血症等。在合用足量有效的抗微生物药物治疗时，糖皮质激素作辅助治疗，迅速缓解中毒症状，帮助患者度过危险期。因糖皮质激素本身无抗菌和抗病毒作用，还可降低机体防御和修复功能，故病毒性感染一般不用糖皮质激素。但严重病毒性感染，如重症肝炎、流行性乙型脑炎、麻疹、流行性腮腺炎、传染性非典型肺炎等对机体构成严重威胁时，需短期大剂量应用糖皮质激素类药物，以缓解症状和减少并发症产生。

（2）某些炎症的后遗症　如结核性脑膜炎、胸膜炎、心包炎、风湿性心瓣膜炎、损伤性关节炎等，早期应用糖皮质激素可减轻瘢痕与粘连形成，减少炎症后遗症。对许多非特异性眼炎如虹膜炎、角膜炎、视网膜炎、视神经炎、巩膜炎等，还可以迅速消炎止痛、缓解症状，防止瘢痕粘连和角膜浑浊。

3. 自身免疫性疾病、过敏性疾病和器官移植排斥反应

（1）自身免疫性疾病　如风湿热、风湿性心肌炎、风湿性及类风湿关节炎、系统性红斑狼疮、结节性动脉周围炎、多发性皮肌炎、自身免疫性贫血和肾病综合征等，宜采用综合治疗。应用糖皮质激素可缓解症状，但不能根治。

（2）过敏性疾病　如荨麻疹、花粉症、血清热、血管神经性水肿、过敏性鼻炎、支气管哮喘和过敏性休克等，在应用肾上腺素受体激动药和抗组胺药治疗无效或病情严重时，可应用糖皮质激素作辅助治疗。

（3）器官移植排斥反应 如肾移植、骨髓移植等，可使用糖皮质激素抑制排斥反应，与环孢素 A 合用，疗效更好。

4. 抗休克

（1）感染性中毒性休克 采用"急用快停"原则，需合用足量而有效的抗病原微生物药物，及早、短时间内、大剂量、突击使用，待微循环改善、脱离休克状态时停用。

（2）过敏性休克 首选肾上腺素，病情较重患者可合用糖皮质激素。

（3）心源性休克 需结合病因进行治疗。

（4）低血容量性休克 在补充血容量或输血后效果不佳者，可合用大剂量糖皮质激素。

5. 血液病 对儿童急性淋巴细胞性白血病疗效较好，对急性非淋巴细胞性白血病效果不佳。对再生障碍性贫血、粒细胞减少症、血小板减少症和过敏性紫癜等，能明显缓解症状，但停药后易复发。

6. 局部应用 如银屑病、湿疹、接触性皮炎、肛门瘙痒等一般性皮肤病，可选用氢化可的松或氟轻松等外用制剂局部用药。也可用于免疫性眼病、眼结缔组织病、各种严重的非化脓性眼病等眼科疾病治疗。对于肌肉韧带或关节劳损，可将醋酸氢化可的松或醋酸氢化泼尼松混悬液与 1% 普鲁卡因注射液肌内注射或注入韧带压痛点或关节腔内进行治疗。

❤ 护爱生命

宝宝湿疹常规不推荐使用强效和超强效的激素治疗。但对于中重度湿疹来说，合理选用外用激素药膏是首选治疗方式。长期使用外用激素类药膏的不良反应常常局限于皮肤，表现为皮肤变薄或色素沉着。如果是轻度湿疹，可经常用低敏护肤霜保持皮肤滋润，避免过热、日晒和衣物摩擦等物理刺激，避免洗护用品的化学刺激，就能控制病情；如果病情属于中重度，除了上述护理手段外，还要谨遵医嘱，合理应用激素药膏，以免延误治疗。

【不良反应与用药注意】 📱微课

1. 长期大剂量应用引起的不良反应

（1）医源性肾上腺皮质功能亢进综合征 又称类肾上腺皮质功能亢进综合征或库欣综合征，是由于长期大剂量使用糖皮质激素类药物引起的水、盐代谢和糖、蛋白质、脂肪代谢紊乱，表现为向心性肥胖、满月脸、水牛背、皮肤变薄、肌肉萎缩、骨质疏松、痤疮、多毛、浮肿、低血钾、高血压、高血脂、糖尿病等（图 27-1），停药后一般会自行逐渐消退。用药期间应采用高蛋白饮食、低盐、低脂、低糖，适当补钾、补钙、补维生素等措施，必要时可配伍降压药物、降糖药物治疗。

（2）诱发或加重感染 糖皮质激素具有抗免疫作用，可诱发感染或使体内潜在的感染病灶扩散、恶化，特别是原有疾病已使抵抗力降低时，如白血病、再生障碍性贫血、结核病、肾病综合征等，还可以使原来静止的结核病灶扩散恶化。用药过程中应注意病情的变化以及是否有诱发感染现象，必要时给予抗感染治疗。

（3）诱发或加重溃疡 糖皮质激素可促进胃酸及胃蛋白酶分泌，抑制胃黏液分泌，阻碍组织修复、延缓组织愈合，降低胃肠黏膜的抵抗力，可诱发或加重胃、十二指肠溃疡，甚至造成消化道出血或穿孔。用药时注意不宜与非甾体类抗炎药合用。

（4）诱发或加重高血糖、高血压和动脉粥样硬化 长期应用糖皮质激素可导致水钠潴留，使血容量增加而升高血压，使血清胆固醇含量增加而升高血脂，引起高血压和动脉粥样硬化。糖皮质激素还可引起糖代谢紊乱，出现糖耐量受损或糖尿病。

（5）诱发或加重精神失常和癫痫发作 糖皮质激素可兴奋中枢神经系统，引起欣快、激动、失眠，个别患者可诱发精神症状，癫痫病患者可诱发癫痫发作，故有精神病史或精神病患者、癫痫患者应禁用。

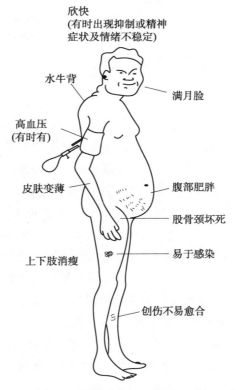

欣快
(有时出现抑制或精神
症状及情绪不稳定)

水牛背

满月脸

高血压
(有时有)

皮肤变薄

腹部肥胖

股骨颈坏死

易于感染

上下肢消瘦

创伤不易愈合

其他：负氮平衡、骨质疏松、食欲增加、
低血钾、高血糖倾向、消化性溃疡

图 27 – 1　医源性肾上腺皮质功能亢进综合征示意图

（6）其他　糖皮质激素促进蛋白质分解、抑制其合成及增加钙、磷排泄，可导致骨质疏松、肌肉萎缩、伤口愈合延缓。骨质疏松多见于儿童、老人和绝经妇女，严重者可产生自发性骨折。因抑制生长激素的分泌和造成负氮平衡，还可影响儿童生长发育。妊娠前 3 个月应用偶致胎儿畸形等。

2. 停药反应

（1）医源性肾上腺皮质功能不全综合征　长期大剂量应用糖皮质激素，患者体内激素水平维持在较高水平，反馈性抑制下丘脑－垂体－肾上腺皮质轴分泌促肾上腺皮质激素，使内源性糖皮质激素分泌减少，导致肾上腺皮质萎缩、功能减退，如果减量过快或突然停药，萎缩的肾上腺皮质无法分泌足够的糖皮质激素满足机体的需要，会出现肾上腺皮质功能不全。特别是遇到严重应激情况如出血、感染、寒冷、创伤、手术等，可发生肾上腺危象，表现为全身不适、头晕、恶心、呕吐、肌无力、低血压、低血糖和休克等，需及时抢救。因此长期用药的患者在停药时，需缓慢减量，不可骤然停药，停用糖皮质激素后连续应用促肾上腺皮质激素 7 天左右；在停药 1 年内如遇应激情况（ 如感染或手术等），应及时给予足量的糖皮质激素。

（2）反跳现象　长期大剂量应用糖皮质激素，若减量太快或突然停药，可致原有疾病复发或恶化。需加大激素剂量再行治疗，待症状缓解后再逐渐减量、停药。

3. 禁忌证　严重的精神病，癫痫病，活动性消化性溃疡病，新近胃肠道吻合术，骨折，创伤修复期，角膜溃疡，肾上腺皮质功能亢进症，严重高血压，糖尿病，妊娠期妇女，抗微生物药物不能控制的感染如水痘、麻疹、真菌感染等。

答案解析

? 想一想

长期使用糖皮质激素类药物会产生哪些不良反应呢？

【用法和疗程】

1. 大剂量突击疗法 适用于严重感染和各种休克等危重患者的抢救。常用氢化可的松静脉给药，首次剂量 200～300mg，每日量可达 1g 以上，以后逐渐减量，一般连续用药 3～5 日。

2. 一般剂量长期疗法 适用于结缔组织病、肾病综合征、顽固性支气管哮喘、恶性淋巴瘤、淋巴细胞性白血病等反复发作的慢性病。常用泼尼松口服给药，最初每天 10～30mg，每日 3 次，获得临床疗效后逐渐减量，每 3～5 日减量一次，每次按 20% 左右递减，直至最小有效维持量，持续数月。

维持量的给药方式有两种：短效糖皮质激素，如可的松、氢化可的松等，一般采用每日清晨一次给药法，即每天清晨 7～8 时一次服用；中效糖皮质激素，如泼尼松或泼尼松龙，一般采用隔日疗法，即每隔一日，早晨 7～8 时给药一次。这是根据糖皮质激素的分泌具有昼夜节律性来确定的，糖皮质激素的分泌高潮在每天上午 8～10 时，随后逐渐下降，在午夜 12 时最低。清晨一次给药，可使外源性和内源性糖皮质激素对下丘脑 – 垂体 – 肾上腺皮质轴的负反馈作用时间一致，减轻药物对肾上腺皮质功能的抑制。

3. 小剂量替代疗法 适用于腺垂体功能减退症、肾上腺次全切除术后及肾上腺皮质功能不全症。常用可的松每日 12.5～25mg 或氢化可的松每日 10～20mg。

练一练

糖皮质激素以下哪种用法适用于各种休克危重患者的抢救

A. 大剂量突击疗法　　　　B. 一般剂量长期疗法
C. 小剂量替代疗法　　　　D. 大剂量替代疗法
E. 小剂量长期疗法

答案解析

第二节　盐皮质激素和促肾上腺皮质激素

一、盐皮质激素

盐皮质激素是由肾上腺皮质球状带细胞分泌的类固醇激素，包括醛固酮和去氧皮质酮等，主要影响水盐代谢。

醛固酮主要作用于肾脏远曲小管和集合管上皮细胞，促进 Na^+、Cl^- 的重吸收和 H^+、K^+ 的分泌。去氧皮质酮是醛固酮前体，具有类似醛固酮的保钠排钾作用，对糖代谢影响较小。临床上盐皮质激素常与糖皮质激素（如氢化可的松）合用作为替代疗法，治疗慢性肾上腺皮质功能减退症，纠正患者失水、失钠和钾潴留等水、电解质紊乱，以恢复水和电解质平衡。长期过量应用可导致水钠潴留，出现高血压、水肿、低血钾、充血性心力衰竭等。禁与强心苷类药物合用。

二、促肾上腺皮质激素

促肾上腺皮质激素是在下丘脑促皮质激素释放激素的作用下，由腺垂体嗜碱细胞合成分泌的、维持肾上腺正常形态和功能的重要激素。缺乏时会引起肾上腺皮质萎缩、分泌功能减退。临床上应用的制剂是从家畜腺垂体中提取的多肽制剂，口服无效，需注射给药。一般给药 2 小时后，肾上腺皮质开始分泌氢化可的松，起效较慢，不宜用于急救。临床上主要用于诊断脑垂体前叶 - 肾上腺皮质功能水平，用于长期使用糖皮质激素造成肾上腺皮质萎缩者，以防止发生皮质功能不全。

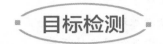

答案解析

目标检测

一、选择题

【A1／A2 型题】

1. 糖皮质激素对血液成分的影响是
    A. 血红蛋白含量降低
    B. 血小板减少
    C. 嗜酸粒细胞增加
    D. 中性粒细胞减少
    E. 淋巴细胞减少

2. 糖皮质激素的适应证不包括
    A. 活动性肺结核
    B. 系统性红斑狼疮
    C. 再生障碍性贫血
    D. 风湿性关节炎
    E. 过敏性休克

3. 糖皮质激素可用于治疗
    A. 各种休克
    B. 严重精神病
    C. 活动性消化性溃疡
    D. 病毒感染
    E. 严重高血压、糖尿病

4. 泼尼松可治疗的疾病是
    A. 高血压
    B. 心律失常
    C. 风湿性及类风湿关节炎
    D. 骨质疏松
    E. 粒细胞增多症

5. 长期大量应用糖皮质激素可引起
    A. 骨质疏松　　　　B. 红细胞减少　　　C. 血小板减少　　　D. 高血钾　　　　　E. 血红蛋白减少

6. 长期使用泼尼松的不良反应是
    A. 血小板减少　　　B. 心力衰竭　　　　C. 肾功能不全　　　D. 骨质疏松　　　　E. 再生障碍性贫血

7. 不属于糖皮质激素禁忌证的是
    A. 曾患严重精神病
    B. 活动性消化性溃疡
    C. 角膜炎、虹膜炎
    D. 创伤修复期、骨折
    E. 严重高血压、糖尿病

8. 属于糖皮质激素禁忌证的是
    A. 严重高血压
    B. 过敏性皮炎
    C. 再生障碍性贫血
    D. 类风湿关节炎
    E. 血管神经性水肿

9. 地塞米松的禁忌证是
    A. 抑郁症
    B. 支气管哮喘

C. 荨麻疹   D. 心绞痛

E. 活动性消化性溃疡

10. 肾病综合征患者长期使用泼尼松时，用法为隔日清晨给药一次，这种给药方法的原理是

    A. 利用人体糖皮质激素分泌的昼夜节律性原理

    B. 利用外源性糖皮质激素的生物等效原理

    C. 利用糖皮质激素的脉冲式分泌原理

    D. 利用糖皮质激素与盐皮质激素互为补充的原理

    E. 利用糖皮质激素逐渐减量原理

11. 某些慢性疾病长期使用泼尼松治疗，为减少外源性激素对下丘脑 - 垂体 - 肾上腺皮质轴的抑制，推荐的给药时间是

    A. 上午 8 时左右   B. 中午 12 时左右

    C. 下午 4 时左右   D. 晚餐前

    E. 睡前

【A3/A4 型题】

(12 ~ 14 题共用题干)

患者，女，42 岁，系统性红斑狼疮病史 1 年，一直服用维持量泼尼松龙，同时服用维生素 D 钙咀嚼片。

12. 泼尼松龙的使用注意事项不包括

    A. 妊娠及哺乳期妇女慎用   B. 频繁使用可引起继发感染

    C. 肝功能不全者禁用   D. 长期使用可发生低血钙

    E. 宜尽量选择小剂量

13. 患者同时服用维生素 D 是因为

    A. 预防长期使用糖皮质激素导致的血钠升高

    B. 预防长期使用糖皮质激素导致的血脂升高

    C. 预防长期使用糖皮质激素导致的钙流失

    D. 预防长期使用糖皮质激素导致的消化道溃疡

    E. 预防长期使用糖皮质激素导致的诱发二重感染

14. 关于糖皮质激素的描述中，错误的是

    A. 能局部使用，就不全身使用   B. 可使患者的免疫功能提高

    C. 可使患者炎性反应减弱   D. 严重精神病患者禁用

    E. 应在早晨 8 时服用

【X 型题】

15. 糖皮质激素的禁忌证包括

    A. 活动性消化性溃疡   B. 严重精神病或癫痫

    C. 严重 2 型糖尿病   D. 未能控制的细菌、病毒或真菌感染

    E. 系统性红斑狼疮

二、简答题

患者，男，5 岁，发热、打喷嚏、流鼻涕、咳嗽 2 天，在家吃了感冒药，不见好转。查体：体温 39.5℃，咽部充血，扁桃体Ⅰ度肿大。血常规：白细胞 4.0×10^9/L。诊断为上呼吸道感染。医嘱给予输液、抗病毒治疗，肌内注射地塞米松 5mg。

请分析患者使用糖皮质激素治疗是否合理？请说明理由。

（徐静钰）

书网融合……

　重点回顾　　　　微课　　　　习题

第二十八章　影响甲状腺激素类药物

PPT

学习目标

知识目标：
1. **掌握**　甲状腺激素与硫脲类药物的作用、临床应用、不良反应与用药注意。
2. **熟悉**　碘剂、放射性碘与β受体阻断药的作用特点和临床应用。
3. **了解**　甲状腺激素的合成、贮存和释放。

技能目标：
学会观察甲状腺激素药和治疗甲状腺功能亢进药的疗效及不良反应，能够综合分析、判断并采用相应护理措施，能正确开展合理用药宣教工作，指导患者合理用药。

素质目标：
树立高度社会责任感，培养学生关爱甲状腺功能异常的患者，认真实施用药护理服务的职业素养。

📖 **导学情景**

情景描述：患儿，男，6个月23天，体重6kg，以"发育落后5月余"之代主诉入院，临床诊断为"甲状腺功能低下"。医嘱给予左甲状腺素钠片进行治疗。

情景分析：结合体格检查结果，患者诊断为：甲状腺功能低下。给予甲状腺激素类药物进行治疗。

讨论：请问本类药物应用的依据是什么？如何进行用药护理？

学前导语：甲状腺激素对维持机体正常的新陈代谢、促进生长发育有重要作用。护理工作者需要知晓药物疗效和不良反应等，进行合理用药护理服务与宣教工作。

甲状腺激素相关疾病主要包括甲状腺功能减退症和甲状腺功能亢进症。

甲状腺功能减退症（简称甲减）是甲状腺素分泌缺乏或不足而出现的全身性低代谢综合征，主要病因是甲状腺实质性病变、甲状腺激素合成障碍等。根据发病年龄一般分为呆小病（克汀病）和黏液性水肿。甲状腺功能减退发生于胎儿期或新生儿，严重影响大脑和身体生长发育，称为呆小病，表现为智力低下、身材矮小、牙齿发育不全等症状；甲状腺功能减退发生于成人，早期表现为怕冷、皮肤干燥、少汗、面部浮肿、目光呆滞、心率缓慢、食欲减退、便秘、腹胀、记忆力减退、智力低下、嗜睡、精神抑郁等，后期患者皮下组织出现非凹陷性水肿，称为黏液性水肿，严重时可出现黏液性水肿昏迷。治疗甲减的药物主要有甲状腺激素。

甲状腺功能亢进症（简称甲亢）是多种原因所致的以甲状腺激素分泌过多引发代谢紊乱为特征的一种临床综合征。目前治疗措施有手术治疗、药物治疗和放射性碘治疗。甲亢治疗的首选方式是抗甲状腺药物治疗。治疗甲亢的药物主要有硫脲类、碘和碘化物、放射性碘和β受体阻断药四类。

第一节　甲状腺激素类药

甲状腺激素类药主要包括四碘甲状腺原氨酸（T_4，或称甲状腺素）和三碘甲状腺原氨酸（T_3），T_3

具有很高的生物活性，但含量少，T_4需转变为T_3后活性增强。

【药理作用】

1. 维持正常生长发育　甲状腺激素能够促进蛋白质合成，促进骨骼和神经系统的生长发育，是人体正常生长发育所必需的物质，其分泌不足或过量都可引起疾病。婴幼儿甲状腺功能不全时，躯体与智力发育均受影响，如呆小病；成年人甲状腺激素分泌不足可引起黏液性水肿。

2. 促进新陈代谢　甲状腺激素能够促进蛋白质、糖、脂肪的正常代谢，促进物质氧化，提高基础代谢率，增加产热和耗氧量。因此甲亢患者基础代谢率高，畏热，对糖、蛋白质、脂肪的分解代谢增强，常感饥饿，食欲旺盛，却明显消瘦。

3. 提高机体对交感神经递质的敏感性　甲状腺激素能提高机体对儿茶酚胺的敏感性，上调肾上腺素受体。因此甲亢患者常表现容易激动、烦躁不安、震颤、失眠多梦、心悸、心律失常、血压升高等交感神经亢进的症状。

【临床应用】　甲状腺激素主要用于甲状腺功能减退症的替代治疗。临床常用的左甲状腺素钠是人工合成的甲状腺激素。

1. 呆小症　甲状腺功能减退症始于胎儿或新生儿，确诊后若尽早诊治，则发育仍可正常；若治疗过晚，身高发育可接近正常，但智力持续低下。治疗从小剂量开始，症状好转后改用维持量。

2. 黏液性水肿　从小剂量开始，逐渐增至足量，2~3周后若基础代谢率恢复正常，可逐渐减为维持量。垂体功能低下者，应先给予糖皮质激素，再用甲状腺激素，防止急性肾上腺皮质功能不全的发生。

3. 单纯性甲状腺肿　因缺碘所致的患者应主要补碘；如临床上无明显原因，仅发现症状可给予适量甲状腺激素，补充内源性激素的不足，又可抑制促甲状腺激素过多分泌，缓解甲状腺组织代偿性增生肥大等症状。

【不良反应与用药注意】　过量应用可出现类似甲亢的临床症状，如心悸、手震颤、多汗、消瘦、兴奋失眠等不良反应，严重者可发生腹泻、呕吐、发热甚至诱发心绞痛、心力衰竭、肌肉震颤或痉挛等。偶见骨质疏松症。一旦出现上述症状，必须立即停药，可用β受体阻断药如普萘洛尔进行对抗。停药1周后再从小剂量开始应用。糖尿病、冠心病、快速型心律失常患者禁用。

练一练

甲状腺激素临床主要用于以下哪些疾病的治疗？

A. 呆小症　　　　　　　　　B. 黏液性水肿

C. 单纯性甲状腺肿　　　　　D. 甲亢

E. 甲减

答案解析

第二节　治疗甲状腺功能亢进药

治疗甲状腺功能亢进药物是一类能干扰甲状腺激素合成、释放，或破坏甲状腺组织，或阻断β受体改善症状的药物。目前常用的药物分为硫脲类、碘和碘化物、放射性碘和β受体阻断药四类。

一、硫脲类

硫脲类是最常用的治疗甲状腺功能亢进药，主要包括硫氧嘧啶类和咪唑类。硫氧嘧啶类包括甲硫氧嘧啶和丙硫氧嘧啶；咪唑类包括甲巯咪唑（他巴唑）、卡比马唑（甲亢平）等。卡比马唑为甲巯咪唑的衍生物，在体内转化成甲巯咪唑而发挥作用。

【药理作用】

1. 抑制甲状腺激素合成 硫脲类通过抑制甲状腺过氧化物酶，减少甲状腺激素的生物合成。对已合成的甲状腺激素无效，只有当体内贮存的甲状腺激素被耗竭后才能出现疗效。因此需用药2~3周甲亢症状才缓解，1~3个月基础代谢率才恢复正常。

2. 抑制外周组织T_4转化为T_3 硫氧嘧啶能抑制外周组织的T_4转化为T_3，迅速控制血清中生物活性较强的T_3水平。因此可作为重症甲亢、甲亢危象时的首选药。

3. 抑制甲状腺免疫球蛋白生成 硫脲类药物具有免疫抑制作用，能抑制免疫球蛋白的生成，降低血液循环中甲状腺刺激性免疫球蛋白水平，对甲亢患者能起到病因性治疗作用。

【临床应用】 🅔微课

1. 甲亢内科治疗 适用于轻症和儿童、青少年、年老体弱及术后复发等不宜手术或放射性^{131}I治疗的患者。起效较慢，一般2~3周起效，1~3个月基础代谢率恢复正常，当基础代谢率接近正常时，可递减药量直至维持量，连续用药1~2年。不可随意停药。

2. 甲亢术前准备 为减少甲状腺次全切除手术患者在麻醉和术后的并发症及甲状腺危象的发生，在术前应先服用硫脲类药物，使甲状腺功能恢复或接近正常。因服用硫脲类药物后促甲状腺激素分泌增多，使甲状腺增生充血，不利于手术进行，故在术前2周应加服大剂量碘剂，使腺体缩小变韧，减少出血，便于手术进行。

3. 甲状腺危象的辅助治疗 甲亢患者因感染、外伤、手术、情绪激动等诱因，可致大量甲状腺激素突然释放入血，使患者发生高热、虚脱、心衰、肺水肿、水和电解质紊乱等症状，导致甲状腺危象，严重者可致死亡。抢救时除主要应用大剂量碘剂和采取其他综合措施外，大剂量硫脲类药物可作为辅助治疗，以阻断甲状腺激素的合成。硫脲类药物中首选丙硫氧嘧啶。

💚 **护爱生命**

怀孕本来是一件非常幸福的事情，然而却因各种"意外"侵扰，有时不得不终止妊娠。妊娠期甲亢就是其中之一，它在孕妇中的发病率高达0.1%~1%。甲亢若不控制，会对孕妇及胎儿造成严重的不良影响。女性患者在怀孕期间可以耐受轻度甲亢，因抗甲状腺药物能通过胎盘影响胎儿甲状腺功能，若病情较轻，可以不用抗甲状腺药物治疗；若病情较重，需要治疗，也应慎用抗甲状腺药物治疗。孕期甲亢服用丙硫氧嘧啶，需要孕妈妈注意监测甲状腺功能、肝功能和血常规；注意是否有过敏反应，例如出现皮疹、风团等；注意是否无诱因就出现的发烧和咽喉疼痛。女性妊娠期甲亢，会给自身以及胎儿造成巨大的危害，即使通过药物治疗，也不能万无一失避免风险，所以一定要注重怀孕前的甲状腺功能检查，做到早发现、早干预、早治疗。

【不良反应与用药注意】

1. 过敏反应 过敏反应为最常见的不良反应，多表现为药疹、皮疹、瘙痒等，少数伴有发热等症状。应密切观察，大多数情况下不需停药也可消失，必要时用抗过敏药或糖皮质激素进行治疗。

2. 粒细胞缺乏症 粒细胞缺乏症为最严重的不良反应，发生率约为0.1%~0.5%，一般发生在用药后的2~3个月内。用药期间应定期检查血常规。如发生咽痛、发热等现象应立即停药，多可恢复正常。必要时，可配伍升高粒细胞的药物进行治疗。

3. 胃肠道反应 多表现为恶心、呕吐、腹痛、腹泻等症状。餐时服用可减轻反应。

4. 其他 硫脲类药物可通过胎盘浓集于胎儿甲状腺，故妊娠期妇女慎用或禁用；药物分布在乳汁中浓度也较高，故哺乳期妇女应禁用，或用药期间应停止哺乳。甲巯咪唑可致关节、肌肉酸痛等不良反应。丙硫氧嘧啶具有更高的血浆蛋白结合率，通过胎盘的量相对较少，可用于妊娠期甲亢患者。

? 想一想

答案解析

患者，女，28 岁，因"多汗、心慌、消瘦、易怒半月余"就诊，实验室检查显示 FT_4 和 FT_3 均升高，TSH 降低，甲状腺 I 度肿大，心率 92 次/分，诊断为"甲状腺功能亢进症"。给予甲巯咪唑 10mg，一日 3 次，患者 1 月后复查，FT_3 和 FT_4 恢复正常，但出现膝关节疼。

请问：患者出现膝关节疼痛原因可能是什么？

二、碘和碘化物

临床常用的药物有碘化钾、碘化钠和复方碘溶液（卢戈液）。

【药理作用】 碘化物对甲状腺的作用与剂量密切相关。不同剂量的碘化物对甲状腺功能可产生不同的作用。

1. 参与甲状腺激素合成 小剂量碘剂是合成甲状腺激素的原料。碘不足可导致甲状腺激素合成减少，引起单纯性甲状腺肿。

2. 抗甲状腺 大剂量碘剂（≥6mg/d）可抑制蛋白水解酶，减少 T_3、T_4 的释放，产生抗甲状腺作用；大剂量碘剂可抑制甲状腺激素的合成，还可拮抗促甲状腺激素的作用。上述作用快而强，一般用药 1～2 天起效，10～15 天达最大效应，随后作用逐渐降低，因此大剂量碘剂不能单独用于甲亢的常规治疗。

【临床应用】

1. 单纯性甲状腺肿 小剂量碘剂主要用于治疗单纯性甲状腺肿。

2. 甲亢的术前准备 用硫脲类药物控制病情后，术前 2 周服用大剂量碘剂，使甲状腺腺体缩小、变韧，有助于手术切除和减少出血。

3. 甲状腺危象 将碘化物加入至 10% 葡萄糖溶液中，采用静脉滴注，同时配合服用硫脲类药物，可迅速缓解症状，危象消除后应及时停用碘剂，配合服用硫脲类药物维持治疗。

👁 看一看

甲状腺癌的治疗

对于甲状腺癌来说，最关键的是规范、彻底的手术，尤其是初次治疗尤为重要。

甲状腺癌的治疗俗称"三驾马车"：外科手术、碘治疗、药物替代治疗。对于一些局部晚期的或者病理类型分化很差的肿瘤，还会采用放射治疗、靶向治疗、免疫治疗。甲状腺癌手术以后，会根据患者的病理、合并肿瘤外侵情况、年龄、性别、淋巴结转移情况，综合预判其肿瘤复发的风险。根据这些特点可以分为高、中、低三种危险分层，后续治疗也是根据肿瘤的风险评估决定，对于一些低危的肿瘤，包括一小部分中危的患者，通过彻底、规范的手术切除后即可治愈，后续不需要碘治疗和药物替代治疗；而对于高危和一部分中危患者，需要后续进行碘治疗和药物替代治疗。

【不良反应与用药注意】

1. 过敏反应 少数患者对碘过敏，用药后可立即或几小时后发生过敏反应，表现为发热、皮疹、血管神经性水肿等，严重者可发生喉头水肿，引起窒息。一般停药后好转，必要时可采取抗过敏治疗。因此用药前应询问是否有碘过敏史，对碘过敏者禁用。

2. 慢性碘中毒 长期服用碘剂可引起慢性中毒，主要表现为口腔及咽喉烧灼感、唾液分泌增多、眼刺激症状等，停药即可消退。

3. 甲状腺功能紊乱 连续服用碘剂超过 2 周可诱发甲亢。碘可通过胎盘屏障，能进入乳汁，引起新生儿甲状腺肿，因此妊娠期妇女和哺乳期妇女慎用。

三、放射性碘

临床应用的放射性碘为^{131}I，$t_{1/2}$ 为 8 天，1 个月后其放射性可消除 90%，2 个月后几乎全部被消除。

【药理作用】 甲状腺的摄碘能力较强，^{131}I 被甲状腺摄取后，主要产生 β 射线（99%）和 γ 射线（1%）。β 射线射程为 0.5 ~ 2mm，辐射作用仅局限于甲状腺组织内，破坏腺泡上皮，使甲状腺激素合成分泌减少，引起类似切除部分甲状腺的作用。γ 射线射程较远，可在体外测得，多用作测定甲状腺摄碘功能。

【临床应用】

1. 甲亢 适用于不宜手术、术后复发、对硫脲类药物无效或过敏的甲亢患者。一般用药 1 个月后有效，3 ~ 4 个月后甲状腺功能恢复正常。

2. 甲状腺摄碘功能测定 小剂量^{131}I 可用于测定甲状腺摄碘功能。甲亢时甲状腺摄碘率高，摄碘高峰时间前移。

【不良反应与用药注意】 剂量过大时易诱发甲状腺功能低下，因此应严格掌握用药剂量，密切观察有无不良反应。一旦发生立即停药，需适当补充甲状腺激素。20 岁以下患者、妊娠期妇女、哺乳期妇女、肾功能不良患者及甲状腺不能摄碘者禁用。

四、β 受体阻断药

临床常用的 β 受体阻断药如普萘洛尔、美托洛尔、阿替洛尔，可阻断 β 受体，发挥对抗交感神经过度兴奋的作用，改善交感神经兴奋症状（如心率加快、心肌收缩力加强、多汗、肌肉震颤、血压升高等），同时可减少外周组织 T_4 脱碘成为活性增强的 T_3。

【临床应用】

1. 甲亢的内科治疗 用于各种类型甲亢的内科治疗，单用时控制症状较弱，一般与硫脲类药物配伍使用，疗效迅速显著。

2. 甲状腺危象的辅助治疗 静脉给药有助于甲状腺危象患者度过危险期，合用硫脲素药物疗效则更好。

3. 甲亢的术前准备 减少甲状腺充血，防止手术刺激引起儿茶酚胺类分泌过多带来的不良后果。

【不良反应与用药注意】 窦性心动过缓、重度房室传导阻滞、严重左心功能不全、哮喘患者禁用。

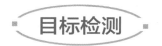 **目标检测**

答案解析

一、选择题

【A1／A2 型题】

1. 治疗黏液性水肿的主要药物是

    A. 甲巯咪唑   B. 丙硫氧嘧啶   C. 甲状腺素   D. 小剂量碘剂   E. 卡比马唑

2. 甲状腺素临床用于

    A. 治疗甲状腺功能亢进症   B. 治疗单纯性甲状腺肿

C. 治疗甲状腺危象　　　　　　　　　　　　　D. 甲状腺手术前准备

E. 甲状腺功能检查

3. 可能引起心绞痛、心悸发作的药物是

A. 丙硫氧嘧啶　　　B. 小剂量碘　　　C. 左甲状腺素　　　D. 普萘洛尔　　　E. 美托洛尔

4. 治疗呆小症可选用

A. 甲状腺激素　　　B. 丙硫氧嘧啶　　　C. 甲巯咪唑　　　D. 甲状腺球蛋白　E. 大剂量碘

5. 左甲状腺素的不良反应不包括

A. 心动过速　　　　　　　　　　　　　　　　B. 心绞痛

C. 骨质疏松　　　　　　　　　　　　　　　　D. 甲状腺功能亢进症

E. 低血压

6. 硫脲类药物的不良反应不包括

A. 过敏反应　　　B. 发热　　　C. 粒细胞缺乏症　　D. 诱发甲亢　　　E. 咽痛

7. 硫脲类抗甲状腺药起效慢的主要原因是

A. 口服后吸收不完全

B. 肝内代谢转化快

C. 肾脏排泄速度快

D. 待已合成的甲状腺素耗竭后才能生效

E. 口服吸收缓慢

8. 硫脲类药物的基本作用是

A. 抑制碘泵　　　　　　　　　　　　　　　　B. 抑制 $Na^+ - K^+$ 泵

C. 抑制甲状腺过氧化物酶　　　　　　　　　　D. 抑制甲状腺蛋白水解酶

E. 阻断甲状腺激素受体

9. 可引起粒细胞缺乏症的药物是

A. 小剂量碘　　　B. 丙硫氧嘧啶　　　C. 左甲状腺素　　　D. 大剂量碘　　　E. 普萘洛尔

【A3/A4 型题】

(10～11 题共用题干)

患者，女性，33 岁，全身乏力，心慌怕热，每日大便 3～4 次，某医院诊断为甲亢。经治疗病情好转后自行停药，半年后心率增快，上述症状又复出现。体检发现患者情绪激动，目光炯炯有神，甲状腺肿大，质软，局部可闻及杂音，心率 120 次/分。

10. 患者最可能发生的问题是

A. 伴发糖尿病　　　　　　　　　　　　　　　B. 甲亢复发

C. 伴发心脏病　　　　　　　　　　　　　　　D. 出现甲减

E. 发生亚急性甲状腺炎

11. 不正确的护理措施是

A. 嘱患者不能随便中断治疗或者自行变更药物剂量

B. 应用普萘洛尔

C. 嘱用药维持时间 1.5～2 年

D. 嘱患者多吃含碘丰富的食物

E. 不宜紧张和劳累

【X 型题】

12. 甲状腺素的临床应用包括

    A. 单纯性甲状腺肿   B. 甲状腺术前准备

    C. 黏液性水肿   D. 呆小症

    E. 甲状腺危象

13. 治疗甲状腺功能亢进症的药物有

    A. 丙硫氧嘧啶   B. 左甲状腺素   C. 甲巯咪唑   D. 甲状腺片   E. 卡比马唑

二、简答题

    患者，男，25 岁，近一年来出现怕热、多汗、脾气暴躁易激动、多食易饥等，近三个月来症状加重，来院就诊，确诊为甲亢。医生给予丙硫氧嘧啶治疗，开始剂量为每日 300mg，每日 3 次，症状缓解后改维持量每日 150mg，每日 1 次。

    请分析患者使用丙硫氧嘧啶的目的是什么？患者用药后可能会出现哪些不良反应？

（徐静钰）

书网融合……

重点回顾   微课   习题

第二十九章　抗糖尿病药物

PPT

学习目标

知识目标：

1. 掌握　胰岛素、磺酰脲类和双胍类药物的药理作用、临床应用、不良反应与用药注意。

2. 熟悉　α-葡萄糖苷酶抑制药、餐时血糖调节药和胰岛素增敏药的不良反应与用药注意。

3. 了解　α-葡萄糖苷酶抑制药、餐时血糖调节药和胰岛素增敏药的药理作用、临床应用。

技能目标：

学会观察胰岛素和口服降糖药物的疗效，判断其不良反应，能够采用相应的用药护理措施，正确开展合理用药宣教工作，指导患者合理用药。

素质目标：

树立高度社会责任感，培养学生关爱糖尿病患者，认真进行用药护理的职业素养。

导学情景

情景描述：患者，男 67 岁，体重 75kg，以"多饮、多尿 5 年"之主诉入院，临床诊断为 2 型糖尿病。医嘱给予：阿卡波糖片、瑞格列奈片、二甲双胍片进行治疗。

情景分析：结合体格检查结果，患者诊断为 2 型糖尿病。给予降血糖药物进行治疗。

讨论：请问本类药物应用的依据是什么？如何进行用药护理？

学前导语：临床上常用的口服降血糖药物有磺酰脲类、双胍类、α-葡萄糖苷酶抑制药、餐时血糖调节药和胰岛素增敏药。护理工作者需要知晓药物疗效和不良反应等，进行合理用药护理服务与宣教工作。

糖尿病是一种由多种原因导致的胰岛素分泌绝对不足或相对不足从而引起以血糖升高为主要特征的内分泌代谢紊乱性疾病。临床主要表现为多饮、多尿、多食和体重降低的"三多一少"症状。一般分为胰岛素依赖型糖尿病（1 型）和非胰岛素依赖型糖尿病（2 型）。1 型糖尿病患者发病年龄较轻，因体内胰岛素分泌绝对不足，必须使用胰岛素进行治疗；2 型糖尿病患者常见于中老年人，占糖尿病患者 90% 以上，肥胖者发病率高，与遗传、环境等因素密切相关，主要由于胰岛素分泌相对缺乏和胰岛素抵抗引起，轻症患者一般采用饮食控制或口服降糖药物进行治疗，疾病后期根据病情发展必要时需要使用胰岛素治疗。临床上治疗糖尿病的药物主要有胰岛素和口服降血糖药。

第一节　胰岛素

药用胰岛素按照胰岛素的来源不同分为动物胰岛素、人胰岛素和胰岛素类似物。

胰岛素口服无效，易被消化酶破坏，必须注射给药。皮下注射吸收快，也可肌内注射、静脉注射。主要在肝、肾灭活，严重肝肾功能不良者影响其灭活。普通胰岛素起效快，作用时间短，为短效制剂；为延长胰岛素的作用时间，可在胰岛素制剂中加入碱性蛋白质和锌，降低溶解度，增加稳定性，制成中、长效混悬制剂，采取皮下注射，吸收缓慢，作用持续时间延长，不可静脉注射。常用胰岛素制剂特点及分类见表29-1。

表 29-1　常用胰岛素制剂特点及用法

类别	药物	给药途径	给药时间	起效时间（h）	作用维持时间（h）
短效	胰岛素	静滴	急救	即刻	2
		皮下注射	餐前0.5小时，每日3~4次	0.5~1	6~8
	单组分人胰岛素	皮下、肌内、静脉注射	餐前20分钟，每日3次	0.5	8
中效	低精蛋白锌胰岛素	皮下注射	早、晚餐前1小时，每日1~2次	2~4	18~24
	珠蛋白锌胰岛素	皮下注射		2~4	12~18
长效	精蛋白锌胰岛素	皮下注射	早、晚餐前1小时，每日1次	3~6	24~36
	地特胰岛素	皮下注射	早、晚餐前，每日1次	6~8	24
	甘精胰岛素	皮下注射	任意时间，每日1次	1~2	24

【药理作用】

1. **糖代谢**　增加血糖去路，促进细胞膜对葡萄糖的转运，加速葡萄糖的有氧氧化和无氧酵解，促进糖原的合成和贮存，抑制糖原分解和糖异生，减少血糖来源，降低血糖。

2. **脂肪代谢**　增加脂肪酸的转运，促进脂肪合成，抑制脂肪分解，减少游离脂肪酸和酮体的生成。

3. **蛋白质代谢**　增加氨基酸的转运，促进蛋白质合成，抑制蛋白质分解。

4. **促进 K^+ 内流**　促进 K^+ 进入细胞内，增加细胞内 K^+ 浓度，降低血钾，纠正高钾血症和细胞内缺钾。

【临床应用】

1. **糖尿病**　胰岛素对各型糖尿病均有效。主要用于：①胰岛素是1型糖尿病唯一治疗药物；②经控制饮食及口服降血糖药未能控制的2型糖尿病患者；③糖尿病发生各种急性或严重并发症者，如糖尿病酮症酸中毒及糖尿病高渗性昏迷；④糖尿病合并重度感染、消耗性疾病、高热、妊娠、创伤及手术等。

2. **纠正细胞内缺钾**　临床上将葡萄糖、胰岛素、氯化钾组成极化液，促进 K^+ 内流，纠正细胞内缺钾，提供能量，用于防治心肌梗死时的心律失常。

3. **其他**　胰岛素可与ATP、辅酶A组成能量合剂，提供能量，促进糖代谢，改善病变器官功能，用于肾炎、肝炎、肝硬化及心力衰竭等的辅助治疗。

练一练

不属于胰岛素适应证的是

A. 重症糖尿病（2型）　　　　　　　B. 口服降血糖药无效的非胰岛素依赖性糖尿病

C. 糖尿病合并酮症酸中毒　　　　　　D. 糖尿病合并严重感染

E. 伤口感染

答案解析

【不良反应与用药注意】　　微课

1. **低血糖**　是最常见的不良反应。多为胰岛素过量、未按时按量进餐或运动量增加所致。患者血糖过低时，会出现饥饿感、出汗、心率加快、焦虑、震颤等症状，严重者可引起昏迷、惊厥、休克、脑损伤甚至死亡。为防止低血糖反应的严重后果，应教会患者熟知低血糖反应的表现，以便及早发现，症状轻微者可及时摄食或饮用糖水，严重者应立即静脉注射 50% 葡萄糖溶液进行救治。长效胰岛素制剂降低血糖作用缓慢，一般不出现上述症状，主要表现为头痛、情绪紊乱和运动障碍。

2. 超敏反应 一般反应轻微而短暂，注射部位及周围出现皮疹、瘙痒、红斑、血管神经性水肿等，偶可引起过敏性休克。多因使用动物胰岛素或非纯化胰岛素所致。可改用人胰岛素或高纯度胰岛素代替。必要时可用 H_1 受体阻断药或糖皮质激素进行治疗。

3. 胰岛素抵抗 机体对胰岛素的敏感性下降。分为急性抵抗型和慢性抵抗型。急性抵抗型常由并发感染、创伤、手术、情绪激动等应激状态所致，此时血中抗胰岛素物质增多，胰岛素活性显著下降，可在短时间内增加胰岛素剂量，诱因消除后可恢复常规治疗量；慢性抵抗型指每日需用胰岛素 200U 以上且无并发症者，形成原因较为复杂，可能与体内产生抗胰岛素受体的抗体或靶细胞膜上胰岛素受体数量减少有关，使胰岛素无法发挥其生理作用，可换用高纯度胰岛素制剂或基因工程来源的人胰岛素，适当调整剂量，并配合胰岛素增敏药物会有一定的改善作用。

4. 局部反应 多次注射同一部位或长期使用非纯化胰岛素注射后，出现注射部位皮肤发红、皮下硬结甚至脂肪萎缩，女性多见于男性，应注意经常更换注射部位，或改用高纯度胰岛素制剂后可改善。

👁 **看一看**

认识发现胰岛素

1921 年 12 月，加拿大医学家、生物化学家班亭在美国生理学会年会上作了发现胰岛素的报告，引起了世界科学界的关注。1921 年 7 月，班亭做了这样一个实验：把狗的胰腺取下来，捣碎，从中提取出液体，再注射到患糖尿病狗的身上，奇迹出现了，患糖尿病狗的血中含糖量迅速降低。这说明，从胰腺里提取的液体，能够治疗糖尿病。诺贝尔奖委员会决定把 1923 年诺贝尔生理学或医学奖授给班亭和麦克里奥德，以表彰他们发现胰岛素的功勋。

中国化学工作者在着手进行合成蛋白质的研究工作时，选择了牛胰岛素作为突破点。1965 年 9 月 17 日，中国科学院生物化学研究所沸腾了，因为在这一天，人们经过 6 年零 9 个月的奋战，经过近 200 步的化学合成，终于制得了一小瓶雪白的结晶体——世界上首批用人工方法合成的牛胰岛素。人类在认识胰岛素的道路上，又向前迈进了一大步。

第二节 口服降血糖药

临床上常用的口服降血糖药物有磺酰脲类、双胍类、α-葡萄糖苷酶抑制药、餐时血糖调节药和胰岛素增敏药。

一、磺酰脲类

作为最早使用的一类口服降糖药物，磺酰脲类降糖药目前分为三代，第一代有甲苯磺丁脲（甲糖宁）、氯磺丙脲；第二代有格列本脲（优降糖）、格列吡嗪、格列喹酮等；第三代有格列齐特（达美康）、格列美脲。格列美脲用量小、见效快、作用强、作用时间长，具有持久稳定的降糖作用，不良反应少，耐受性好，不会导致患者在运动期间和运动后发生低血糖，是目前临床评价最优的磺酰脲类降血糖药。

【药理作用】

1. 降血糖 作用机制主要是通过刺激胰岛 B 细胞促进胰岛素的释放，增加胰岛素与靶组织的结合能力，促进葡萄糖的利用及糖原和脂肪的合成，抑制肝糖原分解和糖原异生；抑制胰高血糖素的分泌，提高机体对胰岛素作用的敏感性。本类药物可降低正常人血糖，对胰岛功能尚存的糖尿病患者有效，对 1 型糖尿病患者及已切除胰腺患者无作用。

2. 抗利尿　氯磺丙脲可促进抗利尿激素的分泌，产生抗利尿作用。

3. 影响凝血功能　第三代磺酰脲类降糖药能降低血小板黏附力，减少血小板聚集，防止微血栓形成，改善微循环，明显减少动脉粥样硬化斑块的形成，有效预防和减轻糖尿病患者微血管并发症。

【临床应用】

1. 糖尿病　用于胰岛功能尚存且单用饮食控制无效的 2 型糖尿病患者。

2. 尿崩症　氯磺丙脲可明显减少患者尿量，合用噻嗪类药物可提高疗效。

【不良反应与用药注意】

1. 低血糖反应　药物过量或进餐延迟、剧烈体力活动可致低血糖，严重者可出现持久性的低血糖，尤以氯磺丙脲多见，老年人及肝、肾功能不良者较易发生。进食、饮用糖水通常可缓解。

2. 胃肠道反应　表现为恶心、呕吐、腹痛、腹泻、食欲减退等，餐前 30 分钟服药效果较好。

3. 过敏反应　可见皮肤瘙痒、荨麻疹、皮炎等。

4. 血液系统反应　表现为白细胞、中性粒细胞、血小板或全血细胞减少等，以第一代磺酰脲类药物多见。

二、双胍类

临床常用的双胍类药物有二甲双胍（甲福明）。苯乙双胍因乳酸中毒反应较多且严重，现已少用。

【药理作用】　可明显降低糖尿病患者血糖，对正常人血糖几无影响。降糖作用机制：促进脂肪组织摄取葡萄糖，增加肌肉组织中糖的无氧酵解；减少葡萄糖在肠内的吸收；抑制胰高血糖素的释放；增加胰岛素与受体的结合能力。降糖作用与胰岛功能无关，因此对胰岛功能完全丧失者仍有作用，对正常人血糖无影响。

【临床应用】　临床主要用于轻、中度 2 型糖尿病的治疗，尤其适用于肥胖和单纯饮食控制无效者，可明显降低糖尿病患者血糖。单用磺酰脲类不能控制血糖时，常与本类药物合用。

【不良反应与用药注意】　常见不良反应为食欲减退、恶心、腹部不适、腹泻等胃肠道反应，发生率较磺酰脲类高，饭后服用可减轻，减量或停药后即消失；偶有疲倦、体重减轻、头痛、皮疹、心悸等现象；严重不良反应有乳酸性酸血症、酮血症等，表现为呕吐、腹痛、过度换气、意识障碍，可危及生命，苯乙双胍发生率高，故该药临床已少用。因此治疗过程中须密切观察，防止发生严重不良反应，注意监测空腹血糖、尿糖及尿酮体。慢性心功能不全、重症贫血、尿酮体阳性、急性感染及肝肾功能不全者禁用。孕妇慎用。

❤ **护爱生命** ─────────────

二甲双胍的发现及应用

二甲双胍来源于一种植物——山羊豆，这是一种原产于欧洲南部和亚洲西部的豆科多年生草本植物，具有广泛的药用价值。法国糖尿病学家 Jean Sterne 被认为是发现二甲双胍作用的关键人物，他首次进行了二甲双胍的人体研究，1929 年二甲双胍诞生了，服用后偶有疲倦、体重减轻、头痛、心悸、潮红等现象。二甲双胍对于 2 型糖尿病，尤其对肥胖患者具有减轻体重的作用，但是对于健康人群不推荐作为常规减肥药物来使用。

三、α-葡萄糖苷酶抑制药

α-葡萄糖苷酶抑制药主要有阿卡波糖、伏格列波糖、米格列醇等。

【药理作用】　本类药物可在小肠黏膜部位竞争性抑制α-葡萄糖苷酶的作用，减慢淀粉和蔗糖水解，延缓葡萄糖在肠腔内的吸收，降低餐后血糖。

【临床应用】　可用于1型、2型糖尿病患者，尤其适用于空腹血糖正常而餐后血糖明显升高的患者。应与食物同服，若服药与进餐时间间隔过长，则疗效较差，甚至无效。一般与磺酰脲类、双胍类素或胰岛素等降糖药联合使用，注意调整各药剂量。

【不良反应与用药注意】　主要不良反应有腹胀、排气多、腹痛、腹泻等胃肠道反应。服药期间应增加饮食中碳水化合物的比例，限制单糖的摄入量，提高药物的疗效。

? 想一想

患者，男，66岁，体检发现血糖高前来就诊，有磺胺药过敏史，体型肥胖。医嘱给予二甲双胍控制血糖，该患者复诊发现糖耐量异常及餐后血糖升高，单药控制未达标，可建议联合应用何种降糖药？

答案解析

四、餐时血糖调节药

临床常用的餐时血糖调节药有瑞格列奈、那格列奈、米格列奈。

【药理作用和临床应用】　降糖作用机制同磺酰脲类，主要通过刺激胰岛B细胞释放胰岛素从而降低血糖。本类药物口服起效快，作用时间短，可模拟胰岛素的生理性分泌，有效控制餐后血糖。一般餐前15~30分钟服用，刺激胰岛素分泌，有效改善餐后高血糖。临床主要用于2型糖尿病患者，尤其适用于餐后高血糖患者，老年糖尿病患者、糖尿病肾病患者均可服用。

【不良反应与用药注意】　本类药物安全性好，主要不良反应为低血糖，但发生频率和程度较磺酰脲类药物轻。与双胍类合用有明显协同作用，应控制剂量。

五、胰岛素增敏药

本类药物主要包括罗格列酮、吡格列酮、环格列酮、曲格列酮、恩格列酮等。

【药理作用和临床应用】　本类药物通过增加靶细胞对胰岛素作用的敏感性，改善胰岛素抵抗，增加细胞对葡萄糖的利用，有效降低血糖。临床主要用于2型糖尿病和产生胰岛素抵抗的糖尿病患者。对胰岛素分泌无影响，常与磺酰脲类、双胍类或胰岛素合用。

【不良反应与用药注意】　本类药物有良好的安全性和耐受性，单用时低血糖发生率低，但与胰岛素或促胰岛素分泌剂如磺酰脲类药物合用时可增加低血糖发生的风险。不良反应有嗜睡、肌肉和骨骼痛、头痛、胃肠道反应等。曲格列酮对极少数高敏人群具有明显的肝脏毒性。

目标检测

答案解析

一、选择题

【A1/A2 型题】

1. 属于短效胰岛素或短效胰岛素类似物的是

    A. 甘精胰岛素   B. 地特胰岛素   C. 低精蛋白锌胰岛素

    D. 普通胰岛素   E. 精蛋白锌胰岛素

2. 胰岛素不会引起

    A. 超敏反应   B. 低血糖   C. 脂肪萎缩   D. 酮症酸血症   E. 胰岛素抵抗

3. 胰岛素对糖代谢的影响主要是

    A. 抑制葡萄糖的运转，减少组织的摄取   B. 抑制葡萄糖的氧化分解

    C. 增加糖原的合成和贮存   D. 促进糖原分解和异生

    E. 抑制葡萄糖排泄

4. 一般反应较轻，仍可能引起过敏性休克的降血糖药物是

    A. 阿卡波糖   B. 二甲双胍   C. 格列本脲   D. 胰岛素   E. 氯磺丙脲

5. 磺酰脲类降糖药的作用机制是

    A. 加速胰岛素合成   B. 抑制胰岛素降解

    C. 提高胰岛 B 细胞功能   D. 刺激胰岛 B 细胞释放胰岛素

    E. 促进胰岛素与受体结合

6. 易造成持久性低血糖症，老年糖尿病患者慎用的降血糖药是

    A. 胰岛素   B. 瑞格列奈   C. 二甲双胍   D. 氯磺丙脲   E. 阿卡波糖

7. 主要用于轻症 2 型糖尿病，尤其适用于肥胖者的药物是

    A. 阿卡波糖   B. 格列本脲   C. 格列齐特   D. 二甲双胍   E. 格列吡嗪

8. 属于 α–葡萄糖苷酶抑制剂的药物是

    A. 伏格列波糖   B. 那格列奈   C. 二甲双胍   D. 格列本脲   E. 格列吡嗪

9. 阿卡波糖最适宜的服用时间是

    A. 餐前半小时   B. 餐时   C. 餐后半小时   D. 餐后 1 小时   E. 餐后 2 小时

【A3/A4 型题】

(10~11 题共用题干)

患者，女性，41 岁。BMI 25，空腹血糖 8.4mmol/L，餐后 2 小时血糖 16mmol/L。诊断为 2 型糖尿病。

10. 该患者首选的降糖药物是

    A. 阿卡波糖   B. 地特胰岛素   C. 那格列奈   D. 二甲双胍   E. 吡格列酮

11. 若患者在服用首选降糖药物后，血糖仍未达标，临床考虑加用胰岛素增敏剂，可联合应用的药物是

    A. 阿卡波糖   B. 瑞格列奈   C. 罗格列酮   D. 门冬胰岛素   E. 那格列奈

【X 型题】

12. 治疗糖尿病的药物有

 A. 阿卡波糖 B. 甲巯咪唑 C. 氨鲁米特 D. 瑞格列奈 E. 吡格列酮

13. 下列属于口服降血糖的药物有

 A. 精蛋白锌胰岛素   B. 格列本脲

 C. 格列齐特   D. 二甲双胍

 E. 阿卡波糖

二、简答题

患者，男，60 岁，糖尿病病史 15 年，胰岛素治疗期间突然出现心悸、饥饿、出汗，随即意识不清。请分析患者可能发生了什么？首要的抢救措施是什么？

（徐静钰）

书网融合……

 重点回顾   微课   习题

第三十章　性激素类药、避孕药

PPT

导学情景

情景描述：患者，女，41岁，已婚。自诉阴道流血淋漓不断2月余，血量时多时少，有时血止2~3天又复流，色鲜红，伴有小血块，自感头晕、耳鸣、体倦乏力。

情景分析：结合妇科及超声检查，患者诊断为无排卵型功能性子宫出血，给予雌二醇、黄体酮进行治疗。

讨论：请问上述各种药物应用的依据是什么？如何进行用药护理？

学前导语：性激素类药包括雌激素、孕激素和雄激素等，护理工作者需要知晓药物疗效和不良反应等，进行合理用药护理服务与宣教工作。

性激素是由性腺分泌的激素，包括雌激素、孕激素和雄激素。临床应用的性激素多为人工合成品及其衍生物，除用于治疗某些疾病外，还用于避孕。

第一节　性激素类药

一、雌激素类药

卵巢分泌的雌激素主要是雌二醇（estradiol，E_2）、雌酮（estrone，E_1）和雌三醇（estriol，E_3）。药用雌激素类大多是人工合成的雌二醇衍生物，包括炔雌醇（ethinyl estradiol）、炔雌醚（quinestrol）、己烯雌酚（diethylstilbestrol）等。

【药理作用】

1. 促进女性性成熟　对未成年女性，能促使女性第二性征和性器官发育、成熟。对成年妇女，除保持女性性征外，还参与形成月经周期；提高子宫平滑肌对缩宫素的敏感性；促进子宫内膜和肌层的代谢以及浅表层细胞发生角质化，维持性器官的正常功能。

2. 调节内分泌功能　小剂量能促进性激素释放；较大剂量可作用于下丘脑-垂体系统，抑制排卵、抑制乳汁分泌；还有对抗雄激素的作用。

3. 对代谢的影响　有轻度水、钠潴留作用，引起血压升高；能增加骨骼钙盐沉积，预防围绝经期妇女骨质疏松；降低血胆固醇水平。

【临床应用】 微课

1. 卵巢功能不全　可治疗原发性或继发性卵巢功能低下，促进女性外生殖器、子宫及第二性征发育。

2. 功能性子宫出血　可促进子宫内膜增生，有利于出血创面修复；也可合用孕激素，调整月经周期。

3. 围绝经期综合征　可减轻各种围绝经期症状，与孕激素联合治疗绝经期和老年性骨质疏松。

4. 乳房胀痛及退乳　大剂量抑制乳汁分泌，减轻停止授乳后发生的乳房胀痛，即退乳。

5. 其他　大剂量可用于绝经 5 年以上的乳腺癌治疗，但绝经期 5 年以内的患者应用后会促进肿瘤生长，故禁用；还可用于前列腺癌、避孕。

【不良反应与用药注意】　常见食欲不振、恶心、呕吐、头晕等。长期应用可引起子宫内膜过度增生及子宫出血，子宫内膜炎患者慎用。对肝功能不良者慎用，除前列腺癌及绝经后乳腺癌外，禁用于其他肿瘤。

? 想一想

患者，女，52 岁，近半年出现烦热、失眠、停经等症状，难以正常工作，经医生诊断为更年期综合征，给予炔雌醇治疗。用药近 3 个月后患者出现多日连续出血症状，请问患者出现的症状是不是因为使用药物引起的？如何进行解释说明？

答案解析

二、抗雌激素类药

本类药物有较弱的雌激素活性，能与雌激素受体结合，发挥竞争性拮抗雌激素的作用。临床常用的有氯米芬（clomiphene）、他莫昔芬（tamoxifen）等。

氯米芬（clomiphene）

氯米芬有较弱的雌激素活性和中等程度的抗雌激素作用，用于功能性不孕症、功能性子宫出血、绝经后晚期乳腺癌及长期应用避孕药后发生的闭经等。主要不良反应有多胎及视觉异常等。长期大剂量应用可引起卵巢肥大，卵巢囊肿患者禁用。

三、孕激素类药

天然孕激素主要指由黄体分泌的黄体酮（progesterone，又称孕酮），临床应用的多是人工合成品或其衍生物，可分为如下两类。

1. 17α-羟孕酮类　如甲羟孕酮（medroxyprogesterone）、甲地孕酮（megestrol）等。

2. 19-去甲睾酮类　如炔诺酮（norethisterone）、炔诺孕酮（norgestrol）等。

【药理作用】

1. 对生殖系统的作用　①能促进子宫内膜增厚、充血、腺体增生，有利于受精卵的着床和胚胎发育；②降低子宫对缩宫素的敏感性，抑制子宫收缩；③促使乳腺腺泡发育，为哺乳作准备；④大剂量抑制排卵，有避孕作用。

2. 对代谢系统的作用　竞争性对抗醛固酮，促进 Na^+ 和 Cl^- 的排泄并利尿；可促进蛋白质分解。

【临床应用】

1. 功能性子宫出血　用于黄体功能不足引起的子宫出血。

2. 痛经和子宫内膜异位症　可减轻子宫痉挛性收缩而止痛，也可使异位的子宫内膜萎缩退化。

3. 流产　用于先兆流产与习惯性流产。

4. 避孕　与雌激素配伍用于避孕。

5. 抗癌　大剂量用于子宫内膜腺癌、前列腺肥大或前列腺癌等

【不良反应与用药注意】　偶见恶心、呕吐、头痛、乳房胀痛及腹痛，可能引起子宫出血、经量的改变，甚至停经。长期应用可引起子宫内膜萎缩，月经量减少，易导致阴道真菌感染。

四、雄激素类药和同化激素类药

（一）雄激素类药

天然雄激素主要是睾酮（testosterone），主要由睾丸间质细胞分泌。临床应用多为人工合成的睾酮衍生物，如甲睾酮（methyltestosterone）、丙酸睾酮（testosterone propionate）等。

【药理作用】

1. 生殖系统　能促进男性性器官发育和成熟，促进男性第二性征形成。大剂量对女性可减少雌激素分泌，有抗雌激素作用。

2. 同化作用　能明显促进蛋白质合成（同化作用），使肌肉增长、体重增加，同时促进水、钠、钙、磷重吸收。

3. 提高骨髓造血功能　骨髓功能低下时，大剂量可直接刺激骨髓造血，并使红细胞生成增加。

【临床应用】

1. 睾丸功能不全。

2. 围绝经期综合征和功能性子宫出血，收缩子宫平滑肌，使子宫内膜萎缩而止血，更年期患者更为适用。

3. 再生障碍性贫血及其他贫血。

4. 晚期乳腺癌和卵巢癌。

5. 改善虚弱状况。小剂量雄激素可治疗各种消耗性疾病，改善身体虚弱状况。

【不良反应与用药注意】　长期应用，女性患者可能引起痤疮、多毛等男性化倾向；男性患者会出现睾丸萎缩，精子生成减少。孕妇及前列腺癌患者禁用。

（二）同化激素类药

同化激素类药是一类雄激素活性减弱、同化作用增强的人工合成睾酮衍生物，常用的有苯丙酸诺龙（nandrolone phenylpropionate）、美雄酮（metandienone）等。主要用于蛋白质同化或吸收不足，以及蛋白质分解亢进或损失过多，如严重烧伤、手术后慢性消耗性疾病、老年骨质疏松和肿瘤恶病质等患者。长期应用可引起水钠潴留及女性轻微男性化倾向。

👁 看一看

GnRH 激动药——那法瑞林

促性腺激素释放激素（Gonadotropin – releasing hormone，GnRH）由下丘脑分泌，主要调控垂体前叶分泌促性腺激素（FSH 和 LH）。那法瑞林为 GnRH 激动药，模仿生理性 GnRH 分泌，可通过脉冲方式进行皮下注射，刺激 GnRH 释放及诱发排卵，还可经鼻腔内给药，吸收迅速，用于子宫内膜异位症、子宫肌瘤、多毛症等疾病治疗。

第二节　避孕药

生殖过程主要包括精子和卵子的形成、成熟、排放、受精、着床及胚胎发育等多个环节，阻断其中任何一个环节均可以达到避孕或终止妊娠的目的。避孕药是指阻碍受孕或终止妊娠的一类药物。现有的避孕药多为女用避孕药，男用避孕药较少。

一、主要抑制排卵的避孕药

主要抑制排卵的避孕药为目前临床最常用的甾体激素类避孕药，一般是由不同类型的雌激素和孕激素配伍组成的复方制剂，具有高效、使用方便、停药后恢复生育能力快等优点。常用抑制排卵避孕药分类、组成及用法见表30－1。

表30－1　常用抑制排卵避孕药分类、组成及用法

药物分类	制剂名称	组成成分		用法
		孕激素/mg	雌激素/mg	
短效口服避孕药	复方炔诺酮片（口服避孕药片1号）	炔诺酮0.6	炔雌醇0.035	从月经周期第5天开始，每晚1片，连服22天，不能间断，避孕有效率较高
	复方甲地孕酮片（口服避孕药片2号）	甲地孕酮1.0	炔雌醇0.035	
	复方炔诺孕酮甲片	炔诺孕酮0.3	炔雌醇0.03	
长效口服避孕药	复方炔诺孕酮乙片	炔诺孕酮12.0	炔雌醚3.0	月经周期第5天口服1片，第25天口服第2片，以后每隔28天按第二次服药同一日期服1片，中午服用
	复方氯地孕酮片	氯地孕酮12.0	炔雌醚3.0	
	复方次甲氯地孕酮片	16－次甲氯地孕酮12.0	炔雌醚3.0	
长效注射避孕药	复方己酸孕酮注射液（避孕针1号）	己酸孕酮250.0	戊酸雌二醇5.0	月经周期第5天，深部肌内注射2支，以后每隔28天肌内注射1次
	复方甲地孕酮注射液	甲地孕酮25.0	雌二醇3.5	

【药理作用】

1. 抑制排卵　外源性雌激素抑制下丘脑－垂体系统分泌尿促卵泡素和黄体生成素，抑制卵泡成熟，从而抑制排卵。

2. 抗着床　抑制子宫内膜正常增殖，使受精卵着床困难。

3. 增加宫颈黏液的黏稠度　使精子不易于进入宫腔。

4. 影响输卵管功能　影响子宫及输卵管平滑肌的正常生理活动，使受精卵不能适时到达子宫着床。

【不良反应与用药注意】

1. 类早孕反应　用药初期可出现轻微类早孕反应，如头晕、恶心、择食、乳房胀痛等，坚持用药2~3个月后可减轻或消失。

2. 闭经　原月经史不正常者易发生，如用药后连续闭经2个月，应立即停止用药。

3. 乳汁减少　少数哺乳期妇女用药后可引起乳汁减少。

4. 子宫不规则出血　多见于用药后最初的几个月经周期，可加服炔雌醇。

5. 凝血功能亢进　可能与用量过大有关，可引起血栓性静脉炎、肺栓塞等。

6. 其他　可能出现痤疮、皮肤色素沉着、血压升高、轻度肝损害等。

练一练

患者，女，28 岁，月经量过多，需口服短效避孕药，应提示患者出现下列哪种情况需停药

A. 类早孕反应   B. 闭经   C. 子宫少量出血

D. 月经量减少   E. 体重增加

答案解析

二、干扰孕卵着床避孕药

干扰孕卵着床避孕药多为大剂量孕激素制剂，能快速改变子宫内膜，干扰孕卵着床而产生避孕作用。使用时不受月经周期影响，起效快且效果良好，又称为探亲避孕药。常用药物有甲地孕酮、炔诺酮等。

三、外用避孕药

常用外用避孕药有壬苯醇醚（nonoxinol）、孟苯醇醚（menfegol）等。通过放置于阴道深处、子宫颈口附近，杀灭精子或使精子失去运动能力而阻碍受精，达到避孕目的。

四、抗早孕药

抗早孕药包括米非司酮（mifepristone）和前列腺素衍生物（如卡前列素等），能阻断孕酮对子宫的抑制作用，或增强前列腺素对子宫的兴奋作用，使子宫平滑肌的收缩增强而终止妊娠。临床用于抗早孕、房事后紧急避孕，也可以用于诱导分娩。不良反应可见消化道症状，少数用药者可能发生严重出血，应在医师指导下使用。

护爱生命

不孕症是困扰育龄夫妇的重要问题，引起不孕的发病原因分为男性不育和女性不孕。其中女性不孕主要由各种原因导致的排卵功能障碍引起，最主要的原因是下丘脑或垂体功能障碍，如多囊卵巢综合征、输卵管缺陷和子宫内膜异位症等。有许多方法可以用于女性不孕的检查和治疗，如促排卵药物氯米芬、HCG 有助于改善排卵、增加受精的机会；子宫输卵管造影诊断输卵管疾病；子宫内膜异位症可以进行腹腔镜切除或外科手术。除了根据患者自身情况进行常规治疗外，护理人员应倾听患者的顾虑，感受患者的情绪，给予患者充分的信心、鼓励，对提高治疗成功率是非常有意义的。

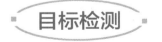

答案解析

一、选择题

【A1／A2 型题】

1. 能提高子宫平滑肌对缩宫素敏感性的激素为

A. 雌激素   B. 孕激素   C. 雄激素   D. 同化激素   E. 甲状腺激素

2. 雌激素的临床应用不包括

A. 卵巢功能不全   B. 功能性子宫出血

C. 围绝经期综合征   D. 先兆流产

E. 退乳

3. 患者，女，19 岁，近几日出现阴道出血，医生诊断为青春期功能性子宫出血，应选用

    A. 雄激素　　　　B. 雌激素　　　　C. 孕激素　　　　D. 促性腺激素　　E. 胰岛素

4. 卵巢功能不全可选用

    A. 氯米芬　　　　B. 炔雌醇　　　　C. 甲睾酮　　　　D. 黄体酮　　　　E. 炔诺酮

5. 孕激素类药物可用于

    A. 晚期乳腺癌　　　　　　　　　　　　　B. 先兆流产

    C. 围绝经期综合征　　　　　　　　　　　D. 老年性阴道炎

    E. 乳房胀痛

6. 雌激素类药和孕激素类药均可用于

    A. 前列腺癌　　　　　　　　　　　　　　B. 围绝经期综合征

    C. 乳房胀痛　　　　　　　　　　　　　　D. 晚期乳腺癌

    E. 痤疮

7. 睾丸功能不全宜选用

    A. 雌激素　　　　B. 孕激素　　　　C. 雄激素　　　　D. 同化激素　　　E. 甲状腺激素

8. 患者，女，行胃癌手术后出现蛋白质吸收不足的情况，此时可服用

    A. 泼尼松　　　　B. 炔雌醇　　　　C. 黄体酮　　　　D. 苯丙酸诺龙　　E. 炔诺酮

【X 型题】

9. 抑制排卵避孕药的不良反应包括

    A. 子宫不规则出血　　　　　　　　　　　B. 乳房胀痛

    C. 类早孕反应　　　　　　　　　　　　　D. 闭经

    E. 哺乳妇女乳汁减少

二、简答题

    患者，女，19 岁，学生，由于学习压力较大，近期开始停经，伴失眠头晕、记忆力下降等，妇科检查无异常。医生给予孕激素和雌激素序贯治疗。近几日出现恶心、呕吐、乳房胀痛。请分析患者可能发生了什么情况？还应采取哪些用药护理措施？

（刘泱泱）

书网融合……

    重点回顾　　　　　　微课　　　　　　习题

第三十一章 抗变态反应药

PPT

导学情景

情景描述： 患者，男，24岁，司机。因局部皮肤出现片状红色突起，瘙痒难忍，入院就诊，诊断为荨麻疹。治疗：给予氯苯那敏口服治疗。

情景分析： 该患者患荨麻疹。给予抗组胺药 H_1 受体拮抗药氯苯那敏进行治疗。

讨论： 请问上述各种药物应用的依据是什么？如何进行用药护理？

学前导语： 根据作用机制，常用抗变态反应药有抗组胺药、钙剂、过敏介质阻滞剂、免疫抑制剂等。护理工作者需要知晓药物疗效和不良反应等，开展合理用药护理服务与宣教工作。

抗变态反应药主要包括抗组胺药、钙剂、过敏介质阻滞剂、免疫抑制剂等，本章主要介绍抗组胺药与钙剂。

第一节 抗组胺药

组胺（histamine）是组氨酸脱羧而成，为自体活性物质。体内的组胺是以无活性的复合物形式存在于肥大细胞和嗜碱性粒细胞的颗粒中。当机体发生变态反应或受到其他理化刺激时，引起肥大细胞脱颗粒，释放组胺，释放到细胞外的组胺立即与靶细胞上的组胺受体结合，产生相应的生物效应。组胺本身少有治疗价值，组胺受体激动药的临床应用也较少，如倍他司汀（betahistine）临床主要用于内耳眩晕、缺血性脑病等疾病的治疗。但组胺受体拮抗药广泛应用于临床。

目前，发现的组胺受体主要有 H_1、H_2 和 H_3 受体三种亚型，分布及效应见表 31-1。

抗组胺药主要有 H_1 受体拮抗药与 H_2 受体拮抗药（详见第二十三章），本节主要介绍 H_1 受体拮抗药。

H_1 受体拮抗药与 H_1 受体有较强的亲和力，但无内在活性，能竞争性拮抗 H_1 受体而发挥药理作用。H_1 受体拮抗药分为第一代和第二代。临床常用的第一代药物有苯海拉明（diphenhydramine）、异丙嗪（promethazine）、茶苯海明（dimenhydrinate）、氯苯那敏（chlorphenamine，扑尔敏）、赛庚啶（cyproheptadine)、苯茚胺（phenindamine）、布可利嗪（buclizine）等。第二代药物有特非那定（terfenadine）、阿司咪唑（astemizole，息斯敏）、西替利嗪（cetirizine）、氯雷他定（loratadine）、阿伐斯汀（acrivastine）等。

表31-1 组胺受体分布及其生物效应

受体亚型	分布范围	生物效应
H$_1$	支气管、胃肠和子宫平滑肌	收缩
	皮肤血管	扩张、通透性增加、渗出增加、水肿
	心房肌、房室结	心肌收缩增强、传导减慢
	中枢	觉醒反应
H$_2$	胃壁细胞	促进胃酸分泌
	血管	扩张、渗出增加
	心室、窦房结	心率加快、收缩增强
H$_3$	中枢与外周神经末梢	负反馈调节组胺合成与释放

【体内过程】 本类药物大多口服易吸收，15~30分钟显效，2~3小时血药浓度达到高峰，持续3~6小时。某些第二代H$_1$受体拮抗药作用可长达24小时以上，如阿司咪唑、西替利嗪等。本类药物有肝药酶诱导作用，会加速自身代谢，其代谢产物和原型经肾排出。

【药理作用】 ❸微课

1. 拮抗H$_1$组胺受体作用 可对抗组胺引起的胃肠道、支气管和子宫平滑肌收缩，部分对抗组胺引起的毛细血管扩张和通透性增加等，但对H$_2$受体介导的胃酸分泌无影响。

2. 中枢抑制作用 第一代H$_1$受体拮抗药多数可通过血-脑屏障，有不同程度的中枢抑制作用，其中以异丙嗪、苯海拉明最强，氯苯那敏较弱。第二代H$_1$受体拮抗药无明显的中枢抑制作用。

3. 其他 第一代H$_1$受体拮抗药多数药物有较弱的M受体拮抗作用、局麻作用及奎尼丁样作用。

常用H$_1$受体拮抗药作用特点比较如下（表31-2）。

表31-2 常用H$_1$受体拮抗药作用特点比较

药物	作用特点			
	抗H$_1$R作用	中枢抑制	防晕镇吐	抗胆碱作用
苯海拉明	++	+++	++	+++
异丙嗪	+++	+++	++	+++
氯苯那敏	+++	+	-	++
赛庚啶	+++	++	+	++
布克力嗪	+++	+	+++	+
苯茚胺	+	略兴奋	-	++
氯雷他定	+++	-	-	-
西替利嗪	±	*	-	±
特非那定	+++	-	-	-
阿司咪唑	+++	-	-	-
阿伐斯汀	++	-	-	-

注："+++"强效；"++"中效；"+"弱效；"±"不明显；"-"无；"*"有显著的止吐作用。

 练一练

下列中枢镇静作用最强的药物是

A. 氯苯那敏　　　　　B. 西替利嗪

C. 阿司咪唑　　　　　D. 特非那定

E. 苯海拉明

答案解析

【临床应用】

1. 防治变态反应性疾病　本类药物对荨麻疹、过敏性鼻炎、花粉症等皮肤黏膜变态反应疾病疗效较好，可作首选药；对昆虫咬伤所致的瘙痒和水肿也有效；对血清病、药疹和接触性皮炎有止痒效果；对支气管哮喘、过敏性休克等疗效不明显或几乎无效。

2. 防治晕动病及呕吐　苯海拉明、异丙嗪等可用于晕动病、妊娠、放射病、药物等引起的呕吐。预防晕动病应在乘车、乘船前 15～30 分钟服用。

3. 失眠症　苯海拉明和异丙嗪可用于治疗失眠，尤以变态反应性疾病所引起的焦虑性失眠效果好。

【不良反应与用药注意】

1. 中枢抑制　第一代 H_1 受体拮抗药常引起中枢抑制现象，表现为困倦、嗜睡、乏力等，以苯海拉明和异丙嗪较多见。应告知患者服药期间不宜驾驶车船、操纵机器或从事高空作业等；禁止饮酒或与其他中枢抑制药合用。

2. 消化道反应　可见食欲减退、恶心、呕吐、口干、腹泻等，与食物同服可减轻。

3. 其他　可引起视物模糊、便秘、尿潴留等。偶见粒细胞减少、血小板减少、溶血性贫血等。阿司咪唑、特非那定可致严重心律失常，应予以注意。

👁 看一看

H_3 受体与 H_3 受体拮抗药

H_3 受体是一种新型的组胺受体，广泛分布于组胺能神经末梢的突触前膜，不仅参与调节组胺的合成与释放，而且参与调节脑内 5 - 羟色胺、去甲肾上腺素、乙酰胆碱等多种神经递质的释放，进而调节中枢和外周器官的活动。研究显示 H_3 受体与阿尔茨海默病、注意力缺陷多动症、帕金森病等神经行为失调有关。H_3 受体激动药能损害大鼠的目标认知能力和被动避免反应能力，H_3 受体拮抗药则能改善大鼠的学习与记忆能力。因此，H_3 受体拮抗药将可能作为一类新的药物，用于治疗精神行为紊乱性疾病如阿尔茨海默病、癫痫、偏头痛以及帕金森综合征等。

第二节　钙　剂

临床常用的钙剂有葡萄糖酸钙（calcium gluconate）、氯化钙（calcium chloride）、乳酸钙（calcium lactate）等。

【药理作用与临床应用】

1. 抗过敏　钙剂能降低毛细血管通透性，增加毛细血管壁的致密性，使渗出减少，有抗炎、消肿及抗过敏等作用。可用于荨麻疹、血管神经性水肿、血清病、瘙痒性皮肤病等，通常采用静脉注射。

2. 维持神经肌肉组织的正常兴奋性　低血钙时神经肌肉的兴奋性增高，可发生感觉异常、手足抽搐症、惊厥等表现。静脉注射钙剂，可迅速缓解。

3. 促进骨骼和牙齿的发育 钙是构成骨骼和牙齿的主要成分。体内钙量不足时可引起骨质疏松、佝偻病、软骨病，可用钙剂防治。常与维生素 D 合用，以促进钙的吸收和利用。

4. 解救镁中毒 钙离子与镁离子可互相竞争同一结合部位，呈现竞争性拮抗作用，可用来解救镁盐中毒。

5. 其他 钙离子兼有缓解平滑肌痉挛、参与血液凝固的作用。

【不良反应与用药注意】

1. 注射钙剂时有发热感，过快可引起心律失常甚至心脏骤停，静脉注射时应缓慢给药；钙剂能增加强心苷的毒性，故在强心苷治疗期间和停药 2 周内禁止静脉注射钙盐。

2. 刺激性强，不宜作皮下或肌内注射。静脉注射时需稀释后缓慢注射，要避免外漏（外漏会引起剧痛及组织坏死），如有外漏应立即用 0.5% 普鲁卡因局部封闭。注射用葡萄糖酸钙含钙量低，对组织刺激性小，比注射氯化钙安全。

3. 钙剂与枸橼酸盐或草酸盐同时应用能影响其吸收。

？ 想一想

某教师，22 岁，参加学校组织的春游活动。回家后，即感面部皮肤瘙痒、红肿，渐加重。请分析该教师出现了什么情况？因要开车上班，请问应该给该教师使用什么药进行治疗？用药期间应该注意什么？

答案解析

答案解析

目标检测

一、选择题

【A1／A2 型题】

1. 某驾驶员患有过敏性鼻炎，工作期间宜使用

    A. 苯海拉明　　　　B. 异丙嗪　　　　C. 阿司咪唑　　　　D. 氯苯那敏　　　　E. 肾上腺素

2. H_1 受体拮抗药的最佳适应证是

    A. 过敏性休克　　　　　　　　　　　B. 失眠

    C. 荨麻疹等皮肤黏膜变态反应　　　　D. 晕动病及呕吐

    E. 过敏性哮喘

3. 下列不属于钙剂临床适应证的是

    A. 荨麻疹　　　　B. 消化性溃疡　　　　C. 软骨病　　　　D. 解救镁盐中毒　　E. 手足抽搐症

4. 下列药物不是 H_1 受体拮抗药的是

    A. 阿司咪唑　　　　B. 雷尼替丁　　　　C. 氯苯那敏　　　　D. 苯海拉明　　　　E. 异丙嗪

5. 阿司咪唑又称

    A. 息斯敏　　　　B. 扑尔敏　　　　C. 非那根　　　　D. 安其敏　　　　E. 异丙嗪

6. 有关 H_1 受体拮抗药的叙述错误的是

    A. 主要用于治疗变态反应性疾病　　　　B. 主要代表药是法莫替丁

    C. 主要用于治疗妊娠呕吐　　　　　　　D. 可用于治疗变态反应性疾病引起的失眠

    E. 对过敏性休克几乎无效

7. 关于苯海拉明叙述错误的是

    A. 可用于失眠的患者   B. 可用于治疗荨麻疹

    C. 是 H_1 受体拮抗药   D. 可治疗胃和十二指肠溃疡

    E. 可以治疗昆虫咬伤引起的瘙痒

8. 可用于治疗荨麻疹的药物是

    A. 肾上腺素   B. 雷尼替丁   C. 硝苯地平   D. 氯苯那敏   E. 西咪替丁

9. 下列药物中抗胆碱作用最强的是

    A. 西咪替丁   B. 阿司咪唑   C. 特非那定   D. 雷尼替丁   E. 异丙嗪

【X 型题】

10. 临床常用的 H_1 受体拮抗药有

    A. 西咪替丁   B. 氯苯那敏   C. 法莫替丁   D. 异丙嗪   E. 雷尼替丁

11. 具有镇静、催眠作用的 H_1 受体拮抗药有

    A. 异丙嗪   B. 西替利嗪   C. 苯海拉明   D. 氯苯那敏   E. 阿伐斯汀

12. 对晕动病呕吐有效的药物有

    A. 氯丙嗪   B. 东莨菪碱   C. 异丙嗪   D. 苯海拉明   E. 西咪替丁

13. 治疗过敏性支气管哮喘几乎无效的药物有

    A. 沙丁胺醇   B. 肾上腺素   C. 阿司咪唑   D. 氯苯那敏   E. 二丙酸倍氯米松

14. 第一代 H_1 受体拮抗药的作用有

    A. 抗过敏作用   B. 抗肾上腺素作用

    C. 抗胆碱作用   D. 抗晕止吐作用

    E. 中枢抑制作用

二、简答题

    朋友请小张吃海鲜后，小张发现面部、脖子和耳后出现很多的小红疹，且奇痒难忍。小张立即开车去医院就诊，医师诊断为食物过敏。请问应该给小张使用什么药进行治疗？用药期间小张应该注意什么？

（陈达林）

书网融合……

📖 重点回顾

📱 微课

📝 习题

第三十二章　免疫调节药

PPT

<table>
<tr><td rowspan="8">学习目标</td><td>知识目标：</td></tr>
</table>

知识目标：

1. **掌握**　环孢素的药理作用、临床应用及不良反应。
2. **熟悉**　卡介苗、左旋咪唑的作用特点、临床应用及不良反应。
3. **了解**　其他免疫抑制药、免疫增强药的临床应用特点。

技能目标：

学会观察药物疗效、判断药物不良反应，能熟练进行用药护理，能正确指导患者合理用药。

素质目标：

具有全心全意为免疫异常患者进行用药护理服务的良好医德医风。

导学情景

情景描述：患者，女，26 岁。9 年前出现血尿、颜面水肿、腰酸胀痛，诊断为急性肾炎。经治疗后效果不佳，5 年前症状加重，双下肢水肿、消瘦，尿量减至 45ml/d 左右，诊断为尿毒症。药物治疗效果差，行肾脏移植术，术后 1 周患者出现发热、高血压、移植肾压痛等症状。

情景分析：结合患者病情综合分析后，诊断为肾移植后排异反应，给予环孢素、糖皮质激素类药物治疗。

讨论：请问上述各种药物应用的依据是什么？如何进行用药护理？

学前导语：根据作用机制不同，调节免疫功能药物分为免疫抑制药和免疫增强药，主要用于防治免疫功能异常所致的疾病。护理工作者需要知晓药物疗效和不良反应等，进行合理用药护理服务与宣教工作。

免疫调节药通过影响免疫应答反应和免疫病理反应治疗免疫性疾病，主要包括免疫抑制药（immunosuppressive drugs）和免疫增强药（immunopotentiating drugs）。

第一节　免疫抑制药

免疫抑制药是一类非特异性抑制机体免疫功能的药物，大多数药物缺乏特异性，长期应用不良反应较多。目前临床常用的免疫抑制药分为六类，药物分类及代表药物名称见表 32 - 1。

表 32 - 1　免疫抑制药分类

药物分类	代表药物
神经钙蛋白抑制剂	环孢素等
糖皮质激素类	泼尼松、地塞米松等
抗增殖与抗代谢药	硫唑嘌呤等

续表

药物分类	代表药物
增殖信号抑制剂	西罗莫司等
抗体类	抗淋巴细胞球蛋白等
其他类	雷公藤总苷等

一、神经钙蛋白抑制剂

环孢素（cyclosporin）

环孢素是目前临床应用最多的免疫抑制药之一，口服和静脉给药均可。

【药理作用】　选择性抑制细胞免疫，阻断 T 细胞对抗原的分化增殖性反应，不明显降低机体一般的防御能力。

【临床应用】　 微课

1. 器官移植后的排斥反应　环孢素是多种器官移植或骨髓移植后抗排斥反应的首选药，与糖皮质激素类合用可提高疗效。

2. 自身免疫性疾病　用于治疗类风湿关节炎、系统性红斑狼疮、重型再生障碍性贫血、肾病综合征等自身免疫性疾病。

【不良反应与用药注意】　常见有消化道症状、齿龈增生、高血压、多毛症、神经系统功能紊乱等。长期应用或剂量过大可引起肝、肾毒性，应注意监测肝、肾功能。

？ 想一想

患者患有系统性红斑狼疮，医生建议患者服用环孢素治疗，但告知患者用药 3 个月左右必须复诊调整用药方案。

请问：医生为什么要求患者 3 个月左右复诊调整用药方案？

答案解析

二、糖皮质激素类

常用药物包括泼尼松、泼尼松龙、地塞米松等。本类药物对免疫应答多个环节均有明显的抑制作用，广泛用于防治器官移植后的排斥反应、自身免疫性疾病和过敏性疾病等，但停药后易复发，长期应用不良反应多。

三、抗增殖与抗代谢药

硫唑嘌呤（azathioprine）

硫唑嘌呤抑制细胞 DNA、RNA 及蛋白质合成，从而抑制 T、B 两类淋巴细胞的增殖。对 T 细胞抑制作用强，对 B 细胞抑制作用弱。主要用于肾移植后的排斥反应和多种自身免疫性疾病如类风湿关节炎、系统性红斑狼疮等。

四、增殖信号抑制剂

西罗莫司（siolimus）

西罗莫司主要用于肾移植后的排斥反应，不良反应有骨髓抑制、肝毒性、高血糖、皮疹等。

五、抗体类

抗淋巴细胞球蛋白（antilymphocyte globulin）

抗淋巴细胞球蛋白主要作用于 T 细胞，对细胞免疫抑制作用较强。常与硫唑嘌呤、糖皮质激素类合用防治器官移植后的排斥反应，也可用于自身免疫性疾病。主要不良反应有变态反应，发生率高。

六、其他类

雷公藤总苷（tripterygium glycosides）

雷公藤总苷是中药雷公藤的提取物，有较强的免疫抑制作用和抗炎作用。主要用于治疗类风湿关节炎、红斑狼疮、皮肌炎、白塞综合征、肾病综合征等自身免疫性疾病。不良反应多见于消化道症状、白细胞减少、皮肤黏膜反应，也可引起月经紊乱、精子数目减少等，停药后可恢复。

练一练

下列不属于免疫抑制药的是

A. 环孢素
B. 卡介苗
C. 抗淋巴细胞球蛋白
D. 硫唑嘌呤
E. 雷公藤总苷

答案解析

第二节 免疫增强药

免疫增强药是一类能激活一种或多种免疫活性细胞，增强机体免疫功能的药物，主要用于免疫缺陷性疾病、恶性肿瘤和慢性病毒性疾病的辅助治疗。

卡介苗（bacillus calmette-guenn）

卡介苗是牛结核杆菌的减毒活菌苗，能刺激多种免疫活性细胞，提高机体细胞免疫和体液免疫功能，增强非特异性免疫水平。除用于预防结核病以外，还用于黑色素瘤、肺癌等多种恶性肿瘤的辅助治疗。不良反应较多，注射部位可见红斑、硬结和溃疡，还会出现寒战、高热、全身不适等。

看一看

出生第一针——接种卡介苗

卡介苗是用于预防结核病的疫苗，使用活的无毒牛型结核杆菌制成。接种人体后，通过引起轻微感染而产生对人型结核杆菌的免疫力。90% 以上的受种者会在接种局部形成溃疡持续数周至半年，最后愈合形成疤痕，俗称卡疤。接种卡介苗在预防可能危及儿童生命的严重类型结核病等方面具有相当明显的作用，因此卡介苗被列入国家计划免疫疫苗之一，主要接种对象是新生儿及婴幼儿，一般新生儿出生后立即接种，常被称为"出生第一针"。

干扰素（interferon）

干扰素具有抗病毒、抗肿瘤、抑制细胞增殖等作用，还有较好的免疫调节作用，小剂量可增强细胞免疫和体液免疫，大剂量则相反。主要用于免疫功能低下或免疫缺陷症，还用于多种病毒感染和恶性肿瘤的辅助治疗。不良反应常见流感样症状。

白细胞介素-2（inerleukin-2）

白细胞介素-2具有广泛的免疫增强功能，主要用于治疗免疫缺陷症、恶性肿瘤的辅助治疗。不良反应有流感样症状、消化道症状和精神神经症状等。

左旋咪唑（levamisole）

左旋咪唑原是一种广谱驱虫药，后发现其具有免疫调节作用，能促进免疫功能低下者的抗体生成，还能减少自身免疫性疾病患者抗体生成。主要用于免疫功能低下者恢复免疫功能，提高机体抗病能力；与抗肿瘤药合用可巩固疗效，减少转移或复发；还用于多种自身免疫性疾病。不良反应有恶心、呕吐、腹痛、白细胞及血小板减少等。

胸腺素（thymosin）

胸腺素通过促进T细胞分化成熟，增强细胞免疫功能，用于胸腺依赖性免疫缺陷病、晚期肿瘤等，不良反应较轻。

❤ 护爱生命

在全世界人民与新冠肺炎斗争过程中，我国中医药不仅在抗病毒方面发挥了重要作用，还被应用于调节机体免疫系统功能等方面。中医认为"邪之所凑，其气必虚""正气存内，邪不可干"。许多中药不仅能"祛邪"还能"扶正"，帮助提高机体免疫功能。具有免疫调节作用的中药除了增强免疫外，还可以下调过度的免疫反应，缓解炎症风暴导致的损伤，因此在新冠肺炎的预防以及感染早期的治疗中具有重要价值。具有增强人体免疫功能的中药有人参、党参、明党参、黄芪、丹参、西洋参等；白芍、昆明山海棠、青蒿等中药具有免疫抑制作用；金银花、地黄、白芍、忍冬藤等中药对免疫系统具有双向调节作用。希望中医药能为维护人类健康发挥更大作用。

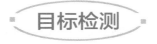

答案解析

一、选择题

【A1／A2 型题】

1. 患者，男，32岁。计划进行角膜移植手术。为防止移植后排斥反应，应选择下列哪种药

    A. 干扰素　　　　　　　　　　　　　　　B. 白细胞介素-2

    C. 左旋咪唑　　　　　　　　　　　　　　D. 环孢素

    E. 胸腺素

2. 下列哪种药不是免疫抑制药

    A. 硫唑嘌呤　　　　　　　　　　　　　　B. 干扰素

    C. 西罗莫司　　　　　　　　　　　　　　D. 环孢素

    E. 抗淋巴细胞球蛋白

3. 患者，女，患有尿毒症，行肾移植手术后出现皮疹、腹泻、胆红素升高等排斥反应。为减轻这些反应，可选用下列哪种药物

    A. 环孢素　　　　　　　　　　　　　　　B. 左旋咪唑

C. 白细胞介素 – 2

D. 干扰素

E. 胸腺素

4. 环孢素的不良反应不包括

    A. 消化道症状　　　B. 肝毒性　　　C. 排斥反应

D. 齿龈增生　　　E. 肾毒性

5. 对免疫反应多个环节均有抑制作用的免疫抑制药是

    A. 环孢素

B. 西罗莫司

    C. 硫唑嘌呤

D. 泼尼松

    E. 抗淋巴细胞球蛋白

6. 以下药物不属于免疫增强剂的是

    A. 左旋咪唑

B. 白细胞介素 – 2

    C. 环孢素

D. 干扰素

    E. 胸腺素

7. 干扰素的药理作用特点描述错误的是

    A. 小剂量增强免疫

B. 大剂量抑制免疫

    C. 属于抗病毒药物

D. 只抑制细胞免疫，不抑制体液免疫

    E. 小剂量可增强细胞免疫和体液免疫

【X 型题】

8. 干扰素具有下列哪些作用

    A. 抗菌　　　B. 抗病毒　　　C. 抗真菌　　　D. 抗肿瘤　　　E. 免疫调节

9. 左旋咪唑的临床应用包括

    A. 免疫功能低下

B. 抗肿瘤

    C. 抗肠道寄生虫

D. 类风湿关节炎

    E. 系统性红斑狼疮

二、简答题

    患者，女，22 岁。5 年前出现颧部红斑、脱发、口腔溃疡等，查多种自身抗体阳性，诊断为系统性红斑狼疮。给予泼尼松等药物治疗效果不佳。

    请问患者可以选用什么药物减轻症状？应用药物治疗时需注意哪些问题？

（刘泱泱）

书网融合……

重点回顾　　　微课　　　习题

第三十三章 抗微生物药概论

PPT

导学情景

情景描述： 患者，男，53岁，于2周前因受凉出现了咳嗽、高热（体温39.5℃）、畏寒，剧烈咳嗽时伴有脓痰、胸痛、呼吸困难的症状，遂到医院治疗。经检查诊断为细菌性肺炎。治疗：医生采用青霉素G、氧氟沙星、头孢噻肟治疗后症状未缓解，因患者症状加重转入重症监护室继续治疗，经再次检查，发现其体内存在耐药菌。据患者家属讲述：患者平时常因担心食堂食物不干净，长期使用抗微生物药预防腹泻，抽烟史30年，且不爱运动。

情景分析： 患者被诊断为细菌性肺炎，医生使用常规抗微生物药进行治疗，但患者的感染症状并未得到控制，经检查为耐药菌株感染。

讨论： 请分析多种抗微生物药对患者治疗无效的原因。

学前导语： 抗微生物药的滥用是导致微生物对药物产生耐药性的原因，不合理地应用抗微生物药进行感染的预防会引起耐药菌株的产生。护理工作者需要进行合理地用药护理服务及宣传工作，以最大限度减少耐药菌产生。

化学治疗（chemotherapy，化疗）主要是指针对所有病原微生物（包括细菌及其他微生物）、寄生虫及肿瘤细胞所致疾病的药物治疗。

抗微生物药（antimicrobial drug）是指能抑制或杀灭病原微生物，用于感染性疾病的药物。包括抗菌药（antibacterial drugs）、抗真菌药（antifungal drugs）和抗病毒药（antiviral drugs）等。

抗微生物药应用过程中，需了解药物、机体、病原微生物三者之间的相互作用及其作用规律，才能做到合理用药，最大限度减少药物不良反应，见图33–1。

致病微生物进入机体后，机体自身对病原微生物有抵抗能力，当病原微生物致病能力较强或机体的抗病能力减弱时，就可导致机体发生感染性疾病，此时可应用抗微生物药将病原微生物抑制或杀灭。当抗微生物药与病原微生物多次接触后，亦可诱导病原微生物对抗微生物药产生耐药性。抗微生物药应用于机体，需要在体内经过吸收、分布、代谢、排泄四个过程。因此，药物亦会使机体产生不良反应。

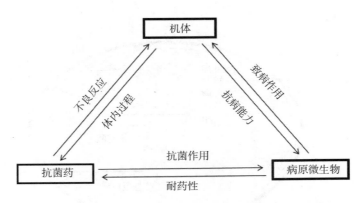

图 33-1　机体-抗微生物药-病原微生物之间的关系图

第一节　常用术语

1. 抗菌药物（antibacterial drugs）　是指对细菌有抑制或杀灭作用的药物，包括抗生素和人工合成抗菌药。

2. 抗生素（antibiotics）　是由某些微生物（细菌、真菌、放线菌等）产生的，能抑制或杀灭其他微生物的物质。包括天然抗生素和人工半合成抗生素。天然抗生素是直接从微生物培养液中提取而来。人工半合成抗生素是在天然抗生素结构基础上改良获得。

3. 抗菌谱（antibacterial spectrum）　是指抗微生物药物的抗菌范围。仅能抑制或杀灭某一菌种或某一菌属的药物称为窄谱抗微生物药，如异烟肼只对结核杆菌有抗菌作用；能抑制或杀灭多种病原微生物的药物称为广谱抗微生物药，如阿莫西林可对大多数细菌有抗菌作用。

4. 抑菌药（bacteriostatic drugs）　只能抑制细菌生长繁殖而无杀灭作用的药物。如红霉素、磺胺嘧啶。

5. 杀菌药（bactericidal drugs）　具有杀灭细菌作用的药物。如青霉素、诺氟沙星。

6. 抗菌活性（antibacterial activit）　指药物抑制或杀灭细菌的能力。常用最低抑菌浓度（minimal inhibitory concentration，MIC）和最低杀菌浓度（minimal bactericidal concentration，MBC）来进行衡量。最低抑菌浓度是指试验时肉眼未见培养基内细菌生长的最低药物浓度。最低杀菌浓度是指抗微生物药物使受试菌最初的活菌数减少 99.9% 或以上所需要的最低药物浓度。

7. 化疗指数（chemotherapeutic index，CI）　是评价化疗药物安全性的指标，其计算方法为半数致死量（LD_{50}）与半数有效量（ED_{50}）的比值或 5% 的致死量（LD_5）与 95% 有效量（ED_{95}）的比值，其值越大说明药物越安全。

8. 抗菌后效应（post-antibiotic effect，PAE）　是指细菌与抗微生物药物短暂接触后，当药物浓度已低于最低抑菌浓度或被完全清除后，细菌的生长繁殖仍然受到抑制的现象。PAE 可延长药物抗菌作用持续的时间，减少给药次数。如氨基糖苷类及喹诺酮类药物具有 PAE。

9. 首次接触效应（first exposure effect）　是指抗微生物药物在初次接触细菌时有强大的抗菌活性，再次接触或重复接触，这种效应不再明显增强或出现，间隔相当一段时间后，又可发挥强大的抗菌活性。

第二节　抗微生物药作用机制

抗微生物药物主要是通过破坏病原微生物的生物结构完整性或干扰其生物代谢过程而产生抑制或

杀灭病原微生物作用（图33 - 2）。

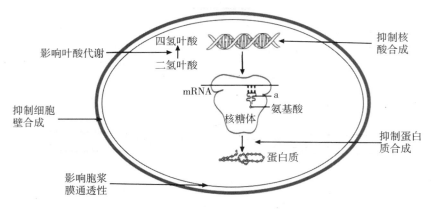

图33 - 2　抗微生物药物作用机制图

1. 抑制细菌细胞壁的合成　细菌的细胞壁厚而坚韧，位于细菌的最外层，主要功能是维持细菌固有形态和抵抗内外渗透压的变化，其主要成分是黏肽。抑制细菌细胞壁合成将使细菌失去屏障作用而死亡。如β - 内酰胺类药物通过抑制细菌细胞壁黏肽的合成，从而使细胞壁缺损，导致细菌死亡。

2. 影响胞浆膜的通透性　细菌细胞膜位于细胞壁内侧，是一层柔软致密、富有弹性的半渗透性生物膜。主要功能是控制细菌体内外营养物质及代谢产物的运输、参与细菌的能量代谢。影响细菌胞浆膜的通透性，将导致细菌体内外物质转运及能量代谢障碍，导致细菌死亡。如多黏菌素会与细胞膜磷脂的亲水性阴离子磷酸根形成复合物，亲脂链插入膜内脂肪链之间，解聚细胞膜结构，导致细胞膜通透性增加，细菌体内重要物质外漏而致细菌死亡。

3. 抑制细菌蛋白质合成　细菌的蛋白质是组成细菌结构的基本物质，也是细菌体内多种酶的组分之一，细菌的各种生理现象和生命活动都与蛋白质的活性有关。核糖体是细菌蛋白质合成的场所，其沉降系数为70S，由50S和30S的两个亚基聚合而成。红霉素和链霉素能分别与核糖体50S和30S亚基结合，干扰细菌蛋白质的合成，产生抑菌或杀菌作用，且对人体无害。因为真核细胞中核糖体的组成与细菌不同，其沉降系数为80S，由60S和40S的两个亚基组成。

4. 抑制细菌核酸的合成　细菌的核酸有脱氧核糖核酸（DNA）和核糖核酸（RNA）两种类型，DNA是细菌遗传物质的基础，RNA主要参与蛋白质的生物合成。喹诺酮类药物通过抑制DNA回旋酶及拓扑异构酶Ⅳ，使细菌DNA合成受阻，导致细菌死亡；利福平通过抑制RNA多聚酶，阻碍细菌mRNA的合成而发挥抗菌作用。

5. 影响细菌叶酸的代谢　磺胺嘧啶和甲氧苄啶分别抑制叶酸合成过程中的二氢叶酸合成酶和二氢叶酸还原酶，阻碍细菌叶酸代谢，致使细菌叶酸缺乏，核酸合成障碍，导致细菌生长繁殖受到抑制。

第三节　细菌耐药性

一、耐药性的分类

细菌耐药性可分为天然或固有耐药性，例如万古霉素不能穿透G⁻杆菌的外膜进入菌体，因此G⁻杆菌对万古霉素具有天然耐药性。而通常所说的耐药性为获得耐药性，既病原微生物与抗微生物药物反复接触后，病原微生物对抗微生物药物的敏感性下降甚至消失，导致药效降低或散失。

二、耐药性的产生机制 微课

1. 产生灭活酶或钝化酶　如细菌可产生 β‑内酰胺类灭活酶，破坏青霉素类和头孢菌素类的化学结构，使药物失去抗菌活性。细菌产生氨基糖苷类钝化酶，对氨基糖苷分子的活性基团进行修饰而使氨基糖苷类药物与核糖体的亲和力降低，失去干扰核糖体的功能，对氨基糖苷类产生耐药性。

✕ 练一练

产生钝化酶的细菌会对下列哪类抗微生物药发生耐药

A. 青霉素类　　　　　　　　　　B. 头孢菌素类
C. 氨基糖苷类　　　　　　　　　D. 大环内酯类
E. 四环素类

答案解析

2. 降低胞浆膜的通透性　细菌突变后失去可使抗菌药物进入菌体内的特异性通道蛋白，导致抗菌药物无法进入菌体内而散失抗菌活性。如 G⁻菌胞浆膜的通透性改变，使很多抗生素如四环素、磺胺类药物、某些氨基糖苷类抗生素难以进入细菌体内而使细菌获得耐药性。

3. 改变菌体内药物作用靶位　细菌通过改变药物的结合靶位，阻断抗微生物药物与细菌的结合，导致抗微生物药物失效。如细菌对大环内酯类、林可霉素类耐药的主要原因是细菌使核糖体 50S 亚单位 RNA 上的腺嘌呤甲基化，药物不能与核糖体结合并抑制蛋白质的合成，从而产生耐药性。

4. 改变自身代谢途径　如对磺胺类药物耐药的细菌，不再利用对氨基苯甲酸及二氢蝶啶合成自身需要的叶酸，而是直接利用外源性的叶酸，导致磺胺类药物失效。

5. 增加主动泵出作用　细菌可将进入体内的药物主动泵出体外而耐药，如对四环素类、大环内酯类、β‑内酰胺类、喹诺酮类耐药的部分细菌。

第四节　抗微生物药物的合理应用

安全有效的使用抗微生物药物，以达到提高抗微生物药的治疗效果、保障患者用药安全、减少药物不良反应与耐药性发生的目的。合理使用抗微生物药须遵循以下原则。

1. 合理选择药物　①正确的病原菌诊断是合理选择抗菌药物的前提，必要时可进行药物敏感试验；②根据患者的个体差异选择适当的抗菌药物；③根据抗菌药物的作用特点有针对性地选择抗菌药物。

👁 看一看

药物敏感试验指征

以下情况需要进行药物敏感性试验：①已查明病原微生物，为临床选择最合适的抗微生物药物；②进行细菌耐药性监测，了解本地区临床分离菌的耐药性变迁；③对新的抗微生物药物进行药效学评价。

以下情况不需要做药物敏感测定：①已知某种抗微生物药物对某种细菌有良好的抗菌作用，并很少有耐药菌株存在；②可能是污染菌而不是引起发病的真正病原微生物；③一些对营养要求较高，不易生长的细菌，一般也可不做常规药敏检测。

2. 避免不恰当的抗菌药物应用　①病毒感染、不明原因发热患者慎用抗菌药物治疗；②减少局部用药、预防性用药和不必要的联合用药；③抗菌药物剂量要适度、疗程要足够。剂量过小不仅起不到治疗作用反而容易诱导耐药性产生，剂量过大容易诱发毒性反应。抗菌药物使用的疗程一般为症状消退、体温正常以后的 3~4 天，若用药 2~3 天疗效不显著，应立即更换药物或调整剂量。

？ 想一想

恰当的治疗疗程既可以保障抗菌效果，又可避免细菌对药物产生耐药性，请想一想，抗菌药物的使用疗程应该为多久？

答案解析

3. 合理的联合用药　恰当的抗微生物药物联合应用可明显增强抗菌效果，不恰当的联合应用则可产生拮抗作用。单一药物可有效治疗的感染性疾病，不需联合用药。联合用药指征有：①病原微生物尚未查明的严重感染；②单一抗微生物药不能控制的混合感染，2 种或 2 种以上病原菌感染；③单一抗微生物药不能有效控制的重症感染；需长疗程治疗，但病原微生物易对某些抗微生物药产生耐药性的感染（如结核病、深部真菌感染）；④联合用药可减少药物的毒性反应，增强抗菌效果。

♥ 护爱生命

人类与致病菌之间有一场由来已久且不断升级的"军备竞赛"。随着细菌越来越快地对各种抗生素表现出耐药性，人类正面临一场难以想象的公共卫生危机。在 100 年前，像切除阑尾或者髋关节置换这些最基本的手术都有可能变得致命，截肢手术的死亡率更高达 40%~50%，导致死亡的真正原因是感染，人类发明出来对抗感染的灵丹妙药——青霉素，继青霉素之后，各种抗菌药物不断被发明，给人类带来了巨大福音。而如今，随着抗菌药物的滥用，人类在对细菌的战争中正节节败退。世界卫生组织数据显示，在全球范围内，每年约 70 万人死于细菌耐药，如果不能有效遏制此现象，到 2050 年这一数值将增至 1000 万人，错误或过度使用抗生素将产生"超级细菌"，在不久的将来我们便会"无药可用"。呼吁合理使用抗生素，遏制细菌耐药性！

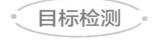

答案解析

一、选择题

【A1/A2 型题】

1. 具有抑制或杀灭病原微生物的药物是
　　A. 抗微生物药　　　　　　　　　　　　B. 抑菌药
　　C. 杀菌药　　　　　　　　　　　　　　D. 抗生素
　　E. 人工合成抗微生物药

2. 抗菌谱是指
　　A. 抗菌药物的治疗指数　　　　　　　　B. 抗菌药物的抗菌范围
　　C. 抗菌药物的抗菌活性　　　　　　　　D. 抗菌药物的治疗效果
　　E. 抗菌药物的适应证

3. 以下影响细菌细胞壁合成的抗微生物药物是
　　A. β-内酰胺类　　B. 氨基糖苷类　　C. 大环内酯类　　D. 四环素类　　E. 喹诺酮类

4. 当抗菌药物浓度已低于最低抑菌浓度或被消除后，细菌生长繁殖仍受到抑制的效应称为
　　A. 抗菌活性　　　B. 首次接触效应　　C. 最低杀菌浓度　　D. 抗菌后效应　　E. 耐药性

【A3/A4 型题】

(5~6题共用题干)

患者，女，26岁，因溶血性链球菌感染而引发扁桃体脓肿，体温38℃，到医院治疗。

5. 此患者应该使用哪类药物进行治疗

    A. 抗细菌药　　　B. 抗病毒药　　　C. 抗真菌药　　　D. 抗寄生虫药　　　E. 抗肿瘤药

6. 该患者抗感染治疗的疗程为

    A. 1~3天　　　　　　　　　　　　　　　　B. 一周

    C. 5~6天　　　　　　　　　　　　　　　　D. 用至体温正常

    E. 持续用到体温正常、症状消退后的3~4天

二、简答题

患者，女，65岁。出现尿频、尿急、尿痛的症状来医院就诊，经检查为细菌性尿道炎，医生给予抗菌药物进行治疗。请结合病例，简述如何合理使用抗菌药物。

(高垚)

书网融合……

重点回顾

微课

习题

第三十四章 抗生素

📖 **导学情景**

情景描述： 患者，男，6岁。两周前受凉后出现发热、咳嗽症状，口服阿莫西林治疗，一周后未见好转，遂入院治疗。体格检查：体温39℃，阵发性刺激性咳嗽，浓痰，不易咳出，自述胸痛。血常规检查：白细胞总数在正常范围内，冷凝集实验阳性。X线胸片：双肺纹理增粗，右上肺片状阴影，边界不清。

情景分析： 结合该患者的临床症状及各项检查结果，诊断该患者为支原体肺炎。

讨论： 阿莫西林属于哪一类抗生素？请为该患者选择合理的抗生素治疗支原体肺炎。

学前导语： 抗感染治疗过程中，合理选择药物，才能达到理想的治疗结果。各类抗生素的作用机制、抗菌谱、抗菌作用、临床应用、不良反应及用药注意各有不同，护理工作者需要知晓各类抗生素药物特点，进行合理的用药护理服务及宣教工作。

第一节 β－内酰胺类抗生素

PPT

β－内酰胺类抗生素（β－lactam antibiotics）是指化学结构中含有β－内酰胺环的一类抗生素，包括青霉素类、头孢菌素类、其他β－内酰胺类及β－内酰胺酶抑制剂等。该类抗生素抗菌活性强、抗菌范围广、毒性低、疗效高、适应证广泛。

抗菌作用机制： β－内酰胺类抗生素作用于菌体内的青霉素结合蛋白（penicillin－binding proteins，PBPs），抑制细菌细胞壁黏肽的合成，菌体失去渗透屏障而膨胀、裂解，同时借助细菌的自溶酶溶解而产生杀菌作用。哺乳动物的细胞没有细胞壁，所以此类抗生素对人和动物的毒性很小。β－内酰胺类抗生素属于繁殖期杀菌药。

耐药机制： 细菌通过分泌β－内酰胺酶（β－lactamase）使β－内酰胺类抗生素的β－内酰胺环水解、阻碍药物到达作用靶位、改变PBPs作用靶位、降低胞浆膜通透性、增强主动外排能力、缺乏自溶酶等对β－内酰胺类抗生素产生耐药性。易对青霉素耐药性的细菌有金黄色葡萄球菌、表皮葡萄球菌、铜绿假单胞菌等。

一、青霉素类

青霉素类包括天然青霉素和人工半合成青霉素。

（一）天然青霉素

青霉素 G（penicillin G，benzylpenicillin）

青霉素 G（penicillin G，benzylpenicillin，苄青霉素）是青霉菌培养液中提取的 5 种青霉素之一，为有机酸，药用其钠盐或钾盐，其结晶性白色干燥粉末室温稳定，但水溶液极不稳定，易被酸、碱、醇、金属离子和氧化剂分解破坏，且不耐热，可生成还原性的降解产物，故需现配现用。

👁 看一看

青霉素的发现

1928 年英国人弗莱明（A. Fleming）在培养葡萄球菌的平板培养皿中发现，在污染的青霉菌周围能分泌一种能够杀死葡萄球菌或阻止葡萄球菌生长的物质，将这种物质称为青霉素。但弗莱明的这一发现在当时并没有引起重视。直到 1940 年，英国病理学家弗洛里（H. W. Flory）和德国生物化学家钱恩（E. B. Chian）通过大量实验证明青霉素可以治疗细菌感染，并建立了青霉素的提取方法。青霉素的发现，不但在第二次世界大战中成功挽救了成千上万患者的生命，而且使人类的平均寿命延长了 15 年。为表彰此杰出贡献，1945 年弗莱明、弗洛里和钱恩三人被授予了诺贝尔奖，而青霉素作为三大经典（青霉素、阿司匹林、安定）药物之一，被人们一直沿用至今。

【体内过程】　口服易被胃酸及消化酶破坏，因此不宜口服，可肌内注射或静脉注射给药，吸收完全。主要分布于细胞外液，能广泛分布于全身各组织，如肝、胆、肠道、精液、淋巴液中均有大量分布，房水和脑脊液中含量较低，但炎症时通透性改变，可进入发挥作用。几乎全部青霉素 G 以原型经尿排泄，丙磺舒会与青霉素 G 竞争肾小管分泌通道，使青霉素 G 排泄速度减慢。

青霉素 G 为短效制剂，为延长作用时间，可采用难溶的普鲁卡因青霉素（procaine benzylpenicillin，双效西林）和苄星青霉素（benzathine benzylpenicillin，bicillin，长效西林），肌内注射后在注射部位缓慢溶解吸收。前者一次肌内注射 80 万 U，作用可维持 24 小时；后者一次肌内注射 120 万 U，作用可维持 15 天，但两种制剂的血药浓度均很低，不适用于急性或重症感染治疗。

【抗菌作用】　青霉素 G 抗菌作用强，抗菌谱窄。对大多数 G^+ 球菌、G^+ 杆菌、G^- 球菌、螺旋体和放线菌有较强的杀菌活性：①G^+ 球菌，如肺炎球菌、溶血性链球菌、草绿色链球菌、不耐药的金黄色葡萄球菌和表皮葡萄球菌等；②G^+ 杆菌，如白喉棒状杆菌、炭疽芽孢杆菌、破伤风梭菌、产气荚膜杆菌；③G^- 球菌，如脑膜炎奈瑟菌、不耐药的淋病奈瑟菌；④螺旋体，如梅毒螺旋体、钩端螺旋体、鼠咬热螺旋体等；⑤放线菌，如衣氏放线菌、牛型放线菌等。

对大多数 G^- 杆菌作用较弱，对支原体、衣原体、立克次体无效。

【临床应用】　本药肌内注射或静脉注射为治疗敏感的 G^+ 球菌和 G^+ 杆菌、G^- 球菌、螺旋体所致感染的首选药。

1. G^+ 球菌感染　如溶血性链球菌引起的咽炎、中耳炎、扁桃体炎、蜂窝织炎、猩红热、败血症；草绿色链球菌引起的心内膜炎；肺炎链球菌引起的大叶性肺炎、支气管炎、脓胸；敏感的葡萄球菌引起的疖、痈、脓肿、骨髓炎等。

2. G^+ 杆菌感染　治疗破伤风、气性坏疽、炭疽、白喉等疾病时，需要加用相应的抗毒血清，以中和细菌释放的外毒素。

3. G⁻球菌感染 脑膜炎奈瑟菌引起的流行性脑脊髓膜炎首选使用青霉素加磺胺嘧啶进行治疗；青霉素仅对敏感的淋病奈瑟菌引起的淋病有效。

4. 螺旋体感染 如梅毒、钩端螺旋体病、鼠咬热。

5. 放线菌感染 如局部肉芽肿样炎症、脓肿、多发性瘘管。

【不良反应与用药注意】 ⓔ微课

1. 变态反应 为青霉素类最常见的不良反应，发生率为1%～10%，以皮肤过敏（荨麻疹、药疹、接触性皮炎等）和血清病样反应较多见，多不严重，停药或用H₁受体阻断药可缓解。部分患者可出现严重的过敏性休克，发生率约为用药人数的万分之一，可表现为循环衰竭、呼吸衰竭和中枢抑制，患者出现心悸、胸闷、面色苍白、喉头水肿、出冷汗、脉搏细微、血压下降、惊厥、昏迷等症状，抢救不及时可导致死亡，死亡率可达万分之0.1。

变态反应发生主要是由于青霉素本身及其降解产物青霉噻唑、青霉烯酸等进入机体后，刺激机体产生特异性抗体，使机体处于致敏状态，当药物再次进入机体，即可产生变态反应。用药者可在做青霉素皮试或注射药物后数秒或数分钟内发生，也有的于半小时后出现，少数患者于数日后发生。

主要防治措施：①仔细询问过敏史，对青霉素过敏者禁用，有其他过敏性疾病史者慎用；②初次使用青霉素、停药超过24小时或更换药物批号都需要进行皮试，阳性反应者禁用；③避免在饥饿状态下注射青霉素；④青霉素粉针剂需要现配现用；⑤不得在没有急救药品（如肾上腺素）和抢救设施的条件下使用；⑥避免滥用和局部应用青霉素，以减少青霉素耐药性的产生；⑦患者每次用药后需观察30分钟，无反应者方可离开；⑧一旦发生过敏性休克，应立即皮下或肌内注射肾上腺素0.5～1mg，严重者可稀释后缓慢静脉注射或滴注，必要时加入糖皮质激素和抗组胺药，同时配合其他抢救措施。

2. 赫氏反应 青霉素治疗梅毒、钩端螺旋体、鼠咬热或炭疽等感染时，可出现症状加剧的现象，表现为全身不适、寒战、发热、咽痛、肌痛、心跳加快等，一般发生于开始治疗后的6～8小时，12～24小时内消失。此反应可能是大量病原体被杀死后释放的物质引起。

3. 其他 肌内注射可引起局部疼痛、红肿或硬结；静脉注射过快或剂量过大，可引起青霉素脑病，表现为头痛、呕吐、肌肉震颤、昏迷等，需对症处理；青霉素钾盐有引起高血钾的危险，肾功能不全者宜用钠盐。

（二）半合成青霉素

天然青霉素具有杀菌力强、毒性低、价格便宜的优点，但也有缺点，表现为不耐酸而不能口服、不耐酶而易耐药、抗菌谱窄，并未覆盖大多数的G⁻杆菌；为克服这些缺点，通过对天然青霉素进行化学结构改良，已获得一些耐酸、耐酶、广谱的半合成青霉素（表34-1）。

表34-1 人工半合成青霉素药物及特点

类别	药物	特点
耐酸青霉素类	青霉素V（penicillin V，苯氧甲青霉素）	耐酸，口服吸收良好。抗菌谱与青霉素G相同，但抗菌活性弱，不耐酶。主要用于轻中度敏感菌感染、恢复期的巩固治疗和防止感染复发的预防用药
耐酶青霉素类	苯唑西林（oxacillin） 萘夫西林（nafcillin） 氯唑西林（cloxacillin） 双氯西林（dicloxacillin） 氟氯西林（flucloxacillin）	耐酸，可以口服。抗菌作用不及青霉素G，耐酶，对耐药金黄色葡萄球菌有高效。主要用于耐药的金黄色葡萄球菌感染。不良反应少，可出现嗳气、恶心、腹胀等胃肠道反应

续表

类别	药物	特点
广谱青霉素类	氨苄西林（ampicillin，氨苄青霉素） 阿莫西林（amoxicillin，羟氨苄青霉素）	耐酸，可以口服。不耐酶，抗菌谱较青霉素广，对G⁺菌和G⁻菌都有杀灭作用，疗效与青霉素G相当，其中对G⁻菌作用较强，对铜绿假单胞菌无效。临床主要用于敏感菌所致的呼吸道、尿道、胃肠道、软组织等感染。氨苄西林亦可用于伤寒、副伤寒的治疗。主要不良反应为胃肠道反应
抗铜绿假单胞菌广谱青霉素类	羧苄西林（carbenicillin，羧苄青霉素） 哌拉西林（piperacillin） 替卡西林（ticarcillin） 美洛西林（mezlocillin） 阿洛西林（azlocillin）	不耐酸，可注射给药。不耐酶，抗菌谱广，对G⁺菌和G⁻菌都有杀灭作用，对G⁻杆菌作用强，尤其对铜绿假单胞菌有特效，对G⁺菌作用弱。临床主要用于铜绿假单胞菌、大肠埃希菌、变形杆菌等所致的呼吸道、泌尿道、胆道感染和败血症。不良反应可出现皮疹、皮肤瘙痒等反应，亦可发生以腹泻为主的胃肠道反应
抗G⁻杆菌青霉素类	美西林（mecillinam） 替莫西林（temocillin）	口服生物利用度低，主要采用注射给药。对G⁺菌作用弱，对G⁻菌有良好的抗菌活性，但对铜绿假单胞菌作用弱。临床主要用于敏感的G⁻菌如大肠埃希菌、脑膜炎奈瑟菌、淋病奈瑟菌、流感嗜血杆菌等所致的尿路及软组织感染

练一练

患者，女性，23岁。高热、胸痛、咳铁锈色痰，诊断为大叶性肺炎。请问该患者应首选以下哪个药物治疗

A. 青霉素G

B. 氨苄西林

C. 氯唑西林

D. 美西林

E. 美洛西林

答案解析

二、头孢菌素类

头孢菌素类是将天然头孢菌素C侧链切掉，获得母核，再接上新的侧链，获得的半合成头孢菌素。本类药物的活性基团也是β-内酰胺环，与青霉素有相似的理化性质、生物活性、作用机制和临床应用。因头孢菌素过敏反应发生率低、抗菌活性强、对β-内酰胺酶稳定、某些药物可以口服，在临床上得到广泛应用。

根据抗菌谱、抗菌强度、对β-内酰胺酶的稳定性和对肾脏的毒性可分为五代产品（表34-2）。

表34-2 各代头孢的药名及给药方式

代次	注射给药	口服给药
第一代	头孢噻吩（cefalotin，先锋霉素Ⅰ） 头孢乙氰（cefacetrile，先锋霉素Ⅶ） 头孢匹林（cefapirin，先锋霉素Ⅷ） 头孢硫脒（cefathiamidine，先锋霉素18） 头孢西酮（cefazedone） 头孢唑林（cefazolin，先锋霉素Ⅴ） 头孢拉定（cefradine，先锋霉素Ⅵ）	头孢氨苄（cefalexine，先锋霉素Ⅳ） 头孢羟氨苄（cefadroxil） 头孢拉定（cefradine，先锋霉素Ⅵ）
第二代	头孢呋辛（cefuroxime） 头孢孟多（cefamandole） 头孢替安（cefotiam） 头孢尼西（cefonicid） 头孢特雷（ceforanide）	头孢呋辛酯（cefuroxime axetil） 头孢克洛（cefaclor）

续表

代次	注射给药	口服给药
第三代	头孢噻肟（cefotaxime） 头孢唑肟（ceftizoxime） 头孢他啶（ceftazidime） 头孢曲松（ceftriaxone） 头孢地嗪（cefodizime） 头孢哌酮（cefoperazone） 头孢匹胺（cefpiramide） 头孢甲肟（cefmenoxime）	头孢克肟（cefixime） 头孢特仑酯（ceferam pivoxil） 头孢他美酯（cefetamet pivoxil） 头孢布烯（ceftibuten） 头孢地尼（cefdinir） 头孢泊肟酯（cefpodoxime pivoxetil） 头孢托妥匹酯（cefditoren pivoxil）
第四代	头孢吡肟（cefepime） 头孢匹罗（cefpirome） 头孢利定（cefolidine）	
第五代	头孢洛林（ceftaroline） 头孢吡普（ceftobiprole）	

【体内过程】　可口服的头孢菌素类药物均能耐酸，胃肠吸收好，其他需注射给药。药物吸收后能在机体各组织中获得较高浓度，易透过胎盘屏障。头孢菌素类大多经肾排泄，在尿中浓度较高，头孢哌酮、头孢曲松则主要经胆汁排泄。大多数药物半衰期较短（0.5 ~ 2.0 小时），有的可达 3 小时，头孢曲松的半衰期可达 8 小时。

【抗菌作用与临床应用】　头孢菌素为繁殖期杀菌药，杀菌作用机制与青霉素相似，能与菌体内的 PBPs 结合，妨碍细胞壁黏肽形成，细胞壁缺损致细菌死亡。细菌可对头孢菌素类产生耐药性，并与青霉素类存在交叉耐药性。

第一代头孢菌素　对 G⁺ 菌抗菌作用较第二代、第三代强，对 G⁻ 菌的作用不如第二代、第三代。对 β - 内酰胺酶不稳定，不易透过血 - 脑屏障，对肾脏有毒性。主要用于敏感菌所致的呼吸道、尿道、皮肤、软组织感染及败血症治疗，预防术后感染等。

第二代头孢菌素　对 G⁺ 菌的作用弱于第一代，对 G⁻ 菌的作用增强，但对铜绿假单胞菌无效。对多种 β - 内酰胺酶稳定，肾毒性较小。可用于敏感菌所致的呼吸道、胆道、尿道和其他组织器官感染等。

第三代头孢菌素　对 G⁺ 菌的作用不及第一代、第二代，对 G⁻ 杆菌的作用强于第一代、第二代，部分药物如头孢他啶对铜绿假单胞菌也有效；对 β - 内酰胺酶较稳定，组织穿透力强，可进入脑脊液，基本无肾毒性。主要用于 G⁻ 杆菌感染，特别是危及生命的败血症、脑膜炎、肺炎、严重的尿路感染。头孢曲松和头孢哌酮也可以作为治疗伤寒的首选药。

第四代头孢菌素　对 G⁺ 菌、G⁻ 菌都有较强的抗菌作用，对 β - 内酰胺酶高度稳定，可进入脑脊液，无肾毒性。用于各种敏感菌所致的感染，也可用于对第三代头孢菌素耐药的重症感染。

第五代头孢菌素　对 G⁺ 菌的作用强于前四代，尤其是对耐甲氧西林金黄色葡萄球菌、耐万古霉素金黄色葡萄球菌、耐甲氧西林的表皮葡萄球菌、耐青霉素的肺炎链球菌有效，对 G⁻ 菌的作用与第四代相似。对大部分 β - 内酰胺酶高度稳定，主要用于复杂性皮肤、软组织感染以及 G⁻ 菌引起的糖尿病足感染、社区获得性肺炎和医院获得性肺炎等。

【不良反应与用药注意】

1. 过敏反应　多为皮疹、荨麻疹及发热等，偶见过敏性休克，青霉素过敏者有 5% ~ 10% 与头孢菌素类有交叉过敏现象，有青霉素过敏史者慎用。

2. 肾毒性　第一代头孢菌素有较强的肾毒性，第二代较第一代减轻，注意避免与具有肾毒性的药物合用，如呋塞米、氨基糖苷类抗生素，60 岁以上患者慎用，第三代以后几乎无肾毒性。

3. 胃肠道反应　口服给药可发生恶心、呕吐、食欲减退、腹泻等胃肠道反应，饭后服药可以减轻。

4. 双硫仑样反应　服用头孢菌素类药物期间饮酒可引起双硫仑样反应，即饮用少量乙醇也可引起乙醛中毒的反应，表现为嗜睡、幻觉、全身潮红、头痛、恶心、血压下降甚至休克，故服药期间或停药3天内禁止饮酒。

5. 其他　第三、四代头孢菌素偶见二重感染。头孢孟多、头孢哌酮长期使用可引起低凝血酶原血症或血小板减少症，可补充维生素K或新鲜血浆防治出血。

三、其他β-内酰胺类

（一）碳青霉烯类

亚胺培南（imipenem）

对PBPs亲和力强，具有抗菌谱广、抗菌活性强、耐酶且稳定（但可被某些细菌产生的金属酶水解）的特点。本品不能口服。由于亚胺培南易被体内脱氢肽酶水解，临床所用的制剂是与脱氢肽酶抑制剂西司他汀（cilastatin）等量配比的复方注射剂，称为泰能（tienam），主要用于G^+和G^-细菌及厌氧菌所致的各种感染，如尿路、皮肤软组织、呼吸道、腹腔、妇科感染，以及败血症、骨髓炎等，以及其他药物疗效不佳者。常见不良反应为恶心、呕吐、腹泻、药疹、静脉炎、一过性肝脏氨基转氨酶升高。药量过大可致惊厥、意识障碍等中枢神经系统反应以及肾损伤等。

其他同类药物：美罗培南（meropenem）对肾脱氢肽酶稳定，不需要配伍脱氢肽酶抑制剂。帕尼培南（panipenem）与一种氨基酸衍生物倍他米隆（betamipron）组成复方制剂，倍他米隆减少帕尼培南在肾皮质的蓄积而减轻其肾毒性。同类药还有厄他培南（etapenem）、法罗培南（faropenem）等。

（二）头孢霉素类

头孢霉素类（cephamycins）

头孢霉素类（cephamycins）对β-内酰胺酶的稳定性较头孢菌素强。头孢西丁（cefoxitin）为该类药物的代表药，抗菌谱广，对G^+菌和G^-菌均有较强的杀菌作用，与第二代头孢菌素相似，对厌氧菌高效，组织分布广，脑脊液含量高，以原型从肾排泄。用于治疗由需氧菌及厌氧菌引起的盆腔、腹腔及妇科的混合感染。常见不良反应有皮疹、静脉炎、蛋白尿等。本类药物还有头孢美唑（cefmetazole）、头孢替坦（cefotetan）、头孢拉宗（cefbuperazone）、头孢米诺（cefminox）等。

（三）氧头孢烯类

氧头孢烯类（oxacephems）

氧头孢烯类（oxacephems）的药物有拉氧头孢（latamoxef）、氟氧头孢（flomoxef），本类药物抗菌谱与第三代头孢菌素相似，抗菌活性强，在脑脊液和痰液中药物浓度高。临床主要用于治疗尿路、呼吸道、妇科、胆道感染以及脑膜炎、败血症等。不良反应以皮疹最为多见，偶见凝血酶原减少或血小板功能障碍性出血。

（四）单环β-内酰胺类

单环β-内酰胺类（monobactams）

单环β-内酰胺类（monobactams）的代表药物为氨曲南（aztreonam），对G^-菌包括大肠杆菌、沙门菌属、克雷伯杆菌、铜绿假单胞菌等有强大的抗菌作用，对G^+菌、厌氧菌作用弱，并具有耐酶、低毒的特点，该类药物分布广，在肾、肺、胆囊、骨骼肌、脑脊液、皮肤等组织中浓度较高。临床用于敏感菌所致的下呼吸道、尿路、软组织感染以及脑膜炎、败血症的治疗。不良反应有皮肤过敏、消化道刺激症状、黄疸及药物性肝炎，此类药物与青霉素无交叉过敏反应，可用于对青霉素过敏的患者。

同类药物还有卡芦莫南（carumonam）。

四、β-内酰胺酶抑制药

β-内酰胺酶抑制药（β-lactamase inhibitors）本身没有或只有很弱的抗菌活性，可与β-内酰胺酶不可逆结合，抑制β-内酰胺酶，从而保护β-内酰胺类的抗菌活性，该类药物与β-内酰胺类抗生素联合应用或组成复方制剂使用，以增强后者的抗菌效果。

克拉维酸（clavulanic acid）

克拉维酸（clavulanic acid，棒酸）是由链霉菌培养液中获得的β-内酰胺酶抑制药，该药口服吸收好，也可注射给药，不能透过血-脑屏障。抗菌谱广、抗菌活性低，抑酶谱广，对金黄色葡萄球菌、肠杆菌、淋病奈瑟菌、肺炎杆菌、变形杆菌等产生的酶有快速强大的抑制作用，与多种β-内酰胺类抗生素合用以增强抗菌效果。

舒巴坦（sulbactam）

舒巴坦（sulbactam，青霉烷砜）为半合成β-内酰胺酶抑制药，该药可口服或注射给药，在腹腔液、组织间液中的浓度与血药浓度相仿，脑膜炎时可进入血-脑屏障。抗菌谱广、抗菌活性低，抑酶谱广，对金黄色葡萄球菌和 G^+ 杆菌产生的β-内酰胺酶有很强的抑制作用。与其他β-内酰胺类抗生素合用，有明显的协同抗菌作用。

他唑巴坦（tazobactam）

他唑巴坦（tazobactam，三唑巴坦）为舒巴坦衍生物，对β-内酰胺酶的抑制作用强于克拉维酸和舒巴坦。

常见的β-内酰胺类抗生素与β-内酰胺酶抑制药复方制剂见表34-3。

表34-3　常见β-内酰胺类抗生素与β-内酰胺酶抑制药复方制剂

复方制剂	抗生素	β-内酰胺酶抑制药	给药途径
优立新（unasyn）	氨苄西林	舒巴坦	im, iv
奥格门汀（augmentin，安灭菌）	阿莫西林	克拉维酸	po
特治星（tazocin）	哌拉西林	他唑巴坦	iv
替门汀（timentin，特美汀）	替卡西林	克拉维酸	im, iv
舒普深（sulperazone）	头孢哌酮	舒巴坦	im, iv
新治菌（newcefotaxin）	头孢噻肟	舒巴坦	im, iv

第二节　其他类常用抗生素

PPT

一、大环内酯类

大环内酯类（macrolides）是一类含有14、15和16元大环内酯环的具有抗菌作用的抗生素，具有口服方便、疗效肯定、不良反应轻、碱性环境中抗菌作用增强的特点，可作为 G^+ 菌、部分 G^- 菌和厌氧菌感染的首选药，以及对β-内酰胺类抗生素过敏患者替代用药。此类药物自发现至今共有三代：第一代是最早发现的红霉素（erythromycin），现因其抗菌谱窄、不良反应明显及耐药性问题已较少应用；第二代常见药物有阿奇霉素（azithromycin）、罗红霉素（roxithromycin）、克拉霉素（clarithromycin），现广泛应用于临床；因细菌对大环内酯类耐药性的日益严重，现又开发了第三代药物，代表药名有泰利霉素（telithromycin）、喹红霉素（cethromycin）。

第一代大环内酯类药物主要对 G⁺ 菌、厌氧菌和部分 G⁻ 菌有强大抗菌活性，对军团菌、某些支原体、衣原体、立克次体、螺旋体也有抑制作用。对产 β-内酰胺酶的金黄色葡萄球菌和耐甲氧西林的金黄色葡萄球菌也有作用；第二代药物抗菌谱扩大，增强了对 G⁻ 菌的抗菌活性，大多数药物不良反应减轻，抗菌后效应明显；第三代药物抗菌活性更强，对第一代、第二代大环内酯类耐药的细菌仍有效。

抗菌作用机制　此类药物与细菌核糖体 50S 亚基上的靶位不可逆的结合，选择性抑制细菌蛋白质合成，而快速出现抑制细菌合成的作用。因林可霉素、克林霉素、氯霉素在细菌核糖体 50S 亚基的结合靶位与大环内酯类相似或相同，因此合用产生拮抗作用。由于哺乳动物的细胞核糖体无 50S 亚基，因此此类药物不会抑制人体细胞蛋白质的合成。

耐药机制　细菌通过产生多种灭活酶、改变自身与药物结合的靶位、改变胞浆膜的通透性以及通过基因编码产生针对大环内酯类药物的外排泵而对大环内酯类药物耐药，本类药物间有交叉耐药性。

（一）红霉素

红霉素（erythromycin）

【体内过程】　红霉素是从链霉菌的培养液中获取，在酸性环境中不稳定，易分解，临床常用其肠溶衣片剂或酯化物。依托红霉素（erythromycin estolate）耐酸，可以口服；硬脂酸红霉素（erythromycin stearate）为糖衣片或薄膜衣片，对酸较稳定，在胃中较少被破坏，可以到达小肠吸收；琥乙红霉素（erythromycin ethylsuccinate）对胃酸稳定，可以口服；乳糖酸红霉素（erythromycin lactobionate）为注射制剂，因刺激性较强，不宜做肌内注射，需用注射用水溶解后再加入生理盐水或其他电解质溶液中稀释后静脉滴注，注射溶液的 pH 值应维持在 5.5 以上。红霉素的制剂还有眼膏和外用制剂。大环内酯类能广泛分布到除脑脊液以外的各种体液和组织，主要在肝脏代谢，经肾脏排泄，肾功能不良者需适当调整剂量。

【抗菌作用】　大环内酯类对大多数 G⁺ 球菌（如金黄色葡萄球菌、表皮葡萄球菌、链球菌、肺炎球菌等）、G⁺ 杆菌（如白喉杆菌、炭疽杆菌、白喉棒状杆菌等）有强大抗菌作用；对 G⁻ 球菌（如脑膜炎奈瑟菌、淋病奈瑟菌）、G⁻ 杆菌（如流感杆菌、百日咳杆菌、布鲁杆菌、军团菌）高度敏感。对螺旋体、支原体、衣原体、立克次体也有抑制作用。

单用易产生耐药性，连续用药不应超过一周，停药 3~6 个月可恢复敏感性。

【临床应用】　红霉素临床常用于治疗耐青霉素的金黄色葡萄球菌感染及对青霉素过敏者，其他敏感的 G⁺ 球菌所致的呼吸道感染、猩红热及蜂窝织炎等；对军团菌病、弯曲杆菌肠炎、支原体肺炎、沙眼衣原体所致的婴儿肺炎和结膜炎、百日咳、白喉带菌者可作为首选药物。也能用于厌氧菌引起的口腔感染。但其的抗菌效力不及青霉素。

【不良反应与用药注意】

1. 胃肠道反应　为该药最主要的不良反应，口服或注射均可引起，表现为恶心、呕吐、腹痛、腹胀、腹泻等，饭后服药可以减轻。

2. 肝损害　长期大剂量应用的患者可发生肝损伤，引起胆汁淤积和转氨酶升高、肝大、黄疸等，一般于停药后数日可自行恢复，肝功能不良者禁用。

3. 耳毒性　大剂量应用可引起耳鸣、暂时性耳聋，应避免与具有耳毒性的药物如氨基糖苷类、万古霉素类、呋塞米等合用，老年患者慎用。

4. 心脏毒性　静脉滴注过快可发生 Q-T 期间延长及尖端扭转型心律失常，注意静注速度不宜过快，避免与可发生此不良反应的药物如氨茶碱合用。

5. 其他 少数患者会出现过敏性药疹、药热、静注过快可引起静脉炎等。

(二) 其他常用大环内酯类药物

其他常用大环内酯类药物见表34-4。

表34-4 其他常用大环内酯类药物

药物	特点
罗红霉素 (roxithromycin)	耐酸，口服吸收好，生物利用度高，半衰期达8~15小时，每日服药1~2次即可。抗菌谱与红霉素相似，抗菌活性较红霉素强1~4倍，临床用途与红霉素相似，不良反应轻，主要为胃肠道反应，偶见皮疹、药热等
麦迪霉素 (midecamycin)	口服给药血药浓度低，半衰期2小时，每日需给药3~4次。抗菌谱与红霉素相似，抗菌活性较红霉素稍弱，部分耐红霉素的细菌对麦迪霉素仍敏感，主要作为红霉素替代品用于敏感菌所致的感染。不良反应较轻
克拉霉素 (clarithromaycin)	口服吸收好，但首关消除明显，生物利用度为55%，在扁桃体、皮肤、鼻黏膜及肺内的浓度明显高于血药浓度，有良好的抗菌后效应。抗菌谱与红霉素相似，抗菌活性是红霉素的6~10倍，可用于敏感菌引起的呼吸道、泌尿生殖道、皮肤软组织的感染，也可与质子泵抑制剂联合应用治疗幽门螺杆菌感染。不良反应发生率较红霉素低，可出现中枢神经系统症状如烦躁、焦虑、失眠或幻觉等，停药后症状减轻或消失。易透过胎盘屏障、可经乳汁分泌，孕妇、哺乳期妇女禁用
阿奇霉素 (azithromycin)	口服吸收迅速，生物利用度高，组织分布广，组织中的药物浓度是血浆浓度10~100倍，半衰期为大环内酯类药物中最长，达35~48小时，具有良好的抗菌后效应，每日仅需给药一次。抗菌谱较红霉素广，增加了对G⁻菌的抗菌作用，抗菌活性较强，甚至对某些细菌表现出杀菌作用。临床用于敏感菌引起的呼吸道、泌尿生殖道、皮肤软组织感染。不良反应轻，主要为胃肠道反应
泰利霉素 (telithromycin) 喹红霉素 (cethromycin)	为新型大环内酯类抗生素，即酮内酯类抗生素。口服后生物利用度达50%~60%，组织中药物浓度高于血液中，抗菌谱似其他大环内酯类药物，对其他大环内酯耐药的细菌也有较强的抗菌活性，主要用于呼吸道感染，包括社区获得性肺炎、慢性支气管炎急性加重者、扁桃体炎、咽炎等。不良反应少而轻，常见腹泻、恶心、呕吐等

二、氨基糖苷类

氨基糖苷类 (aminoglycosides) 抗生素是一类由氨基醇环与氨基糖分子以苷键相结合的碱性抗生素，包括天然抗生素和半合成抗生素两大类。天然抗生素有链霉素 (streptomycin)、卡那霉素 (kanamycin)、妥布霉素 (tobramycin)、大观霉素 (spectinomycin)、新霉素 (neomycin)、庆大霉素 (gentamicin)、小诺米星 (micronomicin)、西索米星 (sisomicin)、阿司米星 (astromicin) 等；人工半合成抗生素包括奈替米星 (netilmicin)、依替米星 (etimicin)、阿米卡星 (amikacin)、卡那霉素B (bekanamycin) 等。

(一) 氨基糖苷类共性

【体内过程】 氨基糖苷类极性大，口服难以吸收，仅作肠道消毒或肠道感染用。全身用药一般采用肌内注射，为避免血药浓度过高而诱发毒性反应，一般不用静脉注射。血浆蛋白结合率低于10%，在肾脏及内耳淋巴中浓度较高，因而较易因药物蓄积而诱发肾毒性及耳毒性。不易透过血-脑屏障，但在脑膜炎时可透过血-脑屏障进入脑脊液，易透过胎盘屏障，孕妇慎用。主要以原型经尿排泄，尿药浓度高，有利于尿路感染治疗，肾功能减退时药物排泄减慢。

【抗菌作用】 氨基糖苷类对各种需氧G⁻杆菌包括大肠埃希菌、铜绿假单胞菌、克雷伯杆菌、肠杆菌属、变形杆菌属、枸橼酸杆菌属有强大的抗菌作用，对志贺菌属、沙门菌属、产碱杆菌属和嗜血杆菌属也有一定的抗菌作用。对G⁻球菌如脑膜炎奈瑟菌、淋病奈瑟菌和多数G⁺菌如肺炎球菌、溶血性链球菌作用差，但庆大霉素、阿米卡星等对产酶和不产酶的金黄色葡萄球菌及耐甲氧西林金黄色葡萄球菌敏感，对肠球菌和厌氧菌不敏感；链霉素、卡那霉素还对结核分枝杆菌有效。

抗菌作用机制 氨基糖苷类通过抑制细菌核糖体70S复合物形成、选择性与30S亚基靶位结合、抑制菌体内核糖体的循环利用，影响蛋白质的起始、延长和终止的过程而抑制细菌蛋白质的合成，并能抑制菌体胞质膜蛋白合成，使胞质膜通透性增加，最终使细菌死亡。此类药物属于静止期杀菌药，其杀菌作用呈现浓度依赖性，仅对需氧菌有效，尤其对需氧的G⁻杆菌抗菌活性强，有明显的抗菌后效应和初次接触效应。在碱性环境中抗菌作用增强。

【耐药机制】 细菌可通过产生修饰氨基糖苷类的钝化酶灭活药物、降低胞浆膜对氨基糖苷类药物的通透性及增强主动外排能力而降低菌体内药物浓度、改变30S亚基上的药物结合靶位，对氨基糖苷类药物产生耐药性。

【临床应用】 氨基糖苷类可用于需氧G⁻杆菌引起的败血症、中枢神经系统感染、呼吸道感染、泌尿道感染、皮肤软组织感染、胃肠道感染、烧伤及烫伤感染等；对于严重的肺炎、脑膜炎、泌尿系统等严重感染时，可与其他具有抗G⁻杆菌作用的抗菌药如半合成青霉素、第三代头孢菌素及氟喹诺酮类药物联合应用以增强抗菌作用；庆大霉素、链霉素可以治疗耐青霉素的金黄色葡萄球菌的感染；利用氨基糖苷类口服不吸收的特点，可用于治疗消化道感染及肠道术前准备；部分药物制成外用的膏剂、冲洗剂作为局部用药；链霉素、卡那霉素可用于结核病的治疗。

【不良反应与用药注意】

1. **耳毒性** 氨基糖苷类药物可在内耳淋巴液中蓄积，引起前庭神经和耳蜗听神经损伤。前庭损伤表现为眩晕、恶心、呕吐、眼球震颤、平衡障碍、共济失调等。耳蜗损伤表现为耳鸣、听力减退及永久性耳聋。为防止和减少本类药物耳毒性的发生，需要对患者进行个体化用药，必要时进行血药浓度监测，根据患者肌酐清除率调整用药剂量。用药期间应经常询问患者是否有眩晕、耳鸣等先兆症状，定期进行听力监测。注意避免与其他具有耳毒性的药物合用，如万古霉素、强效利尿药、甘露醇等，镇静催眠药可抑制中枢而减弱患者的反应性，合用时需谨慎。老人、儿童、孕妇慎用本类药物（老人可因生理性耳聋而掩盖症状；儿童对症状表述不清；孕妇服用会影响到胎儿）。

2. **肾毒性** 氨基糖苷类是诱发药源性肾衰竭的最常见因素。由于药物对肾组织有极高的亲和力，大量在肾脏聚集而诱发肾功能损伤，轻则引起肾小管肿胀，重则产生急性坏死。通常表现为蛋白尿、管型尿、血尿等，严重时可导致无尿、氮质血症和肾衰竭。为防止肾毒性的发生，用药期间应定期检查肾功能，尿量每8小时不得少于240ml，一旦出现管型尿、蛋白尿、血尿、血液尿素氮和肌酐升高，要立即停药。其肾毒性可随年龄增长而增强，需根据患者具体情况调整给药方案。避免与具有肾毒性的药物如强效利尿药、第一代头孢菌素类、多黏菌素类、万古霉素类等合用，肾功能减退者慎用。

3. **神经-肌肉阻滞** 氨基糖苷类可与神经-肌肉接头突触前膜的钙结合位点结合，抑制神经末梢释放乙酰胆碱，出现神经与肌肉之间的传导阻滞，常在大剂量静脉滴注及胸腔或腹腔给药时出现，表现为心肌抑制、血压下降、肢体瘫痪和呼吸衰竭。一旦发生上述症状，要立即用新斯的明和钙剂解救。避免与肌肉松弛药、全麻药合用。低血钙患者、重症肌无力患者禁用或慎用本类药物。

4. **过敏反应** 常见症状有皮疹、发热、血管神经性水肿、嗜酸性粒细胞增高、甚至发生过敏性休克，链霉素引起的过敏性休克发生率仅次于青霉素，且死亡率高。一旦发生过敏性休克，应立即静脉注射10%的葡萄糖酸钙，同时注射肾上腺素进行抢救。

💗 **护爱生命**

在我国聋哑儿童中，药物性耳聋占到30%～40%，每年因用药不当，约有30000名儿童陷入了无声的世界。目前已发现会致聋的药物有近百种，氨基糖苷类抗生素致聋位于国内药物致聋的首位，其余常见的致聋药物还有大环内酯类、四环素类、万古霉素类和β-内酰胺类抗生素、抗肿瘤药、利尿剂、解热镇痛药、抗疟疾药等。针对我国耳聋发生率高、数量多、危害大、预防工作薄弱的现实，卫生部、教育部、民政部等10部委共同确定每年3月3日为"中国爱耳日"。耳朵是我们聆听世界的窗口，倡导儿童安全用药，让孩子拥有一个欢声笑语的世界。

（二）常用氨基糖苷类抗生素药物及特点

其他常用氨基糖苷类抗生素药物及特点见表34-5。

表34-4 其他常用氨基糖苷类药物

药物	特点
链霉素（streptomycin）	1944年从链霉菌培养液中分离获得并用于临床的第一个氨基糖苷类抗生素，临床常用其硫酸盐。对G^-杆菌如鼠疫杆菌、大肠埃希菌、克雷伯杆菌、肺炎杆菌、流感嗜血杆菌等较敏感。因本药毒性大、耐药菌株增多，使用范围逐渐较小。临床上，链霉素是第一个用于治疗结核病的药物，可与四环素类联合用药首选用于治疗鼠疫和兔热病；治疗布鲁氏病的效果也较好；与青霉素合用治疗溶血性链球菌、草绿色链球菌及肠球菌引起的心内膜炎。链霉素的不良反应中耳毒性最常见，其次为神经肌肉麻痹，肾毒性少而轻，过敏反应发生率仅次于青霉素，且死亡率高
庆大霉素（gentamicin）	抗菌谱较链霉素广，用于各种需氧G^-杆菌感染，包括对铜绿假单胞菌感染，对耐药金黄色葡萄球菌也有效，尤其对沙雷菌属作用最强。临床可与β-内酰胺类抗生素合用治疗铜绿假单胞菌、肠球菌、草绿色链球菌或葡萄球菌感染。口服庆大霉素可用于肠道感染，与克林霉素、甲硝唑合用做结扎手术前的准备。可局部应用治疗皮肤、黏膜表面和眼、耳、鼻的感染。耳毒性为庆大霉素最常见的不良反应，常在用药1~2周内发生，其次为肾毒性和神经-肌肉阻滞，偶见过敏反应。因耐药性和不良反应大，现常用阿米卡星或依替米星等代替
卡那霉素（kanamycin）	对多数常见的G^-杆菌和结核杆菌有效。因毒性大及耐药菌株多见，目前临床主要用于耐药金黄色葡萄球菌及敏感G^-杆菌感染，与其他抗结核药合用，治疗对一线抗结核药耐药的患者；也可口服用于肝性昏迷或腹部手术前准备。其耳毒性、肾毒性、神经-肌肉阻滞发生率均较高，偶见过敏反应
妥布霉素（tobramycin）	对肺炎杆菌、肠杆菌属、变形杆菌属的作用是庆大霉素的2~4倍，对铜绿假单胞菌的作用是庆大霉素的2~5倍，对其他G^-杆菌的抗菌活性不如庆大霉素，在G^+菌中仅对葡萄球菌有效，对庆大霉素耐药的细菌仍有效。通常与青霉素类或头孢菌素类合用于铜绿假单胞菌感染。不良反应较庆大霉素轻
阿米卡星（amykacin）	是卡那霉素的半合成衍生物。是抗菌谱较广的氨基糖苷类抗生素，对G^-杆菌和金黄色葡萄球菌均有较强的抗菌活性，对酶稳定。可用于治疗对其他氨基糖苷类耐药的细菌感染，常作为首选药；与β-内酰胺类联合使用可治疗粒细胞缺乏或其他免疫缺陷患者的严重G^-杆菌感染。阿米卡星耳毒性强于庆大霉素，肾毒性弱于庆大霉素，亦可见神经-肌肉阻滞及过敏反应
依替米星（etimicin）	为新型的氨基糖苷类抗生素，抗菌谱广，抗菌活性强，对大部分G^+菌及G^-菌有良好抗菌作用，尤其对大肠杆菌、克雷伯杆菌、沙雷菌属、变形杆菌、沙门菌属、流感嗜血杆菌及葡萄球菌有较强抗菌活性，对部分耐庆大霉素的菌株仍有效，其不良反应发生率为本类药物中最低

? 想一想

患者，男，65岁，肾功能不全，因尿路感染到医院治疗，医生给患者开具硫酸庆大霉素注射液和呋塞米注射液进行治疗。请分析医生开具的药物是否合理，并说明理由。

答案解析

三、其他类

（一）四环素类

四环素类（tetracyclines）

四环素类（tetracyclines）药物在酸性水溶液中稳定，碱性环境易降解，药用其盐酸盐。包括天然四环素类和人工半合成四环素类。天然四环素包括四环素（tetracycline）、土霉素（terramycin）、金霉素（chlortetracycline）和地美环素（demeclocycline）。人工半合成四环素包括多西环素（doxycycline）、米诺环素（minocycline）、替加环素（tigecycline）。抗菌活性依次为替加环素 > 米诺环素 > 多西环素 > 四环素 > 土霉素，金霉素仅作为外用制剂。

【体内过程】 本类药物口服有效，酸性药物如维生素 C 有利于药物吸收，抗酸药、食物及药物中的多价阳离子如 Ca^{2+}、Mg^{2+}、Fe^{2+}、Al^{3+} 会抑制其吸收，需要联合应用时，至少应间隔 2～3 小时。在体内分布广泛，可进入到胎儿体内及乳汁中，并能沉积于骨骼和牙齿中。主要以原型经肾排泄，碱化尿液可使其排泄增多，酸化尿液可使排泄减慢而增强抗菌效果。

【抗菌作用】 四环素类药物抗菌谱广，对 G^+ 菌的作用强于 G^- 菌，但对 G^+ 菌的作用不如 β－内酰胺类，对 G^- 菌不如氨基糖苷类，对铜绿假单胞菌、结核分枝杆菌、伤寒沙门菌无效。对立克次体、螺旋体、支原体、衣原体及阿米巴原虫有效。因细菌耐药现象较严重，且有影响生长发育等不良反应，临床不作为常规感染用药。

抗菌机制：四环素类药物通过抑制细菌核糖体 30S 亚基，抑制肽链的延伸和蛋白质的合成，改变胞浆膜的通透性，导致菌体核苷酸及重要成分外漏，抑制细菌 DNA 的复制，从而产生抑菌作用。此类药物为快速抑菌药。

【临床应用】 临床治疗立克次体感染引起的斑疹伤寒、立克次体病；衣原体感染引起的肺炎、鹦鹉热、沙眼等；螺旋体感染引起的回归热以及支原体感染引起的非典型肺炎、霍乱等。

【不良反应与用药注意】

1. 局部刺激作用 口服可引起恶心、呕吐、腹泻等消化道症状，餐后服用可以减轻，但会影响药物吸收。因刺激性大，不宜做肌内注射，静脉注射易引起静脉炎。

2. 二重感染（superinfection） 是指长期使用广谱抗菌药，敏感菌被抑制，不敏感菌趁机大量繁殖造成新的感染。四环素类较常见的二重感染有真菌感染引发的鹅口疮、肠炎，应立即用抗真菌药进行治疗；难辨梭状芽孢杆菌大量繁殖所致的假膜性肠炎，表现为剧烈的腹泻、发热、肠壁坏死、体液渗出甚至休克死亡，应立即停药并口服万古霉素或甲硝唑。

3. 影响骨骼和牙齿发育 四环素类可与牙齿中的羟磷灰石晶体结合形成淡黄色的四环素－磷酸钙复合物，造成恒牙永久性棕色色素沉着，并同时影响胎儿、婴幼儿的骨骼发育。孕妇、哺乳期妇女及 8 岁以下儿童禁用。

4. 其他 长期大量应用可引起肝损伤、加重肾损伤。偶见过敏反应。

（二）氯霉素

氯霉素（chloramphenicol）

氯霉素（chloramphenicol）在酸性及中性环境中稳定，遇碱易分解失效。口服吸收快而完全，肌内注射吸收缓慢，且注射部位易结成硬块，不宜采用，静脉注射药物利用率低。药物可广泛分布于机体各组织，易透过血－脑屏障、胎盘屏障，也可经乳汁分泌。体内药物 90% 在肝脏灭活，10% 以原型、代谢产物及尿排出。

【抗菌机制】 与细菌核糖体 50S 亚基结合，阻止肽链的延伸而抑制蛋白质的合成，属于快速抑菌剂。

【抗菌作用与临床应用】 抗菌谱广，对 G^- 菌的作用强于 G^+ 菌。因耐药菌增多，不良反应严重，目前主要用于治疗某些严重感染。可用于严重的无法使用青霉素类药物的脑膜炎及对多药耐药的流感杆菌感染；可用于伤寒的治疗，但因氯霉素毒性大，伤寒首选喹诺酮类或第三代头孢菌素治疗；可用于重度立克次体感染（斑疹伤寒、Q 热和恙虫病）的孕妇、8 岁以下儿童、四环素类药物过敏者的治疗；可局部用药治疗敏感菌引起的眼部感染如沙眼、结膜炎。

【不良反应与用药注意】

1. 抑制骨髓造血功能 为氯霉素最严重的不良反应。分为两种情况，一是可逆性血细胞减少，其发生与剂量和疗程有关，表现为红细胞、白细胞、血小板均减少，尤其以粒细胞下降明显，一旦发生要立即停药，停药 1~3 周可恢复；二是不可逆的再生障碍性贫血，与剂量和疗程无关，一次用药亦可发生，发生率低，但死亡率高，多在停药数周或数月后发生。应用氯霉素期间应系统监测血常规，以便及时发现异常。

2. 灰婴综合征　早产儿和新生儿肝肾功能不完善，对氯霉素解毒和排泄能力差，药物剂量过大可致中毒，表现为循环衰竭、呼吸困难、血压下降、皮肤苍白和发绀，故称为灰婴综合征。一般发生于治疗的第 2~9 天，症状发生后 2 天内的死亡率可高达 40%。

3. 其他　可发生胃肠道反应、过敏反应、视神经炎、视力障碍、溶血性贫血、二重感染等。

肝肾功能损伤、葡萄糖 -6- 磷酸脱氢酶缺乏者、新生儿、早产儿、孕妇、哺乳期妇女不宜使用氯霉素。

（三）林可霉素类

林可霉素类包括林可霉素（lincomycin）和克林霉素（clindamycin）。两药具有相同的抗菌谱，但克林霉素口服吸收、抗菌活性、毒性和临床疗效均优于林可霉素，故临床常用。两药在骨组织中浓度高。

【抗菌机制】　作用机制似红霉素，可与菌体内核糖体 50S 亚基结合，抑制蛋白质的合成。

【抗菌作用与临床应用】　抗菌谱与红霉素相似，对需氧 G⁺ 菌有显著活性，对部分需氧 G⁻ 球菌也有抑制作用，但对肠球菌、G⁻ 杆菌、耐甲氧西林的金黄色葡萄球菌、肺炎支原体不敏感，对厌氧菌作用强大。临床主要用于厌氧菌如脆弱拟杆菌、产气荚膜梭菌、放线菌感染，也可用于 G⁺ 菌感染。对金黄色葡萄球菌所致的骨髓炎为首选。

【不良反应与用药注意】　胃肠道反应多见。长期应用可引起假膜性肠炎，用万古霉素或甲硝唑防治。其他偶见过敏反应、血清转氨酶升高及神经 - 肌肉阻滞作用。

（四）万古霉素类

万古霉素类包括万古霉素（vancomycin）、去甲万古霉素（norvancomycin）、替考拉宁（teicoplanin）。口服难以吸收，肌内注射可致局部剧痛和组织坏死，只能静脉给药。可分布到机体各组织，可穿透胎盘屏障，但难以透过血 - 脑屏障。

【抗菌作用与临床应用】　万古霉素类通过抑制细菌细胞壁合成而起到强大杀菌作用。本类药物对 G⁺ 菌有强大杀菌作用，尤其是耐甲氧西林的金黄色葡萄球菌（MRSA）和耐甲氧西林的表皮葡萄球菌（MRSE）。临床应用于耐药 G⁺ 菌所致的严重感染，特别是 MRSA、MRSE、肠球菌属及耐青霉素的肺炎球菌所致的感染，也可用于对 β - 内酰胺类过敏的严重 G⁺ 菌感染患者。

【不良反应与用药注意】　长期大剂量应用可出现严重的耳毒性和肾毒性。快速静滴万古霉素时，可出现上身皮肤潮红、红斑、荨麻疹、心动过速和低血压等症状，称为"红人综合征"，故不宜静滴过快。偶见药热、皮疹、瘙痒等过敏反应。

（五）多黏菌素类

多黏菌素类抗生素是从多黏杆菌培养液中提取的一组多肽类抗生素，临床应用的有多黏菌素 B（polymyxin B）、多黏菌素 E（polymyxin E，colistin，抗敌素）、多黏菌素 M（polymyxin M）。口服不吸收，需注射给药。药物穿透力弱，脑脊液、关节腔和各感染灶内因浓度较低而影响疗效。主要经肾排泄，排泄速度较慢，连续用药易致药物蓄积。

【抗菌作用与临床应用】　本类药物属慢效窄谱杀菌药，对繁殖期和静止期细菌均有杀菌作用，只对 G⁻ 杆菌作用强，特别是对铜绿假单胞菌作用显著，对 G⁻ 球菌、G⁺ 菌无效。毒性较大，表现为严重的肾毒性和神经系统症状，临床应用受限。主要用于治疗铜绿假单胞菌及 G⁻ 杆菌引起的败血症、泌尿道感染、烧伤及创面感染。口服用于肠道术前准备和消化道感染。局部可用于创面、五官等感染。

【抗菌机制】 通过破坏 G⁻ 杆菌细胞外膜结构而增加胞浆膜通透性，致菌体内物质外漏而产生杀菌作用。

【不良反应与用药注意】

1. 肾毒性 多发生于用药后 4 天，严重时可出现急性肾小管坏死、肾衰竭。及时停药后部分可恢复。

2. 神经毒性 与剂量有关，轻者表现为头晕、面部麻木和周围神经炎，重者出现意识混乱、昏迷、共济失调、可逆性神经肌肉麻痹等，停药后可消失。

3. 其他 注射部位可引起局部疼痛、静脉注射可引起静脉炎。偶见过敏反应、粒细胞减少症和肝毒性。

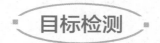

答案解析

一、选择题

【A1/A2 型题】

1. 下列属于繁殖期杀菌药的是

    A. 青霉素 G   B. 阿奇霉素   C. 红霉素   D. 庆大霉素   E. 多西环素

2. 与丙磺舒竞争肾小管分泌通道的是

    A. 多黏菌素 B   B. 链霉素   C. 青霉素 G   D. 四环素   E. 万古霉素

3. 青霉素 G 的抗菌谱不包括

    A. G⁺ 球菌   B. G⁺ 杆菌   C. G⁻ 球菌   D. G⁻ 杆菌   E. 放线菌

4. 对第一代头孢菌素的特点阐述正确的是

    A. 对 G⁺ 菌的作用弱   B. 对酶稳定

    C. 对 G⁻ 抗菌作用强   D. 肾毒性大

    E. 易透过血 – 脑屏障

5. 以下头孢菌素类药物中几乎无肾毒性的是

    A. 头孢硫脒   B. 头孢氨苄   C. 头孢克洛   D. 头孢孟多   E. 头孢曲松

6. 关于 β – 内酰胺酶抑制剂的作用阐述错误的是

    A. 有强大抗菌活性   B. 抑制 β – 内酰胺酶

    C. 抗菌谱广   D. 与 β – 内酰胺类药物合用增强抗菌效果

    E. 可与 β – 内酰胺酶结合

7. 乳糖酸红霉素最适宜的给药途径是

    A. 口服   B. 肌内注射

    C. 静脉滴注   D. 皮下注射

    E. 外擦

8. 以下主要针对革兰氏阴性杆菌感染的药物是

    A. 青霉素类   B. 头孢菌素类

    C. 大环内酯类   D. 氨基糖苷类

    E. 四环素类

9. 下列属于耐酶的半合成青霉素是
    A. 青霉素 V   B. 阿莫西林   C. 美西林   D. 氯唑西林   E. 哌拉西林

10. 李某，男，62 岁。诊断为急性阑尾炎，拟急诊手术，手术预防用药应首选
    A. 青霉素   B. 头孢呋辛   C. 阿米卡星   D. 阿奇霉素   E. 万古霉素

11. 大环内酯类无效的是
    A. 革兰阳性菌   B. 支原体   C. 军团菌   D. 阿米巴原虫   E. 衣原体

12. 支原体肺炎宜首选
    A. 四环素   B. 青霉素   C. 头孢唑林   D. 红霉素   E. 万古霉素

13. 下列药物不能与呋塞米合用的是
    A. 阿莫西林   B. 头孢曲松   C. 阿米卡星   D. 阿奇霉素   E. 米诺环素

14. 氯霉素最严重的不良反应是
    A. 胃肠道反应   B. 造血功能抑制 C. 肝毒性   D. 过敏反应   E. 肾损伤

15. 金黄色葡萄球菌所致的骨髓炎应首选
    A. 氨苄西林   B. 克林霉素   C. 多黏菌素 B   D. 阿奇霉素   E. 米诺环素

16. 下列可用于治疗阿米巴原虫病的药物是
    A. 青霉素 G   B. 四环素   C. 万古霉素   D. 阿奇霉素   E. 头孢拉定

【A3/A4 型题】

(17~18 题共用题干)

患者，男，3 岁。高热、呼吸急促、双肺散在湿啰音，诊断为肺炎球菌性肺炎，青霉素试验（＋）。

17. 此患者宜首选的药物是
    A. 四环素   B. 青霉素   C. 头孢唑林   D. 阿奇霉素   E. 万古霉素

18. 此患者用药过程中要谨防发生
    A. 胃肠道反应   B. 过敏反应   C. 耳毒性   D. 肝毒性   E. 赫氏反应

二、简答题

患者，女，4 岁。因咽炎就诊，医生给予药物青霉素 G 治疗。患者在皮试过程中突然发生呕吐、肌肉震颤、面色苍白、出冷汗、口唇发绀、脉搏细数、血压下降等反应。请回答患者发生了什么不良反应？应用青霉素过程中应如何防治这一反应的发生？

（高垚）

书网融合……

📑 重点回顾   📹 微课   ⏱ 习题

第三十五章　人工合成抗菌药

学习目标

知识目标：

1. **掌握**　喹诺酮类的药理作用、临床应用及不良反应。磺胺类药物的抗菌作用特点，体内过程与作用的关系，适应证及临床应用。

2. **熟悉**　人工合成抗菌药的分类和代表药物名称。

3. **了解**　其他人工合成抗菌药的药理作用和临床应用。

技能目标：

学会分辨药物类型、解释药物作用、观察药物疗效、判断药物不良反应，能采用相应用药护理措施，正确开展合理用药宣教工作。

素质目标：

具有全心全意为细菌感染患者进行用药护理服务的良好医德医风。

📖 **导学情景**

情景描述：患者，女，35 岁。因尿频、尿急伴排尿时尿道有烧灼痛，前来就诊。经血常规和尿常规检查后，诊断为急性尿道炎。给予左氧氟沙星，抗感染治疗。

情景分析：结合检查，患者诊断为：急性尿道炎。给予左氧氟沙星进行治疗。

讨论：请问给予左氧氟沙星治疗的依据是什么？如何进行用药护理？

学前导语：喹诺酮类药物属于人工合成广谱杀菌药。护理工作者需要知晓药物疗效和不良反应等，进行合理用药护理服务与宣教工作。

第一节　喹诺酮类抗菌药

PPT

一、概述

喹诺酮类药物分为四代。第一代：萘啶酸，仅对一些革兰阴性菌有效，口服吸收差，不良反应多，仅用于尿路感染。国内已弃用。第二代：吡哌酸，仅对大多数革兰阴性菌（包括铜绿假单胞菌）有效，血药浓度低，仅用于尿路和肠道感染。不良反应较萘啶酸少，现已少用。第三代：氟喹诺酮类药物，抗菌谱扩大，明显提高对革兰阴性菌疗效，并对革兰氏阳性菌和厌氧菌也有良好疗效，代表药有诺氟沙星、培氟沙星、环丙沙星、依诺沙星和氧氟沙星等。第四代：新氟喹诺酮类药物，包括莫西沙星、吉米沙星、加替沙星和加雷沙星等。

【体内过程】　第三代氟喹诺酮类药物口服吸收较好（除诺氟沙星），富含 Fe^{2+}、Ga^{2+}、Mg^{2+} 的食物可降低药物生物利用度；半衰期 $t_{1/2}$ 较长，约 3.5 ~ 7 小时。药物的血浆蛋白结合率低（14% ~ 30%）。体内分布广，表观分布容积大，穿透力强，可达骨、关节、前列腺、脑脊液中。主要经肝代谢，氧氟沙星、洛美沙星、氟罗沙星主要由肾排泄；诺氟沙星、依诺沙星、环丙沙星由肝、肾排泄；

培氟沙星 90% 经胆汁排泄。

【抗菌作用】 氟喹诺酮类属广谱杀菌药，作用强大。对革兰阴性杆菌（如大肠埃希菌、铜绿假单胞菌、痢疾志贺菌、伤寒沙门菌、军团杆菌属、流感嗜血杆菌及霍乱弧菌等）、革兰阴性球菌（如肠球菌）、革兰阳性球菌（如金黄色葡萄球菌、肺炎链球菌、厌氧菌等）、结核分枝杆菌、支原体、衣原体有杀灭作用。其中环丙沙星、氧氟沙星、托氟沙星对铜绿假单胞菌有效；托氟沙星、司氟沙星对厌氧菌有效；环丙沙星对军团菌有效；氧氟沙星、司氟沙星对结核杆菌有效；司氟沙星对支原体、衣原体、分枝杆菌作用最强。氟罗沙星在体内抗菌作用最强，环丙沙星体外抗菌作用最强。

本类药物的作用机制是：抑制细菌 DNA 回旋酶和拓扑异构酶 IV，阻碍细菌 DNA 复制而达到杀菌作用。本类药物间有交叉耐药，与其他类别的抗菌药之间较少交叉耐药。

【临床应用】 氟喹诺酮类药物可作为青霉素、头孢菌素的代用品，主要用于敏感菌所致呼吸道、泌尿生殖道、肠道、骨、关节、皮肤、软组织感染。

1. 呼吸道感染 可用于肺炎球菌、支原体等引起的肺部及支气管感染。万古霉素与左氧氟沙星或莫西沙星联合用药是治疗青霉素高度耐药肺炎链球菌感染的首选药。

2. 消化道感染 首选用于治疗志贺菌引起的急慢性痢疾，以及鼠伤寒沙门菌、猪霍乱沙门菌、肠炎沙门菌引起的胃肠炎。

3. 泌尿生殖系统感染 可用于单纯性、复杂性尿路感染（如大肠埃希菌，链球菌，葡萄球菌引起的）、细菌性前列腺炎，淋球菌性尿道炎，宫颈炎等。但对于复杂的盆腔感染需与其他药物合用。氧氟沙星、环丙沙星与 β - 内酰胺类可用于单纯性淋病奈瑟菌性尿道炎或宫颈炎的治疗。

4. 其他 脑膜炎，骨髓炎，关节腔感染（诺氟沙星除外），五官、皮肤和软组织感染（诺氟沙星除外）。

【不良反应与用药注意】 📱微课

1. 胃肠道反应 较常见，主要表现为厌食、恶心、呕吐、腹内不适（发生率 3% ~ 5%）等。

2. 中枢神经系统毒性 患者可出现中枢神经兴奋症状，如焦虑、失眠、耳鸣，偶致幻觉和癫痫发作。

3. 光敏反应 表现为药疹、红斑、光感性皮炎、皮肤灼伤和水疱。应避免直接暴露于阳光。慎用易诱发光敏反应的司帕沙星、洛美沙星、氟罗沙星、依诺沙星等。

4. 软骨伤害 动物实验证实可引起多种幼龄动物软骨损伤，儿童用药后可出现关节痛和关节水肿。本药可经乳汁分泌。18 岁以下青少年、妊娠期妇女、哺乳期妇女不宜使用。

💗护爱生命

喹诺酮类药物的临床长期广泛应用对软骨的损伤程度与患者的年龄呈明显的负相关性，即年龄越小，出现关节软骨损害时间越早、程度越重；而在成年患者中，该类药物的软骨毒性反而较低。对于喹诺酮类药物导致的关节毒性，现阶段的研究并不充分。儿童、青少年、孕妇和哺乳期妇女均应谨慎使用该类药物；但对于某些特殊情况，如铜绿假单胞菌感染的儿科囊性纤维化疾病，喹诺酮类药物效果和经济性均较好。因而在这些特殊情况时，可在严密监控下选择性地使用该类药物，如果患者出现相应关节症状时，应及时停药。

5. 其他 跟腱炎，肝、肾功能异常，心脏毒性和眼毒性等，停药可恢复。

？想一想

氟喹诺酮类药物的不良反应有哪些？

答案解析

二、常用氟喹诺酮类药物

诺氟沙星（norfloxacin）

诺氟沙星为第一个应用于临床的氟喹诺酮类药物，对 G⁺ 菌以及厌氧菌的抗菌活性低于氧氟沙星与环丙沙星，对 G⁻ 菌作用与氧氟沙星相似但弱于环丙沙星。但对结核杆菌、军团菌、支原体、衣原体无临床价值。口服可吸收，生物利用度 35%～45%，33% 的药物以原型从尿排出。临床用于革兰阴性菌所致胃肠道、泌尿道感染。

环丙沙星（ciprofloxacin）

环丙沙星口服生物利用度为 60%～80%，体外抗菌活性最强。厌氧菌对其不敏感。应用于对其他抗菌药耐药的 G⁻ 杆菌所致的呼吸道、泌尿生殖道、消化道、骨关节及皮肤软组织感染。因易诱发跟腱炎和跟腱撕裂，老年人、运动员慎用。

氧氟沙星（ofloxacin）

氧氟沙星又叫氟嗪酸，口服吸收快，生物利用度高，分布范围广，肺、痰液、胆汁、骨、前列腺均可达有效浓度，尿液浓度高。对 G⁺ 菌、G⁻ 菌作用优于诺氟沙星，对铜绿假单胞菌作用稍差，对结核分枝杆菌、支原体、衣原体、部分厌氧菌有效。主要用于敏感菌所致的呼吸道、泌尿道（包括前列腺）、胆道感染、皮肤软组织及盆腔等部位的急、慢性感染。

左氧氟沙星（levofloxacin）

左氧氟沙星为氧氟沙星的左旋异构体。抗菌谱同氧氟沙星，抗菌作用强，为氧氟沙星的 2 倍。对 MRSA、表皮葡萄球菌、链球菌和肠球菌的抗菌活性强于环丙沙星；对衣原体、支原体、厌氧菌及军团菌也有杀灭作用。临床用于治疗敏感菌引起的各种急慢性感染、难治性感染。

氟罗沙星（fleroxacin）

氟罗沙星生物利用度高达 100%，$t_{1/2}$ 长。体内抗菌活性远远超过氧氟沙星、左氧氟沙星、环丙沙星。对 G⁺ 菌、G⁻ 菌、厌氧菌、支原体、衣原体和分枝杆菌都有强大的抗菌活性，用于敏感菌引起的感染。易引起肠道反应、神经系统反应和光敏反应。

洛美沙星（lomefloxacin）

洛美沙星生物利用度高达 90% 以上，$t_{1/2}$ 长，有明显的 PAE。体内抗菌活性弱于氟罗沙星，强于氧氟沙星、左氧氟沙星，体外抗菌活性弱于环丙沙星。肠杆菌属、奈瑟球菌属和军团菌对其高度敏感，假单胞菌属、葡萄球菌对其中等敏感，衣原体、结核杆菌、支原体也对其敏感。用于上述病原体感染。本药易发生光敏反应。

莫西沙星（moxifloxacin）

莫西沙星为第四代喹诺酮类的代表药物，口服生物利用度高约为 90%，$t_{1/2}$ 为 12～15 小时。对大多数革兰阳性球菌、厌氧菌、结核分枝杆菌、衣原体和支原体有很强的抗菌活性，强于氧氟沙星、左氧氟沙星、环丙沙星和司氟沙星。对大多数革兰性阴性菌的作用与诺氟沙星相近。临床用于敏感菌所致的慢性支气管炎急性发作、社区获得性肺炎、急性鼻窦炎，也可用于泌尿生殖系统和皮肤软组织感染。不良反应发生率相对较低，常见一过性轻度呕吐和腹泻。

👁 看一看

我国首个氟喹诺酮类创新药物——盐酸安妥沙星

氟喹诺酮（沙星类）是目前我国抗菌药物三大主力品种之一，对保障我国人民身体健康发挥着重要作用。中科院上海药物所科学家自主研发了第一个具有自主知识产权（专利号为 ZL97106728.7）的国家一类氟喹诺酮类抗菌新药——盐酸安妥沙星。依托于国家和中国科学院药物创新体系的建设，我国科学家潜心研究左旋氧氟沙星的基因结构－药效关系、结构－代谢特征关系、结构－毒性关系，最终筛选出具有新化学结构的药物——盐酸安妥沙星。盐酸安妥沙星和现有药物相比，无论安全性还是疗效，特别是药物代谢特征都具有明显的优势，安全范围高。药物的成功研制增强和促进了我国具有自主知识产权创新药物的研发，提升我国药物自主创新能力。

第二节　磺胺类抗菌药

PPT

一、概述

磺胺类药物是最早合成的人工合成抗菌药，首次用于临床的是百浪多息（prontodil）。随着低毒高效的抗菌药出现，磺胺类药物应用逐渐减少，但对某些感染如流行性脑脊髓膜炎、鼠疫等疗效显著，仍具有一定的应用价值。磺胺类抗菌药分类见表 35－1。

表 35－1　磺胺类抗菌药分类

药物分类	代表药物
肠道易吸收类（用于全身性感染）	磺胺嘧啶、磺胺甲噁唑
肠道难吸收类（用于肠道感染）	柳氮磺吡啶
外用磺胺类	磺胺醋酸钠、磺胺嘧啶银

【体内过程】　肠道易吸收类药物在体内分布广泛，血浆蛋白结合率为 25%～95%，能透过血－脑屏障、胎盘屏障及乳汁。主要在肝脏代谢为无活性的乙酰化物，也可与葡萄糖醛酸结合。主要以原型药、乙酰化物、葡糖醛酸结合物三种形式从肾脏排泄。

【抗菌作用】

磺胺类药物抗菌谱广，对 G^+ 菌、G^- 菌都有良好的抗菌作用。溶血性链球菌、肺炎球菌、脑膜炎奈瑟菌、淋球菌、鼠疫杆菌对其敏感。本药对沙眼衣原体、疟原虫、卡氏肺孢子虫和弓形虫滋养体有抑制作用。对支原体、立克次体和螺旋体无效，甚至可促进立克次体生长，磺胺嘧啶银尚对铜绿假单胞菌有效。

磺胺药的化学结构与 PABA（对氨苯甲酸）相似，与 PABA 竞争二氢叶酸合成酶，使二氢叶酸不能合成，从而影响核酸和蛋白质的合成，抑制细菌的生长繁殖（图 35－1）。本类药物间有交叉耐药性。

【不良反应与用药注意】

1. 泌尿系统损害　因磺胺及其乙酰化代谢产物在尿液中浓度高，溶解度低，易在酸性溶液中析出

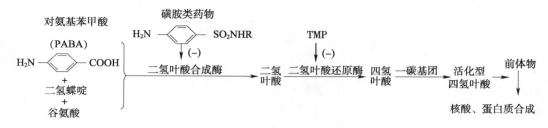

图 35 – 1　磺胺类药物和甲氧苄啶（TMP）抗菌作用机制示意图

结晶，损伤肾脏，产生结晶尿、血尿、尿痛和尿闭等症状。服用磺胺嘧啶或磺胺甲噁唑时，应适当增加饮水并同服等量碳酸氢钠以碱化尿液；服药超过一周，定期检查尿液。

2. 过敏反应　用药一定时间后，易发生药疹、药热及剥脱性皮炎等，一旦发生应立即停药，严重者应用抗组胺药和糖皮质激素治疗。本药有交叉过敏反应，有过敏者禁用。

3. 血液系统反应　长期用药可抑制骨髓造血功能，导致粒细胞减少、血小板减少甚至再生障碍性贫血，发生率极低但可致死。用药期间定期检查血常规。葡萄糖 – 6 – 磷酸脱氢酶缺乏者慎用。

4. 其他　口服引起恶心、呕吐、上腹部不适和食欲不振等胃肠道反应；餐后服用或同服碳酸氢钠可减轻反应。可致肝损害甚至急性肝坏死，肝功能受损者避免使用。少数病人出现中枢神经系统症状如头晕、头痛、萎靡和失眠等症，用药期间避免高空作业和驾驶。新生儿、早产儿、孕妇、哺乳期妇女慎用。

二、常用磺胺类药物

磺胺嘧啶（sulfadiazine，SD）

磺胺嘧啶口服易吸收。血浆蛋白结合率低，易透过血 – 脑屏障进入脑脊液。药物在肝内乙酰化灭活，由肾排泄。因乙酰化的药物溶解度低，在酸性尿中更易析出结晶损伤肾脏，可加服碳酸氢钠预防。对脑膜炎奈瑟菌、溶血链球菌、肺炎球菌、淋球菌及弓形虫均有较强抑制作用。首选预防流行性脑脊髓膜炎；同时也首选治疗普通型流行性脑脊髓膜炎。与乙胺嘧啶合用治疗弓形体病。

磺胺甲噁唑（sulfamethoxazole，SMZ）

磺胺甲噁唑又称新诺明，抗菌谱广，作用强，可抑制大多数 G^- 菌和 G^+ 菌感染，放线菌、奴卡菌、衣原体、弓形虫对其敏感。脑脊液中浓度低于 SD，但也可用于预防流行性脑脊髓膜炎。尿中浓度与 SD 相似，可用于大肠埃希菌等敏感菌引起的泌尿道感染。

柳氮磺吡啶（sulfasalazine，SASP）

柳氮磺吡啶口服难以吸收，在肠道分解为磺胺吡啶和 5 – 氨基水杨酸盐，前者有抗菌作用，后者具有抗炎和免疫抑制作用。口服或灌肠治疗急慢性溃疡性结肠炎、节段性回肠炎，且可防止复发。

磺胺嘧啶银（sulfadiazinesilver，SD – Ag）

磺胺嘧啶银抗菌谱广，抗菌作用不受脓液 PABA 影响，对铜绿假单胞菌作用强并有收敛作用。临床外用，可防治烧伤或烫伤的创面感染。促进创面干燥、结痂及愈合。

磺胺醋酰钠（sulfacetamide sodium，SA – Na）

磺胺醋酰钠盐溶液呈中性，不具有刺激性，穿透力强，适于眼科感染性疾患如沙眼、结膜炎、角膜炎等。

✎ 练一练

可用于防治烧伤或烫伤创面感染的药物是

A. 磺胺嘧啶　　　　　　　　B. 柳氮磺吡啶

C. 磺胺嘧啶银　　　　　　　D. 诺氟沙星

E. 磺胺醋酰

答案解析

第三节　其他合成类抗菌药

PPT

甲氧苄啶（trimethoprin，TMP）及其复方制剂

甲氧苄啶是细菌二氢叶酸还原酶抑制剂，通过抑制二氢叶酸还原酶，使二氢叶酸无法还原为四氢叶酸，从而阻止细菌核酸生成。抗菌谱与 SMZ 相似。抗菌活性比 SMZ 强 20～100 倍。不良反应较少，但对某些敏感患者可引起叶酸缺乏，导致巨幼红细胞性贫血。单独使用易产生耐药性。

复方新诺明为磺胺类抗菌药，是磺胺甲噁唑（SMZ）与甲氧苄啶（TMP）按 5∶1 比例制成的复方制剂，二者的主要药代学参数相近；合用后通过双重阻断机制，协同抑制四氢叶酸合成。合用时抗菌活性增加数倍至数十倍，甚至呈现杀菌作用，抗菌谱扩大，耐药菌减少。尤其对大肠埃希菌、流感嗜血杆菌、金黄色葡萄球菌的抗菌作用较 SMZ 单药明显增强。可用于伤寒，泌尿道、呼吸道和消化道感染。

呋喃妥因（nitrofurantoin）

呋喃妥因又叫呋喃坦啶，口服吸收快，在血中被快速破坏，不能用于全身感染治疗。给药量的40%～50% 以原型由肾排泄。主要用于大肠埃希菌、肠球菌和葡萄球菌引起的泌尿系统感染如肾盂肾炎、膀胱炎、前列腺炎和尿道炎等。酸化尿液可增强其抗菌作用。常见恶心、呕吐及腹泻；偶见皮疹、药热等过敏反应。大剂量或长时间使用引起头痛、头晕和嗜睡等，甚至造成周围神经炎。

呋喃唑酮（furazolidone）

呋喃唑酮口服不易吸收，主要在肠道发挥作用；对伤寒、副伤寒杆菌、大肠杆菌、痢疾杆菌、霍乱弧菌、弯曲菌属、阴道滴虫有效。主要用于治疗肠炎、痢疾、霍乱等肠道感染性疾病。尚可治疗胃、十二指肠溃疡。不易产生耐药性，无交叉耐药性。不良反应同呋喃妥因。

甲硝唑（metronidazole）

甲硝唑除用于抗滴虫和抗阿米巴原虫外（见第三十九章），近年来，广泛地应用于抗厌氧菌感染。作用机制为抑制菌体 DNA 的合成，促进 DNA 的降解。主要用于治疗厌氧菌引起的口腔、腹腔、女性生殖系统、下呼吸道、骨和关节等部位的感染。对败血症、心内膜炎、脑膜感染以及使用抗生素引起的结肠炎也有效。还可用于口腔厌氧菌感染。

答案解析

目标检测

一、选择题

【A1/A2 型题】

1. 喹诺酮类抗菌药可抑制

    A. 细菌二氢叶酸合成酶　　　　　　　　　　　B. 细菌二氢叶酸还原酶

    C. 细菌 DNA 聚合酶　　　　　　　　　　　　D. 细菌依赖于 DNA 的 RNA 多聚酶

    E. 细菌 DNA 回旋酶

2. 体外抗菌活性最强的喹诺酮类药是

    A. 依诺沙星　　　　B. 氧氟沙星　　　　C. 环丙沙星　　　　D. 洛美沙星　　　　E. 氟罗沙星

3. 最早用于全身性感染的人工合成抗菌药是

    A. 萘啶酸　　　　B. 诺氟沙星　　　　C. 磺胺类　　　　D. 甲氧苄啶　　　　E. 甲硝唑

4. 磺胺药抗菌机制是

    A. 抑制细胞壁合成　　　　　　B. 抑制 DNA 回旋酶　　　　　C. 抑制二氢叶酸合成酶

    D. 抑制分枝菌酸合成　　　　　E. 改变膜通透性

5. 在尿中易析出结晶的药物是

    A. 氧氟沙星　　　　B. 磺胺嘧啶　　　　C. 柳氮磺吡啶　　　　D. 甲氧苄啶　　　　E. 柳氮磺吡啶

6. 治疗流行性脑脊髓膜炎的首选药物是

    A. 左氧氟沙星　　　　B. 磺胺嘧啶　　　　C. 磺胺甲噁唑　　　　D. 甲氧苄啶　　　　E. 柳氮磺吡啶

7. 局部应用无刺激性、穿透力强，适用于眼科疾病的药物是

    A. 磺胺嘧啶银　　　　B. 磺胺醋酰　　　　C. 磺胺米隆　　　　D. 柳氮磺吡啶　　　　E. 以上都不是

8. 甲氧苄啶的抗菌机制是

    A. 抑制二氢叶酸合成酶　　　　　　　　　　　B. 抑制四氢叶酸合成酶

    C. 抑制二氢叶酸还原酶　　　　　　　　　　　D. 抑制 DNA 螺旋酶

    E. 抑制四氢叶酸还原酶

9. 患者近期感到阴道瘙痒、分泌物增多，医生诊断为阴道滴虫病，首选下列哪种药物治疗

    A. 甲硝唑　　　　B. 甲氧苄啶　　　　C. 呋喃妥因　　　　D. 磺胺嘧啶　　　　E. 磺胺甲噁唑

【X 型题】

10. 氟喹诺酮类药物的共性特点有

    A. 抗菌谱广　　　　　　　　　　　　　　　　B. 与其他抗菌药间无交叉耐药性

    C. 口服吸收好　　　　　　　　　　　　　　　D. 不良反应少

    E. 主要用于敏感菌所致的呼吸道、尿路感染

11. 甲氧苄啶与磺胺类合用的目的是

    A. 抗菌活性增强　　B. 耐药菌株减少　　C. 抗菌谱扩大　　D. 作用时间延长　　E. 不良反应减少

12. 下列哪些人群不宜使用喹诺酮类药物

    A. 妊娠妇女　　　　　　　　　　　　　　　　B. 未发育完全的儿童

    C. 有癫痫病史者　　　　　　　　　　　　　　D. 老年人

    E. 对青霉素过敏者

二、简答题

患儿,男,四岁,近两天由于冷热不适患感冒,出现流黄鼻涕,有时咳嗽,其母亲在药店购买小儿氨酚黄那敏颗粒和左氧氟沙星胶囊用于患儿感冒治疗。请分析此案例中用药是否合理,并说明原因。

(黄晓珊)

书网融合……

重点回顾　　　　微课　　　　习题

第三十六章　抗结核病药

PPT

📖 导学情景

情景描述：患者，女，30岁，午后低热1年，半年前出现胸痛，伴随咳嗽和深呼吸加重，近日来，病情加重，并伴消瘦、食欲差，前来就诊。经体格检查，诊断为：左肺继发性肺结核。治疗：给予异烟肼、利福平、吡嗪酰胺、乙胺丁醇抗结核治疗。

情景分析：患者诊断为：左肺继发性肺结核，四联用药抗结核治疗。

讨论：请问给予四联用药的依据是什么？如何进行用药护理？

学前导语：结核病是由结核分枝杆菌引起的慢性传染性疾病，以肺部受累多见。临床治疗结核的药物很多，包括一线抗结核药和二线抗结核药等。抗结核化学药物的使用是治疗结核的主要有效手段。

结核病是由结核分枝杆菌感染引起的慢性传染病，可入侵人体多种器官，其中80%发生在肺部，其他部位（如颈淋巴、脑膜、腹膜、肠、皮肤、骨骼）也可继发感染。除少数发病急促外，临床上多呈慢性过程。肺结核常有低热、乏力等全身症状和咳嗽、咯血等呼吸系统表现。

👁 看一看

世界防治结核病日

结核病属于慢性传染病，由结核杆菌引起，其中肺结核病最为常见。历史上，结核病曾与天花、鼠疫和霍乱等传染病一样，在全世界范围内广为流行。1882年3月24日，德国科学家罗伯特·科赫宣布发现结核杆菌是导致结核病的病原菌，从而给防治结核病带来突破。此后，随着抗结核药物研制成功，结核病的流行得到有效控制，并在一些地区绝迹。为了纪念科赫的伟大发现，世界卫生组织与国际预防结核病和肺部疾病联盟在1982年决定，将每年的3月24日确定为世界防治结核病日。

临床治疗结核的药物很多，包括一线抗结核药异烟肼、利福平、乙胺丁醇、链霉素、吡嗪酰胺等，这类药物疗效高，不良反应较少，患者较易耐受；二线抗结核药包括对氨基水杨酸钠、环丝氨酸等，这类药物毒性较大、疗效差，常与其他抗结核药配伍使用。此外，还有一些疗效较好、毒性和不良反应相对较小的新型抗结核药，如司帕沙星、利福喷汀等。

第一节 常用抗结核病药

一、一线抗结核药

异烟肼（isoniazid，INH）

异烟肼又名雷米封（rimifon），具有杀菌力强、疗效高、不良反应少、可口服、价格低廉等优点。

【体内过程】 异烟肼口服吸收快而完全。其分子量小，穿透力强，可迅速分布于全身组织、细胞和体液中，可作用于已被吞噬的结核分枝杆菌。异烟肼大部分经乙酰化代谢，最后与少量原型药一起由肾脏排出。该药为肝药酶抑制剂，易发生药物相互作用。

【抗菌作用】 异烟肼对结核杆菌有高度选择性，对活动期结核杆菌有强大的杀灭作用，是治疗活动性结核的首选药物。可杀灭细菌内外结核杆菌，对繁殖期结核杆菌有杀菌作用，而对静止期结核杆菌无杀灭作用，仅有抑制作用。

作用机制是抑制结核杆菌细胞壁中特有的分枝菌酸合成而导致细菌死亡。异烟肼单用易产生耐药性，与其他抗结核药之间无交叉耐药性，常选择联合用药，以延缓耐药性的产生。

【临床应用】 异烟肼是治疗临床各种类型结核病的首选药。单独使用对于早期轻症结核病或预防给药效果好；规范化治疗各种类型的结核病必须与其他药物联合应用。

【不良反应与用药注意】 　微课

1. 神经系统反应 常见有外周神经炎，表现为手足震颤、麻木等。大剂量表现为中枢神经系统症状，如惊厥、昏迷、神经错乱、偶有中毒性脑病或中毒性精神病。此反应是由于异烟肼与维生素 B_6 结构类似，能竞争同一酶系或促进维生素 B_6 排泄增多，导致维生素 B_6 缺乏。因此使用异烟肼时注意补充维生素 B_6。

2. 肝损害 异烟肼的乙酰化产物可引起肝坏死。患者用药期间应定期复查肝功能。

3. 其他 可发生过敏反应，如药热、皮疹；偶可引起粒细胞缺乏、血小板减少、溶血性贫血等。

利福平（rifampin）

【体内过程】 利福平口服吸收快而完全，但易受食物影响，个体差异大。在体内分布广泛，穿透力强，可进入细胞。主要经肝脏代谢，其代谢物仍有抗菌活性；从胆汁排泄，有肝肠循环。由于药物及其代谢物呈橘红色，患者用药后分泌物（尿、粪、泪液、痰等）呈橘红色。为肝药酶诱导剂，能加速口服抗凝剂、洋地黄毒苷、巴比妥类药等药物的代谢。

【抗菌作用】 利福平为广谱半合成抗生素，作用强大，对静止期和繁殖期细菌均有作用。对结核分枝杆菌、G^+ 菌（包括金黄色葡萄球菌、肺炎链球菌）、G^- 菌（包括脑膜炎奈瑟菌、淋病双球菌、绿脓杆菌、大肠埃希菌、伤寒、痢疾杆菌、流感杆菌）、沙眼衣原体等有作用。其作用与浓度有关，高浓度杀菌，低浓度抑菌。

抗菌机制：抑制菌体 DNA 依赖的 RNA 多聚酶，阻碍 mRNA 合成，起到抑菌、杀菌作用。单用易产生耐药性。

【临床应用】 利福平是目前治疗结核病最有效的药物之一，用于各种类型结核病的治疗，与异烟肼、乙胺丁醇及吡嗪酰胺等合用治疗初治、复治及重症患者。本药还可治疗胆道感染及麻风病。局部用药可用于沙眼、病毒性角膜炎及急性结膜炎的治疗。

【不良反应与用药注意】

1. 肝损害　长期大剂量使用利福平可出现黄疸、肝大、肝功能减退等症状。用药期间应定期检查肝功能。严重肝病患者禁用，嗜酒者、老年人慎用。

2. 胃肠道反应　常见恶心、呕吐、腹痛、腹泻等。

3. 流感样综合征　多见于大剂量间歇给药（每周 2 次以下）或每日大于 1200mg 时，表现为发热、寒战、肌肉酸痛等类似感冒的症状。应避免应用此种给药方式。

4. 其他　过敏反应，偶见皮疹、药热等反应。致畸胎作用，妊娠早期妇女禁用。

乙胺丁醇（ethambutol）

【体内过程】　乙胺丁醇口服吸收好，不受食物影响；可广泛分布于全身组织和体液；大部分以原型由肾脏排泄，少部分以代谢物由尿排出。

【抗菌作用】　乙胺丁醇与二价金属离子络合，干扰菌体 RNA 合成。对胞内胞外繁殖期结核杆菌有较强抑制作用。单独使用易产生耐药性，疗效降低，因此常联合其他抗结核药使用。

【临床应用】　乙胺丁醇用于各型肺结核和肺外结核，特别适用于经异烟肼、链霉素治疗无效的患者。与异烟肼、利福平合用治疗初治患者，与利福平及卷曲霉素联合用于结核病复治患者。

【不良反应与用药注意】　长期使用易引起球后视神经炎，表现为弱视、视觉模糊、视敏感度减退、色觉障碍、红绿色盲和视野缩小等，需定期作眼科检查。一旦发生，应立即停药，一般可自行消失。偶见胃肠道反应、过敏性反应和高尿酸血症等。

链霉素（streptomycin）

链霉素穿透力弱，在体内仅有抑菌作用，易产生耐药性，长期使用耳毒性发生率高，应与其他抗结核病药联合使用，重症结核几乎不用链霉素。

吡嗪酰胺（pyrazinamide，PZA）

吡嗪酰胺口服吸收迅速，分布广泛，在细胞内和脑脊液中浓度较高，约 70% 经肾脏排泄。单独使用易产生耐药性，与其他抗结核病药无交叉耐药性。与异烟肼、利福平有协同作用，是联合用药的重要成分。临床上可用于对异烟肼、链霉素耐药，及不能耐受其他抗结核药物的复治患者。长期大量应用有肝毒性，会引起肝坏死，用药期间应定期检查肝功能。

二、二线抗结核病药

对氨基水杨酸钠（sodium para – aminosalicylate）

对氨基水杨酸钠抗菌作用弱，属胞外抑菌药。口服吸收好，可分布于全身组织和体液（脑脊液除外），经肝脏代谢，肾脏排泄。临床上常与异烟肼和链霉素联合使用，治疗结核病效果良好。该药会影响利福平吸收，不宜与利福平合用。常见的不良反应有胃肠反应、过敏反应、肝损害等。对氨基水杨酸钠水溶液不稳定，见光易分解，用前需新鲜配制。

环丝氨酸（cycloserine）

环丝氨酸能抑制结核杆菌生长，但作用相对一线抗结核药弱，对结核病的疗效也较低。主要不良反应为神经系统毒性反应，亦可有胃肠道反应及发热等。临床上主要与其他抗结核药合用治疗复治的耐药结核杆菌患者。

三、新型抗结核病药

利福喷汀（rifapentine）

利福喷汀为利福霉素衍生物。抗菌谱同利福平，抗菌效力强于利福平，与异烟肼、乙胺丁醇等有协同抗菌作用。

司帕沙星（sparfloxacin）

司帕沙星为喹诺酮类抗菌药，与其他抗结核药无交叉耐药性，可用于对常用抗结核药耐药的菌株感染。

第二节　抗结核药的应用原则

目前化疗药物是治疗结核病的主要手段，合理应用化疗药物，坚持"早期用药、联合用药、适量用药、全程规律用药"，能够提高药物疗效，降低不良反应发生率。

1. 早期用药　患者确诊为结核病后应立刻用药。早期病灶内的结核杆菌生长繁殖旺盛，对抗结核杆菌药物敏感，结核杆菌易被抑制或杀灭。早期用药，疗效显著。

2. 联合用药　联合两种或两种以上药物应用，以达到提高疗效、降低复发率、减缓耐药性产生及避免严重不良反应发生的目的。轻症结核病常采取异烟肼和利福平合用，重症结核病则采取四联或更多抗结核药合用治疗。

? 想一想

抗结核病药联合应用的目的是什么？

答案解析

3. 适量用药　抗结核病药剂量不足，组织内药物无法达到有效血药浓度，且易诱发耐药性的产生而使治疗效果不佳。药物用量过大，易产生严重不良反应使治疗终止。因此，抗结核药剂量需适量。

4. 全程规律用药　结核病为慢性传染病，需长期规律用药治疗。不可随意改变药物剂量和药物品种，不可过早停药。轻症结核病应持续治疗9～12个月，中重度结核病应持续治疗18～24个月。

⚒ 练一练

抗结核病的治疗原则不包括以下哪项

A. 早期用药　　　　　　　　　　　B. 联合用药

C. 适量用药　　　　　　　　　　　D. 全程规律用药

E. 经常更换药物

答案解析

♥ 护爱生命

全球约23%人口存在潜伏结核菌感染。结核病防治工作任重道远。肺结核密切接触者即使感染了结核，其终身发展为活动性结核病的概率亦仅为5%～10%，常在机体免疫功能受损的情况下出现。活动性肺结核密切接触者应做好日常预防，在生活中应注意营养、按时作息、规律运动等；同时还要做好隔离工作，如减少进入空气流通不畅场所。医护工作者接触、护理肺结核患者时需戴好口罩，病房应多开窗通风。一旦患病，应积极抗结核治疗，常选用异烟肼、利福平、吡嗪酰胺三联或异烟肼、利福平、乙胺丁醇、吡嗪酰胺四联用药。遵循早期、适量、联合、规律、全程的治疗原则，才能确保治疗彻底。

目标检测

答案解析

一、选择题

【A1/A2 型题】

1. 以下代谢物呈现橘红色的药物是

　　A. 异烟肼　　　　　　　　　　　　　　　B. 对氨基水杨酸

　　C. 链霉素　　　　　　　　　　　　　　　D. 利福平

　　E. 乙胺丁醇

2. 异烟肼的作用特点是

　　A. 结核杆菌不易产生耐药性　　　　　　　B. 只对细胞外的结核杆菌有效

　　C. 对大多数 G⁻ 菌有效　　　　　　　　　D. 对细胞内外的结核杆菌有效

　　E. 以上均是

3. 下列关于乙胺丁醇说法正确的是

　　A. 对细胞内、外结核杆菌有较强杀菌作用　　B. 对耐异烟肼的结核杆菌无效

　　C. 对抗链霉素的结核杆菌无效　　　　　　D. 单用不易产生抗药性

　　E. 为二线抗结核药

4. 下列药物中，抗结核杆菌作用强，治疗各类结核病首选药是

　　A. 链霉素　　　　B. 阿米卡星　　　　C. 庆大霉素　　　　D. 异烟肼　　　　E. 卡那霉素

5. 有癫痫或精神病者应慎用

　　A. 利福平　　　　B. 异烟肼　　　　C. 异胺丁醇　　　　D. 吡嗪酰胺　　　　E. 对氨基水杨酸

6. 不属于一线抗结核药的是

　　A. 异烟肼　　　　B. 链霉素　　　　C. 对氨基水杨酸钠　D. 吡嗪酰胺　　　　E. 乙胺丁醇

7. 下列哪种药用于活动性肺结核的预防和治疗

　　A. 乙胺丁醇　　　　B. 环丝氨酸　　　　C. 链霉素　　　　D. 异烟肼　　　　E. 对氨水杨酸

8. 对氨基水杨酸钠是一种抑制结核杆菌的药物，在抗结核治疗中，与异烟肼、利福平、吡嗪酰胺或乙胺丁醇合用，联合用药的目的是

　　A. 减少异烟肼的神经毒性　　　　　　　　B. 增强吡嗪酰胺的抗菌作用

　　C. 使结核杆菌对其他药物敏感　　　　　　D. 延缓结核菌耐药性产生

　　E. 减缓乙胺丁醇对视神经的毒害

【A3/A4 型题】

(9~10 题共用题干)

一女性糖尿病患者合并肺浸润性肺结核，应用甲苯磺丁脲控制血糖，应用利福平、异烟肼、链霉素治疗肺结核。在服用抗结核病药两个月后，发现糖尿病加重，而且出现肝功能损害。

9. 患者出现糖尿病加重的原因是

　　A. 患者感染了肝炎　　　　　　　　　　　B. 链霉素损害肾功能

C. 甲苯磺丁脲有肝毒性　　　　　　　　　　D. 利福平诱导肝药酶

E. 以上都不是

10. 治疗结核的用药原则有

A. 联合用药　　　　　　　　　　　　　　　B. 适量用药

C. 早期用药　　　　　　　　　　　　　　　D. 规律及全程用药

E. 以上都对

【X型题】

11. 抗结核药联合用药的目的是

A. 提高疗效　　B. 扩大抗菌范围　C. 减少各药用量　D. 降低毒性　　E. 延缓耐药性

12. 仅能用于抗结核分枝杆菌感染的药物是

A. 异烟肼　　　　B. 乙胺丁醇　　　　C. 对氨水杨酸　　D. 利福平　　　E. 链霉素

二、简答题

患者，女，72岁，一个月前出现咳嗽、咳痰，近来出现午后低热，剧烈咳嗽，痰中带血，进食少，乏力，消瘦，确诊为肺结核。医嘱异烟肼、利福平、吡嗪酰胺、链霉素联合应用。请问该治疗方案是否合理？为什么？

（黄晓珊）

书网融合……

目 重点回顾　　　　　　e 微课　　　　　　习题

第三十七章 抗病毒药

PPT

学习目标

知识目标：

1. **掌握** 利巴韦林、阿昔洛韦、齐夫多定、拉米夫定等药物的药理作用、临床应用及不良反应。

2. **熟悉** 其他抗病毒药的分类和代表药物名称。

3. **了解** 其他抗病毒药的特点。

技能目标：

学会分辨药物类型、解释药物作用、观察药物疗效、判断药物不良反应，能采用相应用药护理措施，正确开展合理用药宣教工作。

素质目标：

具有全心全意为病毒感染患者进行用药护理服务的良好医德医风。

导学情景

情景描述：患者，男，26 岁。咽痒、发热 1 天，伴咳嗽、咳淡黄色痰、量少。体格检查：体温 37.5℃，神清，双肺闻及干、湿性啰音；RT – PCR 阳性。诊断：甲型 H_1N_1 流感。治疗：奥司他韦 75mg，2 次/日，连续口服 5 天。

情景分析：结合体格检查，患者诊断为：甲型 H_1N_1 流感，给予奥司他韦进行治疗。

讨论：请问给予奥司他韦治疗的依据是什么？如何进行用药护理？

学前导语：病毒性传染病居传染病之首，发病率高、传播快，严重威胁人体健康。病毒性感染如甲型 H_1N_1 流感、各种病毒性肝炎、流行性出血热等。护理工作者需要知晓常用抗病毒药的药物疗效和不良反应等，进行合理用药护理服务与宣教工作。

病毒感染已成为现代社会人们关注的一个沉重话题，有数据显示约 60% 的流行性传染病是由病毒感染引起的。病毒具有严格的胞内寄生特点，在复制时需要依赖宿主细胞的许多功能，且病毒在不断的复制过程中，极易出现新的突变体，所以目前抗病毒药大多疗效欠佳，对病毒性疾病的治疗至今仍缺乏专属性强的药物。

病毒包括 DNA 及 RNA 病毒。病毒侵入人体包含以下过程：病毒吸附至宿主细胞并侵入后，发生脱壳，再利用宿主细胞代谢系统进行增殖复制，按自身基因组提供的遗传信息进行病毒的核酸与蛋白质的生物合成，然后病毒颗粒装配成熟并从细胞内释放出来。抗病毒药可以作用于以上过程，发挥抗病毒作用。

第一节 广谱抗病毒药

利巴韦林（ribavirin） 📱微课

利巴韦林是一种人工合成的鸟苷类衍生物，为广谱抗病毒药。对多种 RNA 和 DNA 病毒有效，如甲型肝炎病毒、乙型肝炎病毒、腺病毒、疱疹病毒和呼吸道合胞病毒等。

【体内过程】 利巴韦林口服吸收迅速，生物利用度约45%。可透过胎盘屏障，也可进入乳汁，在肝内代谢。主要经肾排泄，仅有少量随粪便排出。

【临床应用】 利巴韦林小颗粒气雾剂给药，可用于合胞病毒引起的病毒性肺炎与支气管炎。静脉滴注或口服给药，可治疗拉萨热或流行性出血热。对急性甲型和丙型肝炎有一定疗效，联合干扰素可用于治疗慢性丙型肝炎的治疗。

【不良反应与用药注意】 常见不良反应有胃肠道反应、乏力、脱发、皮疹、瘙痒等症状。长期大量应用可引起血管外溶血、骨髓抑制，致命或非致命的心肌损害。动物实验有致畸作用，妊娠期妇女禁用。肝肾功能异常者、老年患者慎用。

干扰素（Interferon，IFN）

干扰素是机体细胞受病毒刺激产生的一类可以抗病毒的糖蛋白。已被证明有抗病毒作用的IFNs有三种，即$IFN\alpha$、IFN_β、IFN_γ。IFNs为广谱抗病毒药，对病毒穿透细胞膜过程、脱壳、mRNA合成、蛋白翻译后修饰、病毒颗粒组装和释放均可产生抑制作用。临床可用于治疗多种常见急慢性病毒感染，如病毒性心肌炎、流感及其他上呼吸道感染、乙型脑炎、流行性腮腺炎等。该药是国际公认的治疗慢性肝炎的抗病毒药。

✎ 练一练

属于广谱抗病毒药物的是

A. 阿昔洛韦   B. 阿糖胞苷

C. 干扰素   D. 金刚烷胺

E. 以上都不是

答案解析

第二节 抗 HIV 药

人类免疫缺陷病毒（HIV）是一种反转录病毒，分为 HIV – 1 和 HIV – 2 两型。HIV 入侵机体后，病毒 RNA 即被用作模板，在反转录酶的作用下，产生互补双螺旋 DNA，随即病毒 DNA 进入宿主细胞核，并掺入宿主基因组。最后，病毒 DNA 被转录和翻译成一种多聚蛋白，其再经 HIV 蛋白酶裂解成小分子功能蛋白。

抗 HIV 药主要通过抑制反转录酶或 HIV 蛋白酶发挥作用，包括核苷类反转录酶抑制剂、非核苷类反转录酶抑制剂和蛋白酶抑制剂三类。

1. 核苷类反转录酶抑制剂

齐多夫定（zidovudine，ZDV）

齐夫多定是反转录酶抑制剂，抑制病毒 DNA 的合成及病毒 DNA 链的延伸。是第一个上市的抗 HIV 药，治疗艾滋病（AIDS）的首选药。可降低 HIV 感染患者的发病率，并延长其存活期；可显著减少 HIV 从感染孕妇到胎儿的子宫转移发生率。还可治疗 HIV 诱导的痴呆和血栓性血小板减少症。该药进入宿主细胞后，因细胞中酶的作用转化成活性型三磷酸齐多夫定，后者竞争性抑制 HIV 病毒的反转录酶，抑制病毒 DNA 的合成、运送和整合至宿主细胞核，进而抑制病毒复制。齐夫多定为各期艾滋病患者（包括 3 个月以上婴儿）的首选药物。可与拉米夫定或去羟肌苷合用，不与司他夫定合用，因为二者相互拮抗。不良反应为骨髓抑制、贫血、中性粒细胞减少等。

扎西他滨（zalcitabine，ddC）

扎西他滨为脱氧胞苷衍生物，为核苷类反转录酶抑制剂。在体内经细胞酶的作用转变为活性形三磷酸 ddC，与细胞内的三磷酸去氧胞嘧啶核苷竞争病毒的反转录酶，抑制病毒 DNA 的合成。该药适用于 AIDS 和 AIDS 相关综合征，与齐多夫定在体外有相加或协同抗病毒作用，可合用治疗临床状况恶化的 HIV 感染者。不良反应多见，主要的严重毒性反应是剂量依赖性外周神经炎，发生率 10%～20%，停药后能逐渐恢复。

拉米夫定（Lamivudine，3TC）

拉米夫定为胞嘧啶衍生物，作用机制与齐多夫定相同，通过抑制 DNA 聚合酶，使 DNA 链的延长终止，从而抑制病毒 DNA 的复制。用于慢性乙型肝炎及艾滋病的辅助治疗。通常与司他夫定或齐多夫定合用治疗 HIV 感染。不良反应少见，主要为头痛、失眠、疲劳和胃肠道不适等。

去羟肌苷（didanosine）

去羟基苷为脱氧腺苷衍生物，可作为严重 HIV 感染的首选药物，特别适合于对齐多夫定不耐受或齐多夫定治疗无效的患者。该药能抑制 HIV 的复制，其作用机制与齐多夫定相似。应在用餐 30 分钟以前或在用餐 2 小时以后空腹服用。与其他抗病毒药物联合使用，用于 HIV–1 感染的治疗。不良反应发生率较高，包括胰腺炎、外周神经炎、肝炎、心肌炎等。

2. 非核苷类反转录酶抑制剂　包括地拉韦定（delavirdine）、奈韦拉平（nevirapine）和依法韦恩茨（efavirenz）。此类药可有效预防 HIV 从感染孕妇到胎儿的子宫转移发生率，也可治疗分娩后 3 天内的新生儿 HIV 感染。但从不单独应用于 HIV 感染，因单独应用时可迅速产生耐药性。

3. 蛋白酶抑制剂　包括利托那韦（ritonavir）、奈非那韦（nelfinavir）、沙奎那韦（saquinavir）、英地那韦（indinavir）、安普那韦（amprenavir）。蛋白酶是 HIV 复制过程中产生成熟感染性病毒所必需的，抑制此蛋白酶可阻止前体蛋白裂解，抑制成熟感染性病毒的生成，进而产生抗病毒作用。

👁看一看

鸡尾酒疗法

鸡尾酒疗法，原指"高效抗反转录病毒治疗"（HAART），1996 年由美籍华裔科学家何大一提出反转录酶抑制药和蛋白酶抑制剂联合用药来治疗艾滋病。该疗法的应用可以减少单一用药产生的抗药性，最大限度地抑制病毒的复制，使被破坏的机体免疫功能部分甚至全部恢复，从而延缓病程进展，延长患者生命，提高生活质量。该疗法使用三种或三种以上的药物混合使用，是对抗艾滋病的最有效治疗方法，既可以阻止艾滋病病毒繁殖，又可以防止体内产生抗药性的病毒。近年来在其他疾病上，也有人将类似的联合用药疗法称为相对应的"鸡尾酒疗法"。

第三节　抗疱疹病毒药

阿昔洛韦（aciclovir）

阿昔洛韦又称无环鸟苷，是目前临床应用最多的抗疱疹病毒药物。该药作用机制是抑制病毒 DNA 多聚酶，阻断病毒 DNA 合成，为单纯疱疹病毒感染的首选药。局部应用治疗单纯疱疹、带状疱疹、疱疹性角膜炎，口服或静脉注射可治疗生殖器疱疹、单纯疱疹脑炎等。

碘苷（idoxuridine）

碘苷又名疱疹净，竞争性抑制胸苷酸合成酶，使 DNA 合成受阻，故能抑制 DNA 病毒如单纯疱疹病毒（HSV）和牛痘病毒的生长，对 RNA 病毒无效。本品全身应用毒性大，临床仅限于局部用药，治疗眼部或皮肤疱疹病毒和牛痘病毒的感染，对浅表上皮型疱疹性角膜炎疗效好，对深层疱疹性角膜炎无效。局部用药可致眼部刺痛、眼睑水肿，偶有过敏、畏光，皮肤轻度烧灼感。

伐昔洛韦（valacyclovir）

伐昔洛韦是阿昔洛韦的前体药。其抗病毒活性、作用机制及耐药性与阿昔洛韦相同。两药在缩短病程时间、加速皮损愈合方面具有相同疗效，但在缩短带状疱疹后遗神经痛平均时间方面，伐昔洛韦优于阿昔洛韦。伐昔洛韦治疗原发性或复发性生殖器疱疹、带状疱疹及频发性生殖器疱疹。偶见恶心、腹泻和头痛。

阿糖腺苷（vidarabine）

阿糖腺苷在体内转化成三磷酸阿糖腺苷，可与 dATP 竞争 DNA 聚合酶，使病毒 DNA 合成受阻。抗菌谱较广，可用于单纯疱疹病毒（HSV）、水痘 – 带状疱疹病毒（VZV）、乙型肝炎病毒（HBV）、巨细胞病毒（CMV）等感染的治疗。不良反应有神经毒性（如幻觉、震颤等）、脑电图异常、胃肠道反应等。

第四节　抗流感病毒药

金刚烷胺（amantadine）和金刚乙胺（rimantadine）

金刚烷胺和金刚乙胺可特异性结合 M_2 蛋白，阻止病毒脱壳及其 RNA 的释放，抑制甲型流感病毒复制。金刚乙胺抗甲型流感病毒的作用优于金刚烷胺，抗病毒谱也较广。主要用于预防甲型流感病毒的感染。金刚烷胺尚有抗震颤麻痹作用。中枢神经系统副作用是最常见的不良反应，包括思考困难、精神错乱、眩晕、幻觉、焦虑和失眠。金刚乙胺中枢副作用较少。

奥司他韦（oseltamivir）

奥司他韦及其活性代谢产物是强效的选择性流感病毒神经氨酸酶抑制剂。该药或其活性代谢产物高度选择性与甲型或乙型流感病毒的 RNA 结合，通过抑制病毒从被感染的细胞中释放，从而减少甲型或乙型流感病毒的传播。临床用于预防和治疗病毒性流感，也是公认的抗禽流感、甲型 H_1N_1 病毒最有效的药物之一。常见不良反应为恶心和呕吐。

？ 想一想

抗病毒药的分类及代表药物有哪些？

答案解析

目标检测

答案解析

一、选择题

【A1/A2 型题】

1. 对 DNA 和 RNA 病毒感染均有效的广谱抗病毒药是
   A. 碘苷　　　　　　B. 金刚烷胺　　　C. 阿昔洛韦　　　D. 利巴韦林　　　E. 阿糖腺苷

2. 兼有抗震颤麻痹作用的抗病毒药是
   A. 碘苷　　　　　　B. 金刚烷胺　　　C. 阿昔洛韦　　　D. 利巴韦林　　　E. 阿糖腺苷

3. 金刚烷胺能特异性的抑制下列哪种病毒复制
   A. 甲型流感病毒　　　　　B. 乙型流感病毒　　　　C. 麻疹病毒
   D. 单纯疱疹病毒　　　　　E. 腮腺炎病毒

4. 能抑制病毒 DNA 多聚酶的抗病毒药是
   A. 碘苷　　　　　　B. 金刚烷胺　　　C. 阿昔洛韦　　　D. 利巴韦林　　　E. 阿糖腺苷

5. 通过竞争性抑制胸苷酸合成酶，使 DNA 合成受阻的抗病毒药是
   A. 碘苷　　　　　　B. 金刚烷胺　　　C. 阿昔洛韦　　　D. 利巴韦林　　　E. 阿糖腺苷

6. 能选择性干扰 RNA 病毒穿入宿主细胞，抑制病毒脱壳及核酸释放的药物是
   A. 碘苷　　　　　　B. 金刚烷胺　　　C. 阿昔洛韦　　　D. 利巴韦林　　　E. 阿糖腺苷

7. 对单纯疱疹病毒感染无效的药物是
   A. 碘苷　　　　　　B. 金刚烷胺　　　C. 阿昔洛韦　　　D. 利巴韦林　　　E. 阿糖腺苷

8. 因毒性大不能用于全身治疗的药物是
   A. 碘苷　　　　　　B. 金刚烷胺　　　C. 阿昔洛韦　　　D. 利巴韦林　　　E. 阿糖腺苷

9. 可抑制人类免疫缺陷病毒（HIV）逆转和复制过程的药物是
   A. 金刚烷胺　　　　B. 碘苷　　　　　C. 齐多夫定　　　D. 阿糖腺苷　　　E. 利巴韦林

10. 不属于抗病毒药作用机制的是
    A. 干扰病毒吸附　　　　　　　　　　B. 阻止病毒传入细胞
    C. 抑制病毒生物合成　　　　　　　　D. 杀灭病毒寄生的宿主细胞
    E. 抑制病毒释放

二、简答题

患者，女，38 岁，左胸背疼痛 7 天，起丘疱疹 4 天，经诊断为带状疱疹。请问该患者可选用哪种药物治疗？该药物还有哪些其他临床应用？

（黄晓珊）

书网融合……

📓 重点回顾

ⓔ 微课

📝 习题

第三十八章　抗真菌药

PPT

	知识目标：
学习目标	1. 掌握　两性霉素 B、氟康唑的抗菌机制、临床应用、不良反应和用药护理。 2. 熟悉　克霉唑、酮康唑、伊曲康唑、制霉菌素的作用特点。 3. 了解　氟胞嘧啶的作用特点。 技能目标： 能够根据患者病情指导患者合理用药并进行有效沟通。 素质目标： 培养专业、敬业精神，提高为真菌感染患者提供用药护理服务的能力。

导学情景

情景描述：患者，女，47 岁。近 10 天来外阴瘙痒，寝食难安，排尿时有灼烧感。查体发现患者白带呈豆渣样。

情景分析：结合体格检查和镜检结果，诊断为白色念珠菌性阴道炎。给予克霉唑阴道栓治疗。

讨论：请问选择克霉唑的依据是什么，还可以选用什么药物治疗？

学前导语：治疗真菌感染的药物均针对不同真菌有效，学习时应注意对其进行归纳总结。护理工作者需要知晓药物疗效和不良反应等，进行宣教工作。

真菌感染分为浅部真菌感染和深部真菌感染。前者主要由各种癣菌引起，主要侵犯皮肤、毛发、指（趾）甲等，发病率高，复发率高，一般不危及生命。后者多由酵母菌、隐球菌、荚膜组织胞浆菌等引起，主要侵犯内脏器官和深部组织，引起系统感染，虽发病率低，但危害极大。有些真菌如酵母菌，既能引起浅部真菌感染，又能引起深部真菌感染。

抗真菌药是指能特异性抑制真菌生长、繁殖或杀灭真菌的药物。根据其化学结构可分为多烯类、唑类、丙烯胺类及嘧啶类抗真菌药。

第一节　多烯类抗真菌药

两性霉素 B（amphotericin B）

【体内过程】　两性霉素 B 口服、肌内注射均难吸收，需静脉给药。血浆蛋白结合率 90%～95%，不易透过血－脑屏障，主要在肝中代谢，排泄缓慢，停药数周仍能在尿中检出。

【药理作用】　两性霉素 B 为广谱抗真菌药，对新型隐球菌、球孢子菌、曲霉菌、白色念珠菌、荚膜组织胞浆菌等均有强大抑制作用，高浓度时有杀菌作用。其机制是选择性地与真菌细胞膜中的麦角固醇结合，增加膜通透性，导致胞内重要物质外漏而死亡。细菌的细胞膜上不含麦角固醇，故对细菌无效。

【临床应用】 两性霉素 B 是治疗深部真菌感染的首选药。用于各种真菌性肺炎、心内膜炎、脑膜炎等。治疗真菌性脑膜炎时，除静脉滴注，还需鞘内注射以增强疗效。口服仅用于治疗肠道真菌感染。局部用药可治疗皮肤、黏膜及指甲等浅部真菌感染。

【不良反应与用药注意】 两性霉素 B 毒性大，不良反应多。静脉滴注时可出现寒战、头痛、恶心、呕吐、高热，或伴有血压下降、眩晕等症状。肾毒性呈剂量依赖性，发生率较高，表现为尿中可见蛋白、红细胞、白细胞、尿素和肌酐升高。血液系统不良反应表现为红细胞性贫血、血小板减少等。心血管系统不良反应发生在静脉滴注过快时，可诱发心动过速、心室颤动或心脏骤停。神经系统毒性可因鞘内注射引起，表现为严重发热、头痛、颈项强直、下肢疼痛等。此外还可引起低血钾。故用药期间应定期检查血常规、尿常规、肝肾功能以及心电图等，以便及时调整药量。

? 想一想

深部真菌感染首选何药治疗？为预防本药出现中毒，用药期间应有哪些用药注意事项？

答案解析

制霉菌素（nystain）

制霉菌素为多烯类广谱抗真菌抗生素，抗菌作用和机制与两性霉素 B 相似，对念珠菌的抗菌活性较高，不易产生耐药。制霉菌素常局部外用治疗口腔、皮肤、黏膜浅部真菌感染。口服难吸收，仅用于治疗肠道白色念珠菌感染。较大剂量口服易引起恶心、呕吐、腹泻等。局部用药刺激性小，阴道用药可见白带增多。

第二节 唑类抗真菌药

唑类抗真菌药分为咪唑类和三唑类。咪唑类抗真菌药包括酮康唑、咪康唑、克霉唑、益康唑等；三唑类抗真菌药包括氟康唑、伊曲康唑、伏立康唑等。

酮康唑（ketoconazole）

酮康唑是第一个口服广谱抗真菌药。口服吸收需要足够的胃酸，吸收后可渗透至皮肤的角质层，对深部、皮下及浅表真菌感染均有强大抗菌活性。适用于治疗多种浅部或深部真菌感染，效果相当于或优于两性霉素 B，也可用于真菌性败血症、肺炎等。对免疫功能低下和真菌性脑膜炎效果不佳。不良反应主要表现为胃肠道反应、肝损伤、性激素代谢紊乱造成的内分泌失调等症状。

咪康唑（miconazole）

咪康唑为广谱抗真菌药。口服吸收差，静脉注射给药不良反应较多。故临床主要局部应用治疗皮肤、指甲或阴道的真菌感染。

练一练

患者，38 岁，男性，常年反复患脚癣，皮肤表面形成一层白色薄膜，擦拭后不久又恢复，伴有瘙痒等。应选用下列哪种药物制成的软膏制剂治疗

A. 地塞米松　　　　B. 咪康唑　　　　C. 阿司匹林

D. 阿托品　　　　　E. 青霉素

答案解析

克霉唑（clotrimazole）

克霉唑又名三苯甲咪唑，为广谱抗真菌药，抗真菌作用与两性霉素 B 相似。口服难吸收，且不良反应多。临床主要局部应用于浅部真菌感染或皮肤黏膜的酵母菌感染，如体癣、手足癣及阴道炎，对头癣无效。

氟康唑（fluconazole）

氟康唑为广谱抗真菌药，具有高效、低毒的特点。口服吸收良好，生物利用度达95%。可口服或静脉给药，药物可广泛分布到各组织和体液，对正常和炎症脑膜有强大穿透力，脑脊液药物浓度高达血药浓度的 50%～60%，大部分药物以原型经肾排泄，$t_{1/2}$ 为 35 小时。对隐球菌、念珠菌、球孢子菌等均有作用。临床主要用于治疗新型隐球菌和酵母菌引起的脑膜炎及艾滋病患者口腔、消化道酵母菌感染；可治疗各种皮肤癣、甲癣；还可预防器官移植、白细胞减少、白血病等患者出现的真菌感染。

不良反应主要为胃肠道反应如恶心、腹痛、腹泻、胀气等，偶见脱发、一过性的尿素氮、氨基转氨酶升高等。孕妇、哺乳期妇女、儿童及对咪唑类药物过敏者禁用。

伊曲康唑（itraconazole） 微课

伊曲康唑为广谱抗真菌药，体内、体外抗真菌活性较酮康唑强。可用于浅表真菌感染如体癣、股癣、手足癣，本药能进入指（趾）甲组织并有一定蓄积；也可用于深部真菌感染如孢子菌、芽生菌、曲霉菌、隐球菌、组织胞浆菌感染，是治疗罕见真菌如芽生菌感染和组织胞浆菌感染的首选药。不良反应较轻，主要表现为胃肠道反应、头痛、头晕、皮肤瘙痒、低血钾、高血压、水肿等。肝毒性明显低于酮康唑，有一定心脏毒性。

👁 看一看

新型抗真菌药艾沙康唑

艾沙康唑（isavuconazole）是新型三唑类抗真菌药物，2015 年由美国食品和药品管理局（FDA）批准用于侵袭性曲霉病和毛霉病的治疗。艾沙康唑能够抑制细胞色素 P450 介导的 14α–羊毛甾醇去甲基化，使真菌细胞膜麦角固醇合成受抑制，毒性中间产物羊毛固醇蓄积，从而导致真菌细胞膜结构和功能紊乱、通透性增加而死亡。艾沙康唑抗菌谱广，对霉菌、酵母菌、双相真菌及一些罕见真菌均有效，对特殊部位（如中枢神经系统）感染有效；其血药浓度稳定，安全性和耐受性好，长期使用药物相关不良反应少。

第三节　丙烯胺类抗真菌药

丙烯胺类抗真菌药包括萘替芬和特比萘芬，是鲨烯环氧化酶可逆性抑制剂。鲨烯环氧化酶与鲨烯环化酶协同将鲨烯转化为羊毛固醇。在真菌细胞中，当鲨烯不能转化为羊毛固醇，则阻碍真菌细胞膜麦角固醇的合成，从而影响真菌细胞膜的结构和功能。

特比萘芬（terbinafine）

特比萘芬具有选择性高、杀菌作用强、毒性低、抗菌谱广等特点。对各种浅表真菌如表皮癣菌属、毛癣菌属、小孢子菌属等作用强，对白色念珠菌作用稍差。口服吸收良好，在毛发、皮肤、毛囊等处能长时间维持较高浓度，临床可用于体癣、股癣、手足癣及甲癣的治疗。不良反应有胃肠道反应、头痛等，也可出现荨麻疹和一过性氨基转移酶升高。

第四节 嘧啶类抗真菌药

氟胞嘧啶（flucylosine）

氟胞嘧啶抗菌谱广。口服吸收快而完全，吸收后广泛分布于心、肝、肾、脾等组织，易透过血 - 脑屏障。$t_{1/2}$ 为 3.5 小时。对隐球菌、念珠菌和着色霉菌等抗菌活性高，主要用于白色念珠菌和隐球菌感染，单用易产生耐药性，可与两性霉素 B 合用。不良反应为腹泻、恶心、呕吐、皮疹、发热、黄疸、转氨酶升高、贫血、血小板减少、白细胞减少、尿素氮升高等。用药期间注意检查血常规及肝、肾功能，如有异常应立即停药，孕妇禁用。

❤ 护爱生命

2009 年在一名日本患者的外耳道分泌物中首次发现耳念珠菌，其具有多重耐药、强传染性、高死亡率等特点。2019 年至 2021 年，耳念珠菌感染在美国多地爆发，美国联邦疾病防治中心（CDC）已将其列入"紧急威胁"病菌名单。其大部分菌株对氟康唑、伏立康唑等广谱三唑类抗真药具有较强的耐药性，对棘白菌素类药物仍有一定敏感性。

预防耳念珠菌感染需注意特殊人群，如免疫力低下的老年人、新生儿、糖尿病患者、重症监护室患者及术后患者等。该真菌黏附力很强，会顽固地黏附在环境表面。医疗器械如呼吸机、血透留置导管等接口处的清洁十分重要，必须做好充分的消毒。

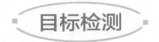

答案解析

一、选择题

【A1/A2 型题】

1. 治疗深部真菌感染的首选药
   A. 多黏菌素　　　　B. 两性霉素 B　　　C. 酮康唑　　　　D. 克霉唑　　　　E. 灰黄霉素

2. 通常只采用静脉注射的药物是
   A. 两性霉素 B　　　B. 制霉菌素　　　　C. 酮康唑　　　　D. 克霉唑　　　　E. 灰黄霉素

3. 两性霉素 B 属于哪类抗真菌药
   A. 多烯类　　　　　B. 吡咯类　　　　　C. 唑类　　　　　D. 嘧啶类　　　　E. 烯丙胺类

4. 口服仅用于治疗肠道白色念珠菌感染的药物是
   A. 制霉菌素　　　　B. 咪康唑　　　　　C. 氟胞嘧啶　　　D. 克霉唑　　　　E. 酮康唑

5. 第一个口服广谱抗真菌药的是
   A. 制霉菌素　　　　B. 咪康唑　　　　　C. 氟胞嘧啶　　　D. 克霉唑　　　　E. 酮康唑

6. 下列药物口服需足够胃酸才能吸收的是
   A. 酮康唑　　　　　B. 咪康唑　　　　　C. 氟胞嘧啶　　　D. 克霉唑　　　　E. 制霉菌素

7. 下列药物可用于治疗真菌性肺炎的是
   A. 酮康唑　　　　　B. 咪康唑　　　　　C. 特比萘芬　　　D. 克霉唑　　　　E. 制霉菌素

8. 可用于艾滋病患者口腔、消化道酵母菌感染的药物是
    A. 多黏菌素   B. 伊曲康唑   C. 氟康唑   D. 酮康唑   E. 四环素

9. 下列药物是治疗罕见真菌如组织胞浆菌感染的首选药是
    A. 多黏菌素   B. 伊曲康唑   C. 氟胞嘧啶   D. 酮康唑   E. 四环素

10. 下列药物属于丙烯胺类抗真菌药的是
    A. 酮康唑   B. 咪康唑   C. 特比萘芬   D. 克霉唑   E. 制霉菌素

11. 患者脚趾间痒，反复起水疱和脱皮，微生物学检查有癣菌，患者不宜用
    A. 酮康唑   B. 制霉菌素   C. 碘苷   D. 咪康唑   E. 氟康唑

二、简答题

患者，男，17 岁。因手臂丘疹到院就诊。检查皮肤可见左前臂有多个圆形斑疹，有红色突起边界，中心清楚，其他检查正常。诊断为体癣。予以克霉唑乳膏局部外用。请分析用药的原因。

（于宜平）

书网融合……

📄 重点回顾

🅔 微课

📋 习题

第三十九章 抗寄生虫药

PPT

学习目标

知识目标：
1. **掌握** 甲硝唑临床应用和不良反应。
2. **熟悉** 不同抗疟药的作用特点、临床用途和不良反应。
3. **了解** 其他抗寄生虫药的应用特点。

技能目标：
能够根据患者病情指导患者合理用药并进行有效沟通。

素质目标：
培养专业、敬业精神，提高为寄生虫感染患者提供护理用药服务的能力。

📖 导学情景

情景描述：钱某，男，36岁。5月下旬连续多日出现发冷、发热，伴有头痛、全身酸痛。入院体检：体温40.2℃，呈贫血貌。血液涂片镜检查到红细胞内有恶性疟原虫及配子体。

情景分析：结合体格检查和镜检，患者诊断为：间日疟。给予磷酸氯喹进行治疗。

讨论：请问上述药物应用的依据是什么？如何进行用药护理？

学前导语：分清不同寄生虫治疗的首选药物。护理工作者需要知晓药物疗效和不良反应等，进行合理用药护理服务与宣教工作。

第一节 抗疟药

疟疾由疟原虫引起的，是发生率和死亡率均较高的寄生虫传染病。引起疟疾的疟原虫分为间日疟、三日疟、恶性疟和卵形疟4种，我国以间日疟较为常见。临床表现为间歇性寒战、高热、大汗后缓解。疟原虫的生活史见图39-1。常用的抗疟药物分为控制症状、控制复发和传播、预防疟疾三类药物。

❤️ 护爱生命

疟疾曾是在我国流行历史最久远、危害最严重、影响范围最广的传染病之一。经全民不懈努力，中国将疟疾本地原发病例从每年3000万降低至零。2021年6月30日，世界卫生组织宣布中国通过消除疟疾认证。

中国为抗疟建立了科学精准的防控策略和灵敏高效的报告、检测、治疗、监测和应急处置系统，实现防止疟疾输入及再传播；研制出青蒿素系列抗疟特效药和治疗方案；制定出1天完成疟疾病例报告、3天完成病例复核和流行病学调查、7天完成疫点调查处置的消除疟疾"1-3-7"式工作规范；实现多部门（区域）联防联控、边境地区防控合作等。这些宝贵的抗疟经验为实现无疟世界贡献了中国智慧。

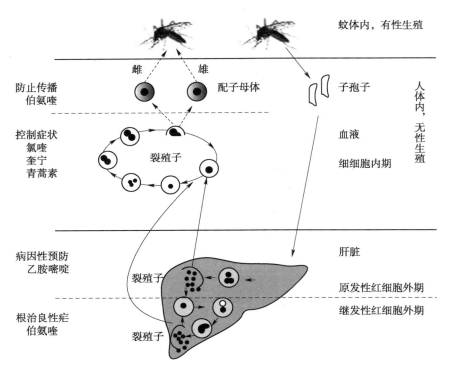

图 39 – 1   疟原虫生活史及抗疟药的作用环节

一、控制症状的抗疟药

氯喹（chlorquine）

【药理作用与临床应用】

1. 抗疟疾作用   影响疟原虫裂殖体遗传物质的合成，是有效的红细胞内期裂殖体杀灭药，对红细胞外期和配子体没有直接作用。用于治疗间日疟、三日疟以及敏感的恶性疟，是控制症状的首选药物，也可用于预防症状。

2. 抗肠外阿米巴病作用   在肝内药物浓度高，能杀灭阿米巴滋养体。用于甲硝唑无效或禁忌的阿米巴肝脓肿或阿米巴肝炎。肠壁内药物浓度低，对阿米巴痢疾无效。

3. 免疫抑制作用   大剂量氯喹能够抑制免疫反应。可用于治疗自身免疫性疾病如类风湿关节炎、系统性红斑狼疮等。

【不良反应与用药注意】   较大剂量用于急性发作时，可见头晕、头痛、恶心、皮疹等，停药后可消失；大剂量时导致视网膜病变，应定期进行眼科检查；大剂量或快速静脉给药时可引起低血压；剂量过大时可诱发致死性心律失常。肝、肾功能不全者、心脏疾病患者禁用。目前认为妊娠期妇女使用氯喹是安全的。

奎宁（quinine）

奎宁对疟原虫的作用与氯喹相似，但较其作用弱，维持时间短，毒性大。临床主要用于耐药的恶性疟，尤其是脑型恶性疟。长期、大量应用不良反应较多，主要有金鸡纳反应，表现为头痛、耳鸣、听力和视力减退，严重者可致暂时性耳聋，还可引起心律失常、血压下降、视网膜病变、急性溶血等。奎宁过敏者、心脏病患者、妊娠期妇女禁用。

青蒿素（artemisinin）

青蒿素对多种疟原虫红细胞内期的滋养体有杀灭作用，对耐氯喹的虫株有效，对红细胞外期无效，且复发率高。用于控制间日疟和恶性疟的症状以及耐氯喹虫株的治疗，对脑型疟有较好疗效。治疗量时较安全，偶见心动过速、四肢麻木、腹痛、腹泻；大剂量造成动物骨髓功能抑制、致畸等。妊娠期妇女禁用。

青蒿素化学结构改造后得到蒿甲醚、青蒿琥酯、双氢青蒿素等，均用于抗疟治疗，抗疟效果强于青蒿素。

👁 看一看

青蒿素的发现

1967 年，中国启动抗疟项目。屠呦呦团队研究超过 2000 种中药，发现 640 种成分可能有抗疟效果。通过小鼠模型评估大约 200 种中药中 380 种提取物，均未有收获。但在一次实验中，意外发现青蒿提取物能较好抑制寄生虫的生长，而这一发现并未在后续实验中重复验证。为找到突破，小组成员大量阅读古代中医文献。葛洪的《肘后备急方》中记载"青蒿一握，以水二升渍，绞取汁，尽服之"。这让屠呦呦意识到实验的关键点——低温保留活性成分。1971 年，项目组终于通过低温提取、乙醚冷浸等方法，成功提取出青蒿素。截至 2015 年，青蒿素帮助超过 600 万人逃离疟疾的魔掌，屠呦呦因此获得当年诺贝尔生理学和医学奖。

二、控制复发和传播的抗疟药

伯氨喹（primaquine）

伯氨喹口服吸收快速且完全，肝脏中浓度最高。对各种疟原虫的配子体、间日疟的休眠体、恶性疟的红细胞外期均有较好疗效，但对红细胞内期的裂殖体无效。临床用于控制复发和阻止疟疾传播的首选药，与氯喹联合用于疟疾发作期，与乙胺嘧啶联合用于休止期。本药不易产生耐受性，但毒性较大，治疗量引起恶心、呕吐、腹痛、头昏等，停药可消失；葡萄糖–6–磷酸脱氢酶缺乏者可发生急性溶血。高铁血红蛋白血症、类风湿关节炎、系统性红斑狼疮患者禁用。

三、用于预防的抗疟药

乙胺嘧啶（pyrimethamine）

乙胺嘧啶为二氢叶酸还原酶抑制药，阻碍核酸合成从而抑制疟原虫繁殖。对各型疟原虫红细胞外期的裂殖体有较强杀灭作用，还能抑制蚊体内的疟原虫增殖，从而减少传播。乙胺嘧啶是临床疟疾病因性预防的首选药，同时阻止疟疾的传播。本药与磺胺类和砜类药物合用，对虫体叶酸代谢起双重阻断作用。一般剂量不良反应罕见，偶有皮疹；长期大剂量应用影响人体叶酸代谢，用甲酰四氢叶酸治疗可恢复；过量可引起急性中毒，表现为恶心、呕吐、发绀、发热、惊厥甚至死亡。

❓ 想一想

乙胺嘧啶与磺胺类药物合用于抗疟是否合理，为什么？

答案解析

第二节　抗阿米巴病药和抗滴虫病药

一、抗阿米巴病药

阿米巴病是由溶组织内阿米巴原虫感染引起的疾病，包括肠内阿米巴病和肠外阿米巴病。阿米巴原虫有包囊和滋养体两个不同时期，包囊是传染根源，滋养体可侵入肠壁及肠外组织，引起阿米巴痢疾和肠外阿米巴病，如阿米巴肝脓肿、肺脓肿等。抗阿米巴病药主要通过杀灭滋养体来发挥作用，可分为抗肠内、外阿米巴病药，如甲硝唑、依米丁等；抗肠外阿米巴病药，如氯喹（见抗疟药）；抗肠内阿米巴病药，如二氯尼特、巴龙霉素等。

甲硝唑（metronidazole）　微课

甲硝唑为咪唑类化合物，同类药物还有替硝唑、奥硝唑、尼莫唑等。

【体内过程】　甲硝唑口服吸收迅速且完全，可渗入全身组织和体液，能通过胎盘和血－脑屏障。主要在肝中代谢，由肾排出，可经乳汁排出。

【药理作用与临床应用】

1. 抗阿米巴病作用　甲硝唑对肠内、外阿米巴滋养体有强大杀灭作用，对肠腔内阿米巴原虫和包囊无明显作用。是治疗急性阿米巴痢疾和肠外阿米巴病（如阿米巴肝脓肿、胸膜阿米巴病等）的首选药。甲硝唑控制症状后再用抗肠内阿米巴药继续治疗，可减少复发。

2. 抗滴虫作用　甲硝唑对阴道滴虫有直接杀灭作用，口服较小剂量可杀灭阴道、精液中的滴虫。是阴道滴虫病的首选药，对男女感染患者均有良效。

3. 抗厌氧菌作用　甲硝唑对革兰阳性、阴性厌氧菌均有较强的抗菌作用，对脆弱杆菌的杀菌作用更好。至今未发现耐药菌株，长期应用不引起二重感染。用于口腔、盆腔和腹腔内厌氧菌感染引起的炎症、败血症、骨髓炎及气性坏疽等。

4. 抗贾第鞭毛虫作用　甲硝唑是目前治疗贾第鞭虫感染最有效的药物。

【不良反应与用药注意】　以胃肠道反应为主，常见有恶心、口腔金属味等。少数患者出现红斑、瘙痒、麻疹、白细胞减少、神经系统等症状。本药抑制乙醇代谢，用药期间应禁酒，中枢神经系统疾病患者、妊娠早期禁用。

 练一练

甲硝唑抗阿米巴病作用，主要是能杀灭

A. 包囊　　　　　　　　　　　B. 包囊＋小滋养体

C. 阿米巴滋养体　　　　　　　D. 阿米巴原虫

E. 小滋养体

答案解析

依米丁（emetine）

依米丁通过抑制肽链的延长使寄生虫和哺乳动物细胞中的蛋白合成受阻。对阿米巴滋养体的杀灭作用强大、快速，对肠壁、组织体中滋养体有效，对包囊无效。仅用于甲硝唑无效或禁用时的急性或严重阿米巴痢疾。不良反应多，刺激性大，只能深部肌内注射，且须住院后在严密监护下给药。去氢依米丁为依米丁的衍生物，与其作用相似。

二氯尼特（diloxanide）

二氯尼特口服吸收迅速，主要影响阿米巴原虫的囊前期，直接杀死阿米巴原虫，对肠内外阿米巴均有效，可与依米丁或氯喹合用。单独使用治疗急性阿米巴痢疾，疗效不理想，可在甲硝唑控制症状后再用，以控制复发。为治疗无症状阿米巴包囊携带者的首选药。

二、抗滴虫病药

滴虫病主要由阴道毛滴虫感染导致的阴道炎、尿道炎、前列腺炎等。甲硝唑、替硝唑均为治疗滴虫病有效的药物，耐甲硝唑滴虫株感染时，可考虑用乙酰胂胺局部给药。

乙酰胂胺（acetarsol）

乙酰胂胺毒性大，局部用药有轻度刺激，使阴道分泌物增多。阴道毛滴虫可寄生在男性泌尿道通过性传播，或通过公共浴厕等传播，夫妇应同时治疗，并注意个人卫生与经期卫生。

第三节　抗丝虫病药和抗血吸虫病药

一、抗丝虫病药

丝虫病是由丝虫寄生在人体淋巴系统中引起的疾病，在我国流行的有马来丝虫和班氏丝虫。急性期表现为淋巴结炎、淋巴管炎、发热；慢性期表现为淋巴水肿和象皮肿。

乙胺嗪（diethylcarbamazine）

乙胺嗪口服易吸收，对丝虫成虫（除盘尾丝虫）、微丝蚴均有杀灭作用，是抗丝虫病的首选药。较大剂量、长疗程能杀灭淋巴系统中的成虫。杀虫后可引起过敏反应，表现为皮疹、高热、寒战等；胃肠道反应较轻。

二、抗血吸虫病药

吡喹酮（praziquantel）

吡喹酮是广谱抗吸虫病药、驱绦虫药。具有高效、低毒、短疗程、可口服等特点。使血吸虫失去吸附能力而死亡，是各型血吸虫病及绦虫病的首选药。用于治疗脑型囊虫病时易引起脑水肿、颅内压升高，应合用脱水药。不良反应轻，偶见心律失常、胸闷、一过性转氨酶升高，诱发精神失常、消化道出血。

第四节　抗肠蠕虫病药

肠道寄生的蠕虫分为肠道线虫、绦虫、吸虫，我国肠蠕虫病以线虫感染最为普遍，包括钩虫、蛔虫、蛲虫等。主要表现为持续性腹痛。钩虫、蛔虫、蛲虫感染首选甲苯达唑、阿苯达唑；鞭虫感染首选甲苯达唑；绦虫感染首选吡喹酮。

甲苯达唑（mebendazole）

甲苯达唑又称甲苯咪唑，为广谱驱肠虫药。用于钩虫、蛔虫、蛲虫、鞭虫、绦虫、华支睾吸虫、肠道粪圆线虫等寄生虫病。胃肠道反应表现为腹泻、腹痛等，大剂量时偶见粒细胞减少、血清氨基转移酶升高。2 岁以下儿童，妊娠期妇女，严重心、肝、肾功能不全及对本药过敏者禁用。

阿苯达唑（albendazole）

阿苯达唑为广谱、高效、低毒的驱肠虫药。对钩虫、蛔虫、蛲虫、鞭虫、绦虫、吸虫的成虫和虫卵均有效。直接作用于虫体，抑制其糖代谢。阿苯达唑是抗线虫的首选药物之一，对棘球蚴病和各型猪囊尾蚴病也有效。不良反应少，偶见恶心、腹痛、头昏、失眠等，少数患者偶可出现血清转氨酶升高，停药后可恢复。2 岁以下儿童，妊娠期妇女，严重心、肝、肾功能不全者及对本药过敏者禁用。

目标检测

答案解析

一、选择题

【A1／A2 型题】

1. 具有抗疟和抗阿米巴病的药物是
   A. 甲硝唑　　　　　B. 氯喹　　　　　C. 奎宁　　　　　D. 伯氨喹　　　　　E. 乙胺嘧啶

2. 主要用于耐药恶性疟——脑型恶性疟治疗的是
   A. 甲硝唑　　　　　B. 氯喹　　　　　C. 奎宁　　　　　D. 伯氨喹　　　　　E. 乙胺嘧啶

3. 由中国人发现的新型抗疟药是
   A. 甲硝唑　　　　　B. 氯喹　　　　　C. 奎宁　　　　　D. 青蒿素　　　　　E. 乙胺嘧啶

4. 主要用于控制良性疟复发和传播的药物是
   A. 青蒿素　　　　　B. 氯喹　　　　　C. 奎宁　　　　　D. 伯氨喹　　　　　E. 乙胺丁醇

5. 一名 23 岁的大学生毕业拟计划去非洲某氯喹耐药高发区工作一年，为了进行适当的疟疾预防，他应该服用的抗疟疾药是
   A. 多西环素　　　　B. 氯喹　　　　　C. 奎宁　　　　　D. 伯氨喹　　　　　E. 乙胺嘧啶

6. 急性阿米巴痢疾首选
   A. 氯喹　　　　　　B. 甲硝唑　　　　C. 依米丁　　　　D. 乙胺嘧啶　　　　E. 巴龙霉素

7. 只对肠外阿米巴病有效的药物是
   A. 替硝唑　　　　　B. 甲硝唑　　　　C. 依米丁　　　　D. 二氯尼特　　　　E. 巴龙霉素

8. 患者近期出现腹痛、腹泻、粪便有脓血，粪检检出阿米巴滋养体，甲硝唑治疗后症状消失，为防止复发应选用
   A. 甲硝唑　　　　　B. 替硝唑　　　　C. 二氯尼特　　　D. 氯喹　　　　　E. 依米丁

9. 能抗血吸虫病且高效、低毒的药物是
   A. 氯喹　　　　　　B. 吡喹酮　　　　C. 阿苯达唑　　　D. 青蒿素　　　　E. 甲苯达唑

10. 既可以抗血吸虫病又可以驱绦虫的药物是
    A. 氯喹　　　　　　B. 甲苯达唑　　　C. 阿苯达唑　　　D. 青蒿素　　　　E. 吡喹酮

二、简答题

患者，女，16 岁。近日上腹部疼痛，大便中有白色带状节片。诊断为肠绦虫病。医生给予阿苯达唑治疗。请分析这样用药是否合理？

（于宜平）

书网融合……

重点回顾 　　　　微课 　　　　习题

第四十章　抗恶性肿瘤药

PPT

📖 导学情景

情景描述：患者，男，68岁，体检发现左上肺占位性病变，术后病理提示左上叶小细胞肺癌，肿瘤2cm×2cm，侵犯脏层胸膜，肺门淋巴结见癌转移。诊断为：左上叶小细胞肺癌。医生给予环磷酰胺、依托泊苷、顺铂静脉滴注治疗。

情景分析：结合体格检查，患者诊断为：左上叶小细胞肺癌。给予环磷酰胺、依托泊苷、顺铂进行治疗。

讨论：请问给予环磷酰胺、依托泊苷、顺铂进行治疗的依据是什么？患者用药后可能出现哪些毒性反应？如何进行用药护理。

学前导语：恶性肿瘤常称癌症，是严重威胁人类健康的常见多发的慢性病。抗肿瘤药品种多样，护理工作者需要知晓药物疗效和不良反应等，进行合理用药护理服务与宣教工作。

恶性肿瘤是严重威胁人类健康的常见病、多发病。目前恶性肿瘤的治疗手段有药物治疗（化疗）、外科手术、放射治疗、中医治疗等。传统肿瘤化疗存在的两大主要障碍，包括毒性反应和耐药性的产生。随着肿瘤分子生物学和转化医学的发展，免疫治疗、细胞因子治疗、"生物导弹"疗法、双特异性抗体技术、肿瘤疫苗、基因治疗等新的治疗手段和有效药物不断出现，在开拓肿瘤治疗新途径的同时，也使肿瘤化疗的内涵得到不断充实。

❤ 护爱生命

近二十余年来，随着肿瘤分子生物学和精准医学的发展，恶性肿瘤的治疗手段也有了新的发展方向：免疫治疗和分子靶向治疗等。其中免疫治疗主要是应用免疫学原理和方法，提高肿瘤细胞的免疫原性和对效应细胞杀伤的敏感性，应用免疫细胞和效应分子激发和增强机体抗肿瘤免疫应答，协同机体免疫系统高效杀伤肿瘤细胞。

分子靶向治疗是在肿瘤分子生物学的基础上，将与恶性肿瘤相关的特异性分子作为靶点，使用单克隆抗体、小分子化合物等特异性干预调节肿瘤细胞生物学行为的信号通路，从而抑制肿瘤的发展，具有高选择性和高治疗指数的特点，临床应用优势均比较明显，但在相当长时间内还是不能完全取代传统的细胞毒类抗肿瘤药。这些药物作用机制和不良反应类型与细胞毒类药物有所不同，其与常规化疗、放疗合用可产生更好的疗效。

第一节　概　述

一、抗恶性肿瘤药的分类

（一）按药物化学结构和来源分类

1. 烷化剂　如氮芥类、乙撑亚胺类等。

2. 抗代谢物　如叶酸、嘧啶、嘌呤类似物等。

3. 抗肿瘤抗生素　如蒽环类抗生素、丝裂霉素等。

4. 抗肿瘤植物药　如长春碱类、喜树碱类等。

5. 激素　如肾上腺皮质激素、雌激素、雄激素等。

6. 其他类　如铂类配合物和酶等。

（二）根据药物作用的周期或时相特异性分类

1. 周期非特异性药物（cell cycle non-specific agents，CCNSA）　直接破坏 DNA 结构以及影响其复制或转录功能的药物，对细胞增殖周期中各阶段均有抑制作用。如烷化剂、抗肿瘤抗生素及铂类配合物，能杀灭处于增殖周期各时相的细胞，甚至包括 G_0 期细胞（图 40-1）。

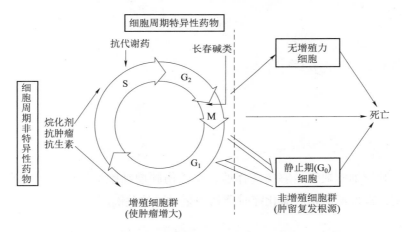

图 40-1　细胞增殖周期及抗恶性肿瘤药作用机制示意图

2. 周期特异性药物（cell cycle specific agents，CCSA）　仅对增殖周期中的某些时相敏感、对 G_0 期细胞不敏感的药物。如作用于 S 期的抗代谢药物甲氨蝶呤、氟尿嘧啶等，作用于 M 期的长春碱类药物等（图 40-1）。

（三）根据抗肿瘤药的作用机制分类

抗恶性肿瘤药的作用部位及代表药物见图 40-2。

1. 干扰核酸生物合成的药物　如甲氨蝶呤、氟尿嘧啶、羟基脲、阿糖胞苷等。

2. 直接影响 DNA 结构和功能的药物　如环磷酰胺、顺铂、博来霉素、喜树碱等。

3. 干扰转录过程和阻止 RNA 合成的药物　如放线菌素 D、多柔比星、柔红霉素等。

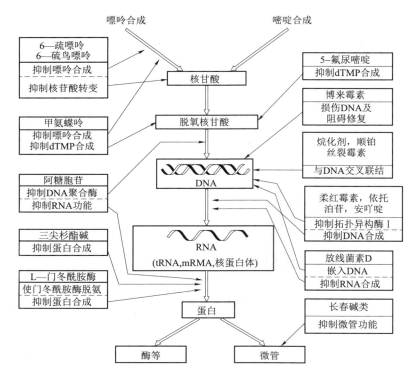

图 40 – 2　抗恶性肿瘤药作用部位及代表药物

4. 干扰蛋白质合成和功能的药物　如长春碱类、紫杉醇类、L－门冬酰胺酶等。

5. 影响激素平衡的药物　如糖皮质激素、雌激素类、他莫昔芬等。

? 想一想

常用抗肿瘤药的分类及其代表药有哪些？

答案解析

二、抗恶性肿瘤药的不良反应 🅔 微课

抗肿瘤药由于对肿瘤细胞缺乏足够的选择性，在杀伤肿瘤细胞的同时，对正常的组织细胞也产生不同程度的损伤作用，毒性反应是肿瘤化疗时药物用量受限的关键因素。

（一）近期毒性

1. 共有的毒性反应

（1）骨髓抑制　表现为全血细胞减少，最早出现的是白细胞、血小板减少。除激素类、博来霉素和 L－门冬酰胺酶外，大多数抗肿瘤药均有不同程度的骨髓抑制。

（2）消化道反应　恶心和呕吐是抗肿瘤药最常见的毒性反应。

（3）脱发　多数抗肿瘤药都能引起不同程度的脱发。停药后毛发可再生。

2. 特有的毒性反应

（1）心脏毒性　以多柔比星最常见，此外柔红霉素、三尖杉酯碱也会有不同程度的心脏毒性。

（2）呼吸系统毒性　主要表现为间质性肺炎和肺纤维化，如博来霉素、白消安等。

（3）肝脏毒性　如 L－门冬酰胺酶、羟基脲、环磷酰胺、鬼臼毒素等。

（4）肾和膀胱毒性 大剂量环磷酰胺可引起出血性膀胱炎，顺铂对近曲小管和远曲小管也有损伤作用。

（5）神经毒性 长春新碱最易引起外周神经病变。顺铂、甲氨蝶呤、氟尿嘧啶偶也有神经毒性作用。

（6）过敏反应 博来霉素、门冬酰胺酶、紫杉醇等均有。

（7）组织坏死和血栓性静脉炎 丝裂霉素、多柔比星等会引起注射部位血栓性静脉炎，外漏会导致局部组织坏死。

（二）远期毒性

随着肿瘤化疗的疗效提高，长期生存患者居多，远期毒性凸显出来，包括第二原发恶性肿瘤、不育和致畸。

练一练

以下不属于大多数抗恶性肿瘤药共有的不良反应是

A. 恶心   B. 骨髓抑制

C. 脱发   D. 呕吐

E. 心脏损害

答案解析

第二节 常用抗恶性肿瘤药

一、影响核酸生物合成的药物

这类药物的化学结构与核酸代谢的必需物质叶酸、嘌呤、嘧啶等相似，又称抗代谢药，属作用于 S 期的周期特异性药。

甲氨蝶呤（methotrexate，MTX）

甲氨蝶呤化学结构类似叶酸，与叶酸竞争性抑制二氢叶酸还原酶，使 DNA 合成受阻；也能干扰嘌呤核苷酸的合成，使蛋白质合成障碍。临床上主要用于治疗儿童急性白血病和绒毛膜上皮癌；鞘内注射可用于中枢神经系统白血病的预防和症状缓解。不良反应有消化道反应，骨髓抑制最突出，长期应用可致肝肾损害。肌注亚叶酸钙，可减轻 MTX 应用后的骨髓毒性。

氟尿嘧啶（fluorouracil，5-FU）

氟尿嘧啶在细胞内转变成 5F-dUMP，从而抑制脱氧胸苷酸合成酶，影响 DNA 合成。该药口服吸收不规则，需静脉给药。对消化系统癌和乳腺癌效果较好。不良反应有消化道反应，骨髓抑制、脱发等，偶见肝、肾功能损害。

巯嘌呤（mercaptopurine，6-MP）

巯嘌呤可阻止肌苷酸转变为腺核苷酸和鸟核苷酸，干扰嘌呤代谢，核酸合成受阻，对 S 期最显著。该药起效慢，主要用于急性淋巴细胞白血病的维持治疗，大剂量对绒毛膜上皮癌疗效较好。不良反应常见骨髓抑制和消化道反应，少数有肝功能损害。

羟基脲（hydroxycarbamide，HU）

羟基脲可阻止胞苷酸转变为脱氧胞苷酸，从而抑制 DNA 合成。对 S 期有选择性的杀伤作用，可使瘤细胞集中在 G_1 期，故可用作同步化治疗。对慢性粒细胞性白血病疗效显著。主要毒性为骨髓抑制，有轻度消化道反应。可致畸胎。

阿糖胞苷（cytarabine，Ara－C）

阿糖胞苷可影响 DNA 合成，也可渗入到 DNA 和 RNA 中干扰 DNA 复制和 RNA 的功能。与常用抗肿瘤药无交叉耐药性。临床上主要用于治疗成人急性粒细胞性白血病或单核细胞白血病。有骨髓抑制和胃肠道反应。

二、影响 DNA 结构和功能的药物

1. 烷化剂 所含烷基与细胞的 DNA、RNA 或蛋白质中的亲核基团起烷化作用，形成交叉联结或脱嘌呤，DNA 链断裂，下次复制时又可使碱基配对错码，造成 DNA 结构和功能损害，属周期非特异性药。

氮芥（chlormethine，nitrogen mustard，HN_2）

氮芥是最早用于恶性肿瘤治疗的药物。目前主要用于霍奇金病、非霍奇金淋巴瘤等。常见不良反应为恶心、呕吐、骨髓抑制、脱发眩晕、月经失调及男性不育等。

环磷酰胺（cyclophosphamide，CTX）

环磷酰胺为氮芥的衍生物。抗菌谱广，对恶性淋巴瘤效果显著，对多发性骨髓瘤、肺癌、乳腺癌、急性淋巴细胞白血病等有一定的疗效。常见不良反应为骨髓抑制、恶心、呕吐、脱发等。大剂量应用 CTX 会引起出血性膀胱炎，同时应用美司钠可预防发生。

2. 破坏 DNA 的铂类配合物

顺铂（cisplatin，DDP）

顺铂为二价铂与一个氯离子和两个氨基结合成的金属配合物，可破坏 DNA 的结构和功能。属细胞周期非特异性药物，对非精原细胞性睾丸瘤最有效，对头颈部鳞状细胞癌、卵巢癌、膀胱癌、肺癌等有一定的疗效。主要不良反应有消化道反应、骨髓抑制、周围神经炎、耳毒性，大剂量会有严重的肾毒性。

卡铂（carboplatin，CBP）

卡铂作用机制类似顺铂，抗恶性肿瘤活性较强，毒性低。主要用于治疗小细胞肺癌、头颈部鳞癌、卵巢癌等。不良反应主要为骨髓抑制。

3. 破坏 DNA 的抗生素类

丝裂霉素（mitomycin C，MMC）

丝裂霉素具有烷化作用，抑制 DNA 复制，也使部分 DNA 链断裂，属周期非特异性药。主要用于胃癌、肺癌、乳腺癌、恶性淋巴瘤、慢性粒细胞白血病等。不良反应主要有骨髓抑制、胃肠道反应，偶有肝肾毒性及间质性肺炎发生。

博莱霉素（bleomycin，BLM）

博来霉素与铜或铁离子络合，可使氧分子转成氧自由基，从而使 DNA 链断裂，阻止 DNA 复制，干

扰细胞分裂繁殖。属细胞周期非特异性药，但对 G_2 期作用强。主要用于鳞状上皮癌治疗。肺毒性为最严重的不良反应，可引起间质性肺炎或肺纤维化。

4. 拓扑异构酶抑制剂

喜树碱类（camptothecine，CPT）

喜树碱类作用靶点是 DNA 拓扑异构酶 I（TOPO – I），干扰 DNA 的结构和功能。包括羟喜树碱、拓扑特肯、依林特肯等。该类药物对胃癌、绒毛膜上皮癌、恶性葡萄胎、急慢性粒细胞白血病有一定疗效，此外对膀胱癌、大肠癌及肝癌也有一定疗效。不良反应较大，有泌尿道反应、消化道反应、骨髓抑制、脱发等。

鬼臼毒素衍生物

鬼臼毒素衍生物抑制 DNA 拓扑异构酶 II，干扰 DNA 结构和功能，属细胞周期非特异性药物，主要作用于 S 期和 G_2 期细胞。包括依托泊苷（etoposide，VP16）、替尼泊苷（teniposide，VM – 26）等药物。对肺癌、睾丸肿瘤效果较好。不良反应有骨髓抑制和消化道反应等。

三、干扰转录过程和阻止 RNA 合成的药物

放线菌素（dactinomycin）

放线菌素可嵌入到 DNA 双螺旋中相邻的鸟嘌呤和胞嘧啶碱基之间，与 DNA 结合成复合体，阻碍 RNA 多聚酶的功能，阻止 RNA 尤其 mRNA 的合成。属周期非特异性药。对恶性葡萄胎、绒毛膜上皮癌、霍奇金病和恶性淋巴瘤效果好。与放疗联合应用，可提高肿瘤对放射线的敏感性。不良反应有恶心、呕吐等消化道反应及骨髓抑制，偶有脱发、畸胎等。

多柔比星（doxorubicin，ADM）

多柔比星可嵌入到 DNA 碱基对之间，并紧密结合到 DNA 上，阻止 RNA 转录、合成，阻止 DNA 复制。主要用于对常用抗肿瘤药耐药的急性淋巴细胞白血病或粒细胞白血病、恶性淋巴肉瘤、乳腺癌、胃癌、膀胱癌等。不良反应为心脏毒性，可引起心肌退行性病变和心肌间质水肿。

四、抑制蛋白质合成和功能的药物

1. 微管蛋白活性抑制药

长春碱类药物

长春碱类药物包括长春碱（vinblastine，VLB）、长春新碱（vincristin，VCR）、长春地辛（vindesine，VDS）、长春瑞滨（vinorelbine，NVB）等。长春碱类可与微管蛋白相结合，抑制微管聚集，破坏纺锤丝的形成。属周期特异性药物，作用于 M 期，也能干扰蛋白质合成和 RNA 多聚酶，对 G_1 期也有作用。VLB 主要用于治疗急性白血病、恶性淋巴瘤及绒毛膜上皮癌。VCR 主要治疗儿童急性淋巴细胞白血病。VDS 主要治疗肺癌、恶性淋巴瘤、乳腺癌、黑色素瘤等。NVB 主要治疗肺癌、乳腺癌、卵巢癌和淋巴瘤等。此类药物主要不良反应为消化道反应、骨髓抑制、神经毒性、脱发等。

2. 干扰核蛋白体功能的药物 三尖杉酯碱（harringtonine）和高三尖杉酯碱（homoharringtonine）均为三尖杉生物碱类，可抑制蛋白合成的起始阶段，并使核蛋白体分解。属周期非特异性药。临床主要用于急性粒细胞白血病的治疗。不良反应包括骨髓抑制、消化道反应、脱发等。

3. 影响氨基酸供应的药物 L – 门冬酰胺酶可水解血清门冬酰胺，使肿瘤细胞得不到供应，生长受抑制。主要用于急性淋巴细胞白血病。

五、调节体内激素平衡的药物

某些肿瘤如乳腺癌、前列腺癌、宫颈癌、甲状腺癌、卵巢癌等与机体激素失调有关。因此，应用激素或其拮抗药来调节激素水平，可抑制激素依赖性肿瘤的生长。

雌激素类药物可用于治疗前列腺癌和绝经期乳腺癌，雄激素类药物可用于晚期乳腺癌等。氨鲁米特（aminoglutethimide，AG）特异性抑制雄激素转化为雌激素的芳香化酶，阻止雄激素转变为雌激素，可用于绝经后晚期乳腺癌。他莫昔芬（tamoxifen，TAM）为雌激素受体部分激动剂，可抑制雌激素依赖性肿瘤细胞的生长。用于乳腺癌，雌激素受体阳性患者效果较好。

👁 看一看

抗癌靶向新药——呋喹替尼

结直肠癌是全球最常见的恶性肿瘤之一，在我国，结直肠癌在癌症发病率及死亡率中均居于第5位。值得注意的是，近一半结直肠癌患者首诊即为晚期或由于手术后复发转移进入晚期疾病状态，存在沉重的疾病负担。传统的一线、二线标准治疗后，结直肠癌患者再复发只能维持治疗，没有有效的治疗手段。可喜的是，我国第一款自主研发的抗癌靶向新药——呋喹替尼2018年底正式上市，突破晚期结直肠癌无药可用的困局，为患者带来了全新的治疗选择。呋喹替尼作为Ⅰ级推荐被写入2019版《CSCO结直肠癌诊疗指南》。呋喹替尼是完全我国自主研发的药物，这使我国医生比国外医生在治疗选择上多了一大"利器"，更增强了我国医生的民族自豪感。

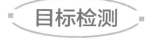

答案解析

一、选择题

【A1／A2型题】

1. 对骨髓造血功能无抑制作用的抗癌药是

　　A. 激素类　　　　　　B. 烷化剂　　　　　C. 长春新碱　　　　D. 抗代谢药　　　　E. 抗癌抗生素

2. 主要作用于S期的抗癌药是

　　A. 烷化剂　　　　　　B. 抗癌抗生素　　　C. 抗代谢药　　　　D. 长春碱类　　　　E. 激素类

3. 甲氨蝶呤属于

　　A. 周期特异性药物；抑制二氢叶酸还原酶

　　B. 周期特异性药物；抑制胸苷酸合成酶

　　C. 周期非特异性药物；能与DNA发生烷化作用

　　D. 周期非特异性药物；能与DNA碱基结合

　　E. 周期非特异性药物；抑制二氢叶酸还原酶

4. 氟尿嘧啶对下列哪种肿瘤疗效较好

　　A. 绒毛膜上皮癌　　　　　　　　　　　　B. 膀胱癌和肺癌

　　C. 消化道癌和乳腺癌　　　　　　　　　　D. 卵巢癌

　　E. 子宫颈癌

5. 可使肿瘤细胞集中于 G_1 期，常作同步化治疗的药物是

　　A. 羟基脲　　　　B. 环磷酰胺　　　　C. 长春碱　　　　D. 放线菌素D　　　E. 博来霉素

6. 巯嘌呤对下列哪种肿瘤疗效好

    A. 慢性粒细胞白血病   B. 成人急性淋巴细胞白血病

    C. 儿童急性淋巴细胞白血病   D. 恶性淋巴瘤

    E. 绒毛膜上皮癌

7. 环磷酰胺对下列哪种肿瘤疗效显著

    A. 肺癌   B. 乳腺癌   C. 多发性骨髓瘤   D. 恶性淋巴瘤   E. 神经母细胞瘤

8. 长春新碱的特点是

    A. 作用于肿瘤细胞增殖中的 G_1 期   B. 作用于 S 期

    C. 作用于 M 期   D. 属周期非特异性药

    E. 对儿童急性粒细胞白血病疗效较好

9. 博来霉素最严重的不良反应是

    A. 骨髓抑制   B. 脱发   C. 肺毒性   D. 胃肠道反应   E. 心脏毒性

10. 易致脱发的烷化剂是

    A. 环磷酰胺   B. 噻替哌

    C. 氮芥   D. 马利兰（白消胺）

    E. 放线菌素 D

【X 型题】

11. 干扰转录过程阻止 RNA 合成的药物包括

    A. 丝裂霉素   B. 放线菌素   C. 鬼臼霉素   D. 多柔比星   E. L-门冬酰胺酶

二、简答题

    患者，女，60 岁。手术后病理诊断为乳腺恶性肿瘤，给予药物多柔比星和环磷酰胺进行化疗，并辅以右雷佐生和昂丹司琼。请问多柔比星和环磷酰胺是如何发挥抗肿瘤作用的？它们的不良反应有哪些？

（黄晓珊）

书网融合……

重点回顾   微课   习题

第四十一章　麻醉药

PPT

📖 导学情景

情景描述：患者，男，40岁，因眼部异物感、流泪、视物不清来我院就诊。裂隙灯下检查，角膜有大小不等的异物存在，位置不同，需要取出，应用丁卡因麻醉。

情景分析：患者角膜有异物，需局部麻醉取出异物。

讨论：丁卡因属于局麻药还是全麻药？临床用于麻醉时可采用哪些麻醉方式？

学前导语：麻醉药具有麻醉作用，通过可逆性地抑制中枢神经系统或局部神经末梢，使机体暂时性感觉消失，缓解疼痛，便于行外科手术。

第一节　局部麻醉药

局部麻醉药是指患者在保持意识清醒的状态下，将药物应用于身体局部，暂时、完全和可逆性地阻断神经冲动发生与传递，使局部痛觉等感觉可逆性消失的药物，简称"局麻药"。常用局麻药按照化学结构不同，分为酯类和酰胺类。酯类包括普鲁卡因、丁卡因，酰胺类包括利多卡因、布比卡因等。

【药理作用】　局麻药可通过阻滞钠通道，减少钠离子内流，产生膜稳定作用，抑制动作电位的发生，从而阻滞神经冲动的发生和传导，产生局部麻醉作用。麻醉顺序为：先麻醉细的神经纤维，后麻醉粗的神经纤维；先麻醉痛觉，后麻醉温觉、触觉，最后可麻醉自主神经。

【临床应用】

1. 表面麻醉　将穿透性强的局麻药根据需要涂于黏膜表面，使黏膜下神经末梢麻醉。用于眼、鼻、口腔、咽喉、气管、食管和泌尿生殖道黏膜部位的浅表手术。常选用丁卡因。

2. 浸润麻醉　将局麻药溶液注入皮下或手术视野附近的组织，使局部神经末梢麻醉。可选用利多卡因、普鲁卡因。根据需要可在溶液中加少量肾上腺素，达到减缓局麻药的吸收、延长作用时间的目的。

3. 传导麻醉　将局麻药注射到外周神经干附近，阻断神经冲动传导，使该神经所分布的区域麻醉。可选用利多卡因、普鲁卡因和布比卡因。

4. 蛛网膜下腔麻醉　又称脊髓麻醉或腰麻，将麻醉药注入腰椎蛛网膜下隙，阻滞该部位的脊神经根。常用于下腹部和下肢手术。蛛网膜下腔麻醉可引起低血压，常选用麻黄碱防治。常用药物为利多卡因、丁卡因和普鲁卡因。

5. 硬膜外麻醉　将药液注入硬膜外腔，麻醉药沿着神经鞘扩散，穿过椎间孔阻断神经根。硬膜外腔终止于枕骨大孔，不与颅腔相通，药液不扩散至脑组织，无腰麻时头痛或脑脊膜刺激现象。但硬膜外麻醉用药量较腰麻大 5~10 倍，如误入蛛网膜下隙，可引起严重的毒性反应。硬膜外麻醉也可引起外周血管扩张、血压下降及心脏抑制，可应用麻黄碱防治。常用药物为利多卡因、布比卡因及罗哌卡因等。

局麻药应用部位见图 41-1。

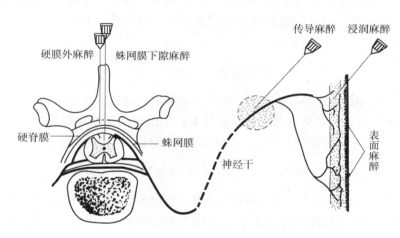

图 41-1　局麻药应用部位示意图

✎ **练一练**

表面麻醉常选用以下哪种药物

A. 普鲁卡因

B. 利多卡因

C. 丁卡因

D. 罗哌卡因

E. 布比卡因

答案解析

【不良反应与用药注意】

1. 毒性反应　局麻药一次用量过多、浓度过高或者误将药物注入血管，都会吸收入血而引起全身作用，这即是局麻药的毒性反应。分为中枢神经系统毒性和心血管系统毒性两类。

（1）中枢神经系统　局麻药对中枢神经系统的作用是先兴奋后抑制，表现为躁动不安、肌肉震颤、惊厥等，随后中枢过度兴奋转为抑制状态，昏迷、神志不清等，最终可因呼吸麻痹而死亡。静脉注射地西泮可较好的对抗局麻药所致的中毒性惊厥。

（2）心血管系统　局麻药对心肌细胞膜具有膜稳定作用，吸收后可降低心肌兴奋性。具体表现为心肌收缩性减弱、不应期延长、传导减慢。多数局麻药能扩张血管，因此在血药浓度过高时可引起血压下降，甚至休克等心血管反应。

对于毒性反应，应以预防为主，使用前明确局麻药所使用的浓度及单次所允许的极量，必要时采取分次小剂量注射。

2. 变态反应 常见荨麻疹、喉头水肿及支气管痉挛等症状。故用药前应询问过敏史、家族史，做皮试，阳性者禁用。

? 想一想

局麻药的不良反应有哪些？

答案解析

普鲁卡因（procaine） e 微课

普鲁卡因是常用的局麻药之一。对黏膜的穿透力弱。注射后 1 ~ 3 分钟起效，可维持 30 ~ 45 分钟。一般不用于表面麻醉，常局部注射用于浸润麻醉、传导麻醉、蛛网膜下隙麻醉和硬膜外麻醉。普鲁卡因也可用于损伤部位的局部封闭。少数人可引起过敏反应，故用药前应做皮肤过敏试验。对本药过敏者可用利多卡因代替。

利多卡因（lidocaine）

利多卡因又名赛罗卡因（xylocaine），是目前应用最多的局麻药。利多卡因起效快，作用强而持久，可持续 1 ~ 2 小时，穿透力强及安全范围较大，同时无扩张血管作用及对组织几乎没有刺激性。有全能局麻药之称，主要用于传导麻醉和硬膜外麻醉，也可用于室性心律失常的治疗。

丁卡因（dicaine）

丁卡因又称地卡因（tetracaine）。化学结构与普鲁卡因相似，局麻作用及毒性均比普鲁卡因强约 10 倍，属于脂类局麻药。本药对黏膜的穿透力强，常用于表面麻醉，也可用于传导麻醉、腰麻和硬膜外麻醉，因毒性大，一般不用于浸润麻醉。

布比卡因（bupivacaine）

布比卡因又称麻卡因（marcaine），属酰胺类局麻药，化学结构与利多卡因相似，局麻作用较利多卡因强 3 ~ 4 倍，持续时间长达 10 小时。本药主要用于浸润麻醉、传导麻醉和硬膜外麻醉，不适于表面麻醉。

罗哌卡因（ropivacaine）

罗哌卡因化学结构类似布比卡因，其阻断痛觉的作用较强而对运动的作用较弱，作用时间短，对心肌的毒性比布比卡因小，有明显的收缩血管作用。适用于硬膜外、传导麻醉和局部浸润麻醉。对子宫和胎盘血流几乎无影响，故适用于产科手术麻醉。

第二节　全身麻醉药

全身麻醉药（general anaesthetics）简称全麻药，是一类具有麻醉作用，能抑制中枢神经系统功能的药物，可逆性引起暂时性感觉、意识和反射消失，骨骼肌松弛，主要用于外科手术前麻醉或不能用局部麻醉药的患者。根据给药方式的不同，全麻药分为吸入性麻醉药和静脉麻醉药两类。

一、吸入性麻醉药

吸入性麻醉药是一类化学性质不活泼的挥发性液体（如氟烷、异氟烷、恩氟烷）或气体（如氧化亚氮），经呼吸道吸入给药，起全身麻醉作用的药物。

氟烷（halothane）

氟烷麻醉作用快而强，诱导期短而苏醒快。但氟烷的肌肉松弛和镇痛作用较弱；可使脑血管扩张，颅内压升高；还可使心肌对儿茶酚胺的敏感性增加，诱发心律失常等。反复应用偶致肝炎或肝坏死，应予警惕。可致子宫平滑肌松弛，易诱发产后出血，禁用于难产或剖腹产患者。

恩氟烷（enflurane）及异氟烷（isoflurane）

恩氟烷和异氟烷两种药物为同分异构体，是目前较为常用的吸入性麻醉药。和氟烷比较，其麻醉诱导平稳、迅速，同时苏醒也快，肌肉松弛作用良好，不会增加心肌对儿茶酚胺的敏感性。反复使用无明显不良反应，偶有恶心呕吐。

氧化亚氮（nitrous oxide）

氧化亚氮又名笑气，是最早使用的麻醉药。为无色、味甜的液态气体。用于麻醉时，诱导期短而苏醒快，患者感觉舒适愉快。本药镇痛作用强，对肝、肾和呼吸功能无不良影响，但对心肌略有抑制作用。主要用于诱导麻醉或与其他全身麻醉药配伍使用。

二、静脉麻醉药

静脉麻醉药又称为非吸入性全身麻醉药，这类药主要通过缓慢静脉注射或静脉滴注，通过血液循环作用于中枢神经系统而产生全身麻醉作用的药物。

硫喷妥钠（thiopental sodium）

硫喷妥钠是最常用的麻醉诱导药，属于超短效作用的巴比妥类药物。脂溶性高，静脉注射后，很快即可进入脑组织，麻醉作用迅速，无兴奋期。临床上主要用于诱导麻醉、基础麻醉和脓肿切开引流、关节脱臼复位等短时小手术。硫喷妥钠对呼吸中枢有明显抑制作用，可致呼吸骤停，禁用于新生儿、婴幼儿；易引起支气管痉挛，禁用于支气管哮喘患者。

氯胺酮（ketamine）

氯胺酮能阻断痛觉冲动向丘脑和新皮层传导，同时兴奋脑干及边缘系统，引起痛觉消失，短暂记忆缺失，意识模糊但并未完全消失，常出现梦幻，血压升高，肌张力增加，此状态又称为分离麻醉。可用于短时的体表小手术，如烧伤清创、植皮等。

丙泊酚（propofol）

丙泊酚是最常用的短效静脉麻醉药，对中枢神经有抑制作用，起效快，作用时间短，苏醒迅速，对呼吸道无刺激，可降低脑代谢率和颅内压，减少脑耗氧量及脑血流量。用于全麻诱导、维持麻醉及镇静催眠辅助用药，亦可用于门诊短时手术辅助用药。

👁 **看一看**

从麻沸散到东莨菪碱

东汉末年，华佗用酒服"麻沸散"的方法，将患者全身麻醉后，施行刮骨剖腹手术。麻沸散是复方，早已失传，后人推测复方中含有洋金花、草乌、当归等。后来发现洋金花有麻醉作用，研究者们对洋金花活性成分进行研究，并判断其麻醉成分为东莨菪碱。而原始资料表明，洋金花主要含莨菪碱，很少含东莨菪碱，这似乎与洋金花在临床上的用途不符。但后期通过长期的临床实验和有效成分的含量测定，证实了洋金花主要含的是东莨菪碱。又通过药理研究表明，洋金花的最小致死量为其麻醉有效量的 40 倍，麻醉作用是其活性作用而不是毒性作用。现在东莨菪碱已成功合成。中药麻醉从复方到单方，从麻沸汤到东莨菪碱，经历了漫长的历史，是中国对人类的一大贡献。

三、复合麻醉

目前各种全麻药单独应用都不够理想，为克服此不足，增强麻醉效果，减少不良反应发生，提高麻醉安全性，临床上常采用同时或先后应用两种或两种以上的麻醉药物或其他辅助药物，以达到满足手术中和术后镇痛的条件，此称为复合麻醉。

1. 麻醉前给药 是指麻醉前预先使用某些药物，以减轻术前患者的紧张情绪，改善麻醉效果的方法。如手术前，应用地西泮缓解患者紧张、焦虑不安的情绪；应用 M 受体阻断药如阿托品，以减少唾液和支气管分泌物的产生，可防止吸入性肺炎的发生。

2. 基础麻醉 对于过度紧张或不合作者（如小儿），进入手术室前给予硫喷妥钠或氯胺酮等，使患者进入深睡状态，在此基础上进行麻醉，可使麻醉平稳效果好。

3. 诱导麻醉 应用诱导期短的硫喷妥钠或氧化亚氮，使患者迅速进入外科麻醉期，后改用其他易于调节麻醉深度的麻醉药维持麻醉。

4. 低温麻醉 在物理降温的基础上配合应用氯丙嗪，使体温下降到 28～30℃，降低基础代谢率，降低心、脑、肾等重要器官的耗氧量，以利于进行心脏直视手术，减少术后并发症。

5. 控制性降压 加用短效血管扩张药硝普钠或钙拮抗剂，使血压适度下降，并抬高手术部位，以减少出血，改善手术视野的条件、缩短手术时间。常用于止血难度较大的颅脑手术。

❤ **护爱生命**

护爱生命

麻醉的发明对促进人类的健康发展、人类文明社会的进步具有划时代的意义。在麻醉发明前，手术是一种酷刑，发明麻醉后，科学战胜了疼痛。为了纪念第一位施行乙醚麻醉的医师 Long（郎），美国将每年的 3 月 30 日定为国家医师节。

2009 年 6 月 25 日，流行歌星迈克尔·杰克逊因心脏病发作去世，死因是其私人医生违规给他注射致命剂量的异丙酚，与麻醉剂使用不规范有关。异丙酚是非常安全的麻醉药，但对于没有经过严格训练的非麻醉科医师来说，滥用麻醉剂则很可能导致悲剧的发生。擅自将异丙酚应用于催眠，属于违规用药。

在工作生活领域里，应注意不要滥用麻醉药。愿我们每个人都拥有健康的体魄，远离疾病的困扰，尽可能远离麻醉。

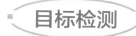

目标检测

答案解析

一、选择题

【A1／A2 型题】

1. 对局麻药的敏感度最高的是

　　A. 压觉纤维　　　B. 温觉纤维　　　C. 痛觉纤维　　　D. 触觉纤维　　　E. 运动麻痹

2. 口腔、眼等黏膜部位的浅表手术选用哪种麻醉方法
　　A. 表面麻醉　　　B. 传导麻醉　　　C. 腰麻　　　D. 浸润麻醉　　　E. 局部封闭

3. 普鲁卡因一般不用于
　　A. 蛛网膜下腔麻醉　B. 浸润麻醉　　C. 表面麻醉　　D. 传导麻醉　　E. 硬膜外麻醉

4. 常用于抗心律失常的局麻药是
　　A. 普鲁卡因　　　B. 利多卡因　　　C. 丁卡因　　　D. 罗哌卡因　　　E. 布比卡因

5. 下列关于利多卡因说法错误的是
　　A. 能穿透黏膜　　　　　　　　　　　B. 安全范围较大
　　C. 易引起过敏反应　　　　　　　　　D. 有抗心律失常作用
　　E. 可用于各种局麻作用

6. 丁卡因不宜用于
　　A. 传导麻醉　　　　　　　　　　　　B. 硬膜外麻醉
　　C. 蛛网膜下隙麻醉　　　　　　　　　D. 浸润麻醉
　　E. 表面麻醉

7. 可用于表面麻醉，但不用浸润麻醉的局麻药是
　　A. 普鲁卡因　　　B. 利多卡因　　　C. 丁卡因　　　D. 罗哌卡因　　　E. 布比卡因

8. 局麻药的不良反应不包括
　　A. 荨麻疹　　　B. 心脏抑制　　　C. 支气管痉挛　　　D. 血压下降　　　E. 血管收缩

9. 蛛网膜下隙麻醉出现低血压选用
　　A. 地西泮　　　B. 麻黄碱　　　C. 尼可刹米　　　D. 肾上腺素　　　E. 异丙肾上腺素

10. 可用于防治局麻药过量中毒发生惊厥的药物
　　A. 吗啡　　　B. 异戊巴比妥　　　C. 水合氯醛　　　D. 地西泮　　　E. 氯丙嗪

11. 局麻药中毒时的表现不包括
　　A. 血管扩张　　　B. 溶血　　　C. 昏迷　　　D. 心脏抑制　　　E. 呼吸麻痹

12. 延长局麻药作用时间的常用方法是
　　A. 增加局麻药的浓度　　　　　　　　B. 增加局麻药溶液的用量
　　C. 加入少量肾上腺素　　　　　　　　D. 注射麻黄碱
　　E. 调节药物溶液 pH 至微碱性

二、简答题

　　患者，男，55 岁，半月前背部毛囊炎感染出现红肿，后变为 3cm×4cm 脓肿，并伴有灼热、疼痛，诊断为皮肤软组织脓肿，需手术切开引流。请问，该患者手术时，可用什么麻醉方法，选用什么麻醉药实施麻醉？

（黄晓珊）

书网融合……

　　 重点回顾　　　　　 微课　　　　　 习题

第四十二章 解毒药

PPT

学习目标

知识目标：

1. **掌握** 有机磷酸酯类中毒症状和解救措施。
2. **熟悉** 其他化合物中毒和解毒药的应用。
3. **了解** 有机磷酸酯类中毒机制。

技能目标：

学会分辨药物类型、解释药物作用、观察药物疗效、判断药物不良反应，正确开展合理用药宣教工作。

素质目标：

具有救死扶伤、敬畏生命的医护职业素养。

导学情景

情景描述： 患者，男，53 岁。因琐事与家人争吵，在自饮美曲膦酯后，出现恶心呕吐，呼吸困难，肌肉震颤。实验室检查：胆碱酯酶活性降低。诊断：急性有机磷酸酯类中毒。治疗：给予阿托品和氯解磷定治疗。

情景分析： 结合实验室检查，诊断为急性有机磷酸酯类中毒。给予阿托品和氯解磷定治疗。

讨论： 请问阿托品如何治疗急性有机磷酸酯类中毒？如何进行用药护理？

学前导语： 阿托品为急性有机磷酸酯类中毒特效解毒药。护理工作者需要知晓药物疗效和不良反应等，进行合理用药护理服务与宣教工作。

第一节 有机磷酸酯类中毒和解毒药

【中毒机制】 📱微课 有机磷酸酯类与胆碱酯酶结合，生成磷酰化胆碱酯酶，导致乙酰胆碱过度激动外周 M、N 受体并作用于中枢神经系统，产生一系列中毒症状。

【中毒症状】 急性中毒主要表现为瞳孔显著缩小、大汗淋漓、呼吸困难、恶心、呕吐、大小便失禁、血压下降、心率减慢等 M 样症状；肌束震颤、抽搐等 N 样症状；中枢先兴奋后抑制等症状。

【解救措施】

1. 清除毒物 离开中毒现场，脱去污染的衣物，用温水和肥皂水清洗皮肤，2% 碳酸氢钠溶液或 1∶5000 高锰酸钾溶液反复洗胃，再用硫酸镁或硫酸钠导泻。

2. 解毒药物 阿托品和胆碱酯酶复活药氯解磷定。阿托品能较好缓解 M 样症状，对 N 样症状效果差。用药后出现"阿托品化"即可停药，具体表现为瞳孔较前扩大、口干、皮肤干燥、心率加快及肺湿啰音减弱或消失。氯解磷定能缓解 N 样症状，对中枢症状也有改善作用，但对 M 样症状效果差。

✎ 练一练

患者，男性，34 岁。入院诊断：急性有机磷酸酯类中毒，给予阿托品治疗，请问阿托品对哪个症状没有作用？

A. 血压下降　　　　　B. 呼吸困难　　　　　C. 肌肉震颤

D. 瞳孔缩小　　　　　E. 大汗淋漓

答案解析

❓ 想一想

有机磷酸酯类中毒患者用阿托品进行治疗，现在表现为瞳孔较前扩大、口干、皮肤干燥、心率加快及肺湿啰音减弱或消失。请问：患者可以停用阿托品吗？如何进行解释说明？

答案解析

3. 支持对症　给予吸氧、抗惊厥、抗休克、补液等。

第二节　其他化合物中毒和解毒药

一、重金属和类金属中毒和解毒药

重金属和类金属主要包括汞、砷、铅、锑、铜、铋等。重金属和类金属中毒及解毒药的临床应用及不良反应见表42-1。

表42-1　重金属和类金属中毒及解毒药的临床应用及不良反应

种类	解毒药物	临床应用	不良反应
含巯基解毒药	二巯丙醇	用于砷、汞、铋、锑、金、镍等重金属中毒的解救	常见胃肠道反应、口咽灼烧感、视物模糊、肢端麻木
	二巯丁二钠	用于锑、汞、砷、铅、铜、镉、镍、钴中毒的解救	常见头痛、恶心、乏力、四肢酸痛、皮疹、谷丙转氨酶升高
	青霉胺	用于汞、铅、铜中毒的解救，也可用于原发性胆汁性肝硬化及肝豆状核病变	长期用易引起视神经炎，应补充维生素 B_6。与青霉素有交叉过敏，使用前需做皮试，青霉素过敏者及孕妇禁用
金属络合物	依地酸钙钠	用于急、慢性铅中毒，也可用于铜、镍、钴等中毒	引起肾损害，应定期检查尿常规，如有血尿或管型尿应立即停药

👁 看一看

预防重金属中毒

近些年，重金属中毒有明显上升趋势，如何预防呢？经常饮用绿茶、摄入粗纤维食物、维生素 C 丰富的水果及牛奶都有利于重金属物质尽快排出。从现在做起，科学饮食，保护身体免受重金属的侵扰。

二、氰化物中毒和解毒药

氰化物有氰化钠、氰化钾、氢氰酸及桃仁、苦杏仁中含有的氰苷。氰化物中毒和解毒药的应用见表42-2。

表 42-2 氰化物中毒和解毒药的应用

种类	解毒药物	临床应用	不良反应
氰化物中毒和解毒药	亚硝酸钠	用于氰化物中毒的解救	剂量过大引起高铁血红蛋白血症
	亚甲蓝	用于氰化物中毒及高铁血红蛋白血症	剂量过大可导致恶心、腹痛、头痛、神志不清等
	硫代硫酸钠	用于氰化物中毒，还可用于砷、碘、汞、铅等解毒	偶见恶心、呕吐、头晕、乏力等

目标检测

答案解析

一、选择题

【A1/A2 型题】

1. 有机磷酸酯类中毒的机制是

    A. 兴奋胆碱受体   B. 分解胆碱酯酶

    C. 抑制胆碱酯酶   D. 促进乙酰胆碱释放

    E. 促进乙酰胆碱与受体结合

2. 有机磷酸酯类中毒必须马上使用胆碱酯酶复活药抢救是因为

    A. 胆碱酯酶不易复活   B. 胆碱酯酶复活药起效慢

    C. 被抑制的胆碱酯酶易"老化"   D. 需要立即对抗乙酰胆碱的作用

    E. 以上都不是

3. 有机磷酸酯类中毒患者出现大汗淋漓、呼吸困难、恶心、大小便失禁，应立即选用

    A. 碘解磷定   B. 哌替啶   C. 麻黄碱   D. 肾上腺素   E. 阿托品

4. 下列不属于阿托品化表现的是

    A. 口干   B. 大汗淋漓   C. 皮肤干燥   D. 心率加快   E. 瞳孔较前扩大

5. 有机磷酸酯类中毒不会出现下列哪种症状

    A. 呼吸困难   B. 口干舌燥   C. 恶心呕吐   D. 肌肉震颤   E. 大汗淋漓

6. 剂量过大引起高铁血红蛋白血症的是

    A. 二巯丙醇   B. 青霉胺   C. 大剂量亚甲蓝   D. 依地酸钙钠   E. 亚硝酸钠

7. 使用前需做皮试的解毒药是

    A. 依地酸钙钠   B. 二巯丁二钠   C. 亚硝酸钠   D. 青霉胺   E. 亚甲蓝

8. 氰化物中毒的解毒药是

    A. 二巯丙醇   B. 依地酸钙钠   C. 亚硝酸钠   D. 青霉胺   E. 二巯丁二钠

9. 用于砷、汞、铋、锑、金、镍等重金属中毒解救的是

    A. 亚甲蓝   B. 亚硝酸钠   C. 二巯丙醇   D. 硫代硫酸钠   E. 依地酸钙钠

二、简答题

患者，男性，49 岁，在给果树喷杀虫剂后感觉头晕、恶心、呼吸困难、流涎，肌肉震颤。遂来院就诊。

请分析患者可能发生了什么中毒？中毒临床表现有哪些？应如何处理？

（刘丹）

书网融合……

重点回顾　　　　　微课　　　　　习题

参考文献

[1] 张庆，陈达林. 药理学 [M]. 北京：人民卫生出版社，2015.

[2] 朱依谆，殷明. 药理学 [M]. 8 版. 北京：人民卫生出版社，2016.

[3] 傅宏义. 新编药物大全 [M]. 北京：中国医药科技出版社，2017.

[4] 陈树君. 护用药理学 [M]. 北京：人民卫生出版社，2017.

[5] 陈灏珠，钟南山. 内科学 [M]. 北京：人民卫生出版社，2017.

[6] 侯晞. 药理学 [M]. 北京：人民卫生出版社，2018.

[7] 刘斌，姜晨辉，叶宝华. 药理学 [M]. 2 版. 北京：科技出版社，2018.

[8] 乔国芬. 药理学学习指导与习题集 [M]. 北京：人民卫生出版社，2018.

[9] 秦红兵，康红钰. 药理学 [M]. 北京：中国医药科技出版社，2018.

[10] 秦红兵，苏滠祺. 药理学 [M]. 北京：高等教育出版社，2018.

[11] 秦红兵，邓庆华，张郴. 药理学 [M]. 北京：高等教育出版社，2019.

[12] 秦爱萍，樊一桥，韩永红. 药理学 [M]. 天津：天津科学技术出版社，2019.

[13] 孙建宁. 药理学 [M]. 北京：中国中医药出版社，2019.

[14] 王开贞，李卫平. 药理学 [M]. 北京：人民卫生出版社，2019.

[15] 陈新谦，金有豫，汤光. 新编药物学 [M]. 18 版. 北京：人民卫生出版社，2019.

[16] 秦红兵. 药理学 [M]. 北京：高等教育出版社，2019.

[17] 杨丽珠，贾雷. 药理学 [M]. 2 版. 北京：中国医药科技出版社，2019.

[18] 罗跃娥，樊一桥. 药理学 [M]. 3 版. 北京：人民卫生出版社，2019.

[19] 张庆，苏滠淇. 护理药理学 [M]. 北京：中国医药科技出版社，2020.

[20] 张庆，宋光熠. 护理药理学 [M]. 北京：中国医药科技出版社，2020.

[21] 褚杰，朱艳丽，王志敏. 护理药理 [M]. 北京：高等教育出版社，2020.

[22] 黄刚，刘丹. 护理药理学 [M]. 2 版. 北京：人民卫生出版社，2020.

[23] 孙宏丽，田卫东. 药理学 [M]. 2 版. 北京：人民卫生出版社，2020.